末期がん情報

〔改訂版〕

余命6カ月から読む本

ファイナルステージを考える会＝編

海鳥社

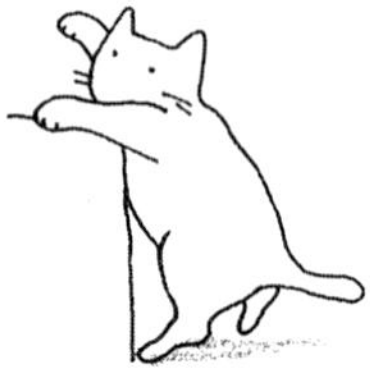

本文イラスト◉林　博子

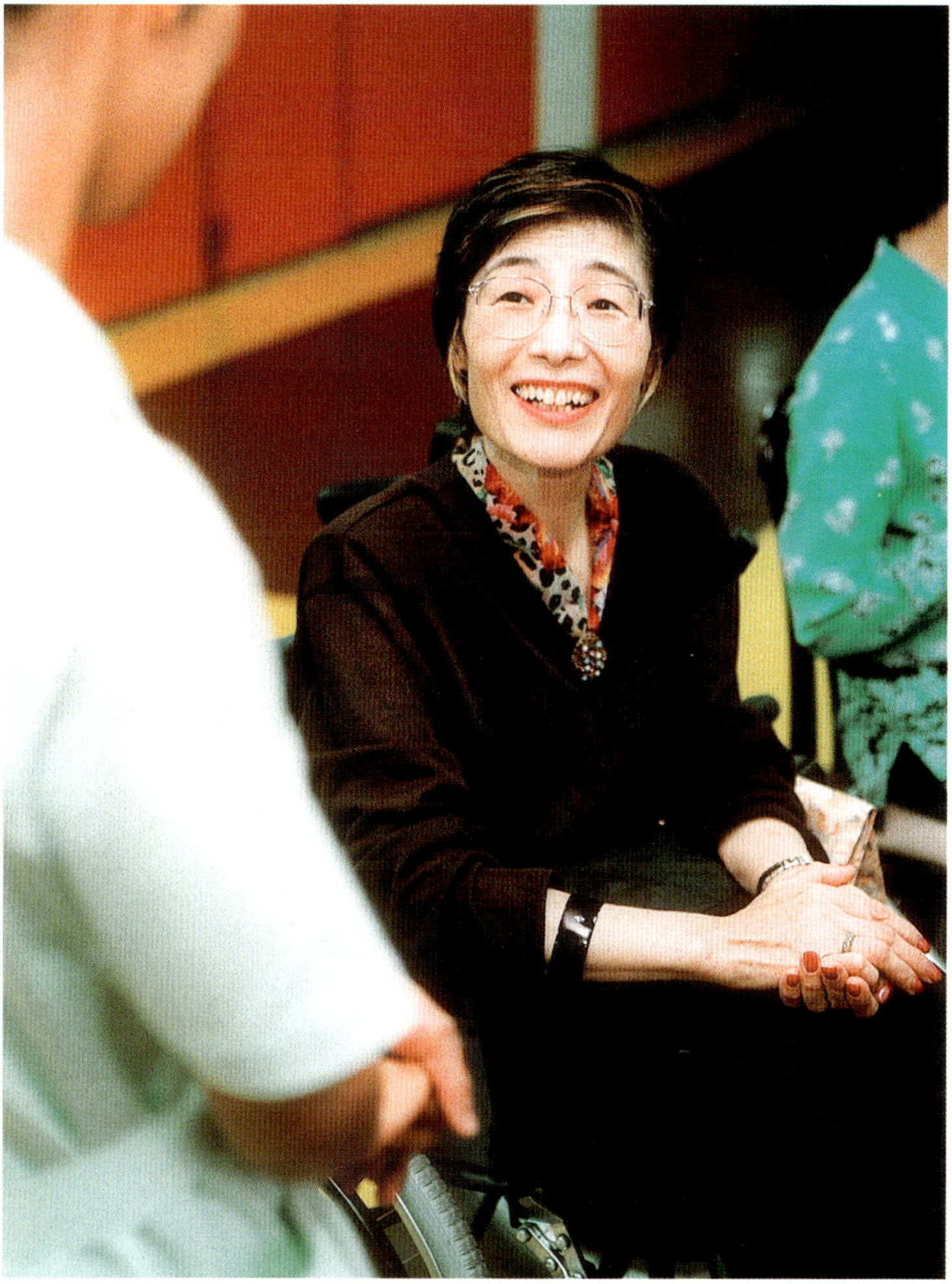

小山ムツコ

1943年1月、福岡に生まれる。1965年3月、青山学院大学卒業、同年4月、ＲＫＢ毎日放送にアナウンサーとして入社。1969年7月、同社退社、のちフリーアナウンサー、社員研修講師として活動。1987年、有限会社エムアート設立、イベントプラン、社員教育などを行う。はかた夢松原の会事務局長、福岡県文化懇話委員会委員、(財) 福岡市緑の町づくり協会評議員などを務める。ファイナルステージを考える会の代表世話人を務め、本書を誕生させた。2000年6月永眠。

改訂版発行によせて

『余命6カ月から読む本』の初版から三年が経ちました。その間、患者家族の皆さんからびっくりするような大きな反響があり、マスコミに何度も取り上げられました。ケアの受け手の側からの、こうした具体的でまとまった情報がどれほど必要とされているかを改めて教えられた思いです。

この度の増刷に当たり、新しく開設された緩和ケア病棟の紹介や、既にご紹介した施設のその後の変化など、最新情報も盛り込んで、部分的な改訂を試みました。

ここ数年、九州でも緩和ケア病棟が増えつづけています。一般病院でも、がんのインフォームド・コンセントや緩和ケアに対する理解が深まりつつあります。在宅ホスピスケアも、在宅介護よりはるかに遅い足取りではありますが、ファイナルステージの選択肢のひとつになりつつあります。自分らしい最後の日々を過ごすための情報と知恵を今後も確かな目で集めていきたいと思っています。

ところで、私たちの会の代表世話人だった小山ムツコさんは、二〇〇〇年六月二二日、福岡市東区の木村外科病院緩和ケア病棟で、ご家族に看取られながら五七年の人生を終えました。乳がんの骨転移が進行し、動くことも大変な中で、自立したがん患者であるための提言や活動を第一線で七年間も続けることができたのは、小山さんの意志の強さによるものであり、また使命を与えられた者の奇跡のようでもあります。

名実ともに会の顔であり屋台骨でもあった小山さんを亡くした後、「ファイナルステージを考える会」は新たに事務局体制を立て直し、「傾聴、SP（模擬患者）、ハウトケア（手足のマッサージ）、グリーフケア」の四つの部門を擁するボランティア団体として、地道な活動を行っています。

今後とも、「ファイナルステージを考える会」へのご支援をお願いいたします。

二〇〇一年三月一〇日

ファイナルステージを考える会

『余命6カ月から読む本』

編集委員一同

はじめに

「末期がん患者のための情報本を作ろうよ」と言い出したのは、「ファイナルステージを考える会」の代表、小山《おやま》ムツコ。五年前に乳がんの骨転移で余命六カ月を告げられた年季の入った「末期がん患者」です。

「まだ、あちらへ行けないのなら、人の役に立ちそうな情報本を発行したいわね。この情報をうまく利用した末期がんの読者から〝アレッ、小山と同じで不安や苦痛が少なくなった〟とか、〝オヤオヤ、余命も延びている〟という声が聞きたいから」と小山。末期患者とその仲間による、末期患者と家族と医療者のための情報本！　「いいね、作ろうじゃない」とつい気軽に答えてしまった世話人の波多江伸子。死生学研究者で、死や死に方について調査したり考えたりするのが仕事です。

もう一人の世話人、清水大一郎も賛成しました。福岡市内で痛み止め専門のペインクリニックを開業している麻酔科医師です。私たち三人が出会って設立した「ファイナルステージを考える会」も五年目を迎えようとしていました。その間、会員は六〇名程に増え、毎月の勉強会や大小さまざまの講演会、イベントや見学会を通して、納得できる明るい終末期ライフの過ごし方を模索してきました。こうした会の活動を通して得た情報を、そろそろ公開してもいい頃ではないかと話し合っていた時期なので、小山の発案はいいタイミングでした。

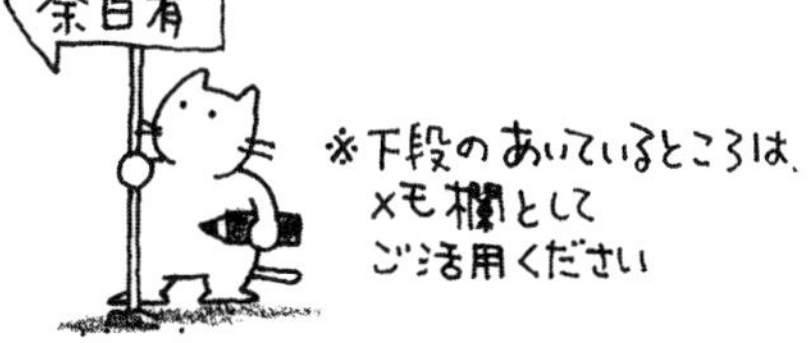
余白有
※下段のあいているところは、
メモ欄として
ご活用ください

末期がん患者になっても、私たちは自分の医療と生き方を医師や家族に任せっぱなしにしないで、最後まで可能な限り自分で決定したいと思っています。そして、その結果がどうであれ、他人に責任転嫁せずに引き受けることができる自立したオトナでありたいのです。

医師の説明を聞いて理解できる知識をもっていたいし、提示された選択肢のどれを選ぶのが自分にもっとも相応しいかを冷静に判断するだけの落ち着きも保っていたいのです。家族とは、医療費のことや葬儀のことも話し合っておきたいし、一応、遺言なども書き残しておきたい。そう考えているオトナの患者のためのガイドブックとしてこの本が役に立てばと思いました。一般の方にも、また医療者側にも読んでいただきたいと、患者の本音や多角的で実践的な知識、最新の痛み止めの情報などを盛り込んでいます。

書き手は、ほとんど「ファイナルステージを考える会」[1]と、小山が始めた「傾聴力講座」（Ⅰ－154ページ）のメンバーで、この本のために設置された編集委員会が一年がかりで原稿を編集したものです。その間、西日本新聞に八カ月にわたり「余命六カ月からの楽しみ」をメンバーが交代で執筆もしましたので、てんてこまいの日々でした。新聞連載の反響の大きさに、情報不足からくる患者や家族の困惑や不安を強く感じました。

さて、この本は二部構成になっていて、第Ⅰ部は末期がん患者に必要な一般的知識と心の準備についての実践的アドバイス集。第Ⅱ部は福岡県を中心に、末期医療に関心をもつ病院やクリニックの紹介です。最近、こんな情報本は確かに増えていますが、私たちが欲しいのは、東京のすばらしいホスピスの情報よりも、自分の住んでいる地域の病院や医師の診療方針です。すぐ近所に自分たちにぴったりの病院があれば、本人も家族

1　**ファイナルステージを考える会**：当時、余命六カ月と診断された小山ムツコと死生学研究者の波多江伸子、医師の清水大一郎が出合い、終末期医療の問題を話し合う中で、人生の最後の時を穏やかに楽しく過ごすことを手伝ってくれるメンバーを募り、一九九四年八月に発足。代表世話人だった小山ムツコの死後（二〇〇〇年六月）も活発な活動を続ける。

傾聴ボランティアの派遣、グリーフケア、ハウトケアの派遣、SP（模擬患者）の派遣などを行なっている。

また、「ファイナルステージを考える講座」を開催している。基礎講座で、死を通して生きることを考え、傾聴力やメンタルケア、ハウトケアなどの基本を学び、ステップアップ講座は、傾聴実習など、より実践的なボランティア活動について学ぶ。

〈連絡先〉
清水クリニック
〒811－1311
福岡市南区横手2－8－7
TEL〇九二（五〇二）六七六七

もどんなに楽かしれません。……と思いつつ始めた調査ですが、第II部作成は実にたいへんでした。一一五カ所の病医院と三一〇名の看護師へのアンケートを集計して、カテゴリー別にいくつもの表を作成するという手間のかかる作業を黙ってこつこつとこなしてくれたのは、岩崎瑞枝と田浦りつ子、立花亜希子の第II部作成グループです。病院の紹介記事も丁寧な取材をして書いたつもりですが、まだまだ数が足りませんし、地域的に片寄りもみられます。今回取材できたのは、ほんの一部の病医院です。これからも新しい正確な病院情報をたくさん集めていきたいと思っていますので、自薦他薦を問わず情報をお寄せください。

カットを描いてくれたのは、イラストレーターの林博子さん。軽やかで明るい楽しい雰囲気の旅のガイドブックのような本を作りたいという私たちの意図を敏感にくみ取って、のびのびとした面白い絵を描いてもらい、編集委員一同大満足しています。

そして、本の完成を見ないまま、突然先に逝ってしまった編集委員の梅本龍平さん、出版の計画を初めに話し合った今里頼子さん、「とうとうやったね」と一緒に乾杯したかったです。

一九九八年七月一五日

「ファイナルステージを考える会」代表世話人　小山ムツコ
世話人　清水大一郎
世話人　波多江伸子

改訂版　末期がん情報　余命6カ月から読む本◉目次

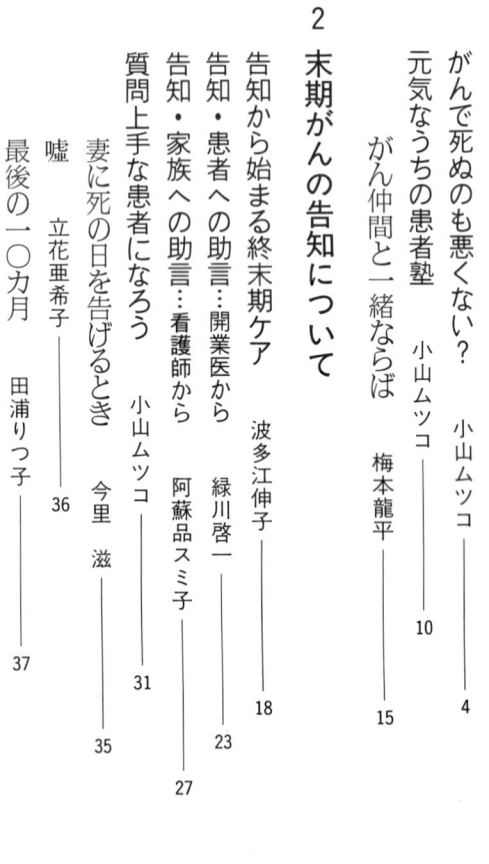

7 余命6カ月からの楽しみ

8 心のなぐさめ

I

末期がん患者という生き方

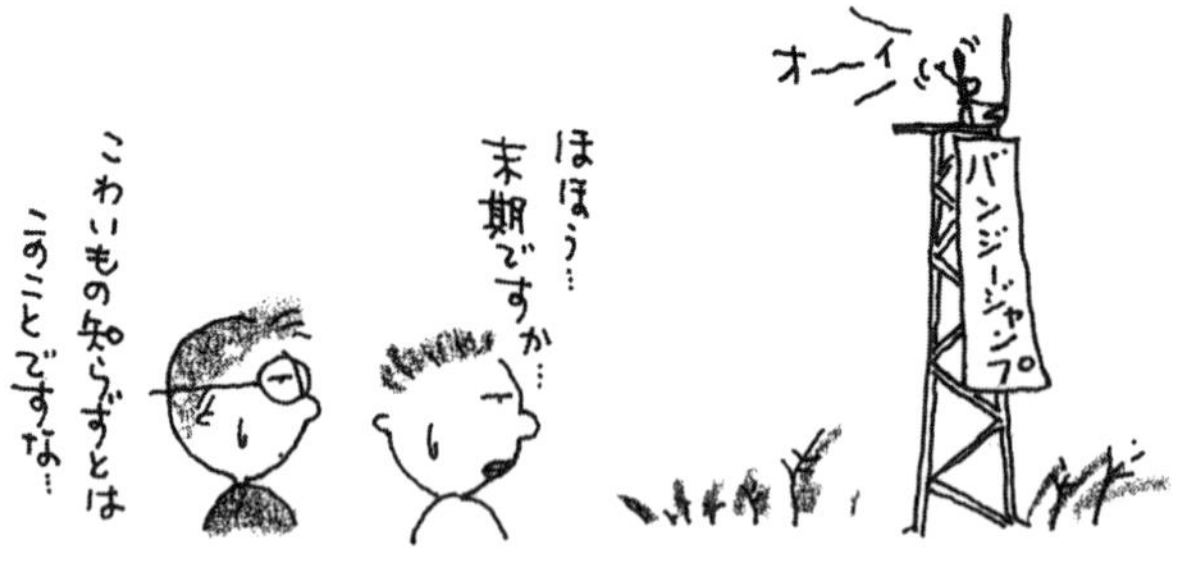
オーイ
バンジージャンプ
ほほう…
末期ですか…
こわいもの知らずとは
このことですな…

1

末期がん患者になったとき

1　がんで死ぬのも悪くない？

「ファイナルステージを考える会」代表世話人
小山ムツコ

●がんでよかった

「末期」と言われてもう五年、もうすぐ六年目を迎えます。人目にも、呑気に過ごしているように見え、本人も「がんでよかった」と申しております。これって変かしら？　がん友達の（現在は完治。甲状腺がん手術後のハスキーボイスには悩まされている）波多江伸子さんが、よく質問します。

「がんで死ぬってこと、なぜ恐くないの？　おむつされても、私は生きていたいのに……」と。

理由その1

逆に私が質問したいのですが、なぜ恐いの？

ポックリ死を願っての寺社参りが盛んなようですが、「いつ、どこでも、どんな状況でもポックリ逝って大丈夫！」というお方がいらっしゃるのでしょうか？

私には信じられません。

家はいつでもかたづき、遺言は毎年きちんと確認し、友人、知人への葬式通知名簿作成済み、葬儀、墓の手当て万端整い、不慮の事故の場合でも気に入った下着、服装で常に身じまいし、できれば「最後の一言」まで用意していらっしゃる方でしょうか。あるいは、今さら何に手をつけてよいやらわからず「どうとでもなれ」と居なおり精神のお人か、何も深く考えず永遠に命があるつもりなので、「アラ、どうして私死ぬの？」くらい無邪気な方なのか……。

私は、「余命六カ月」と告げられれば、その間だけは恥ずかしくない程度に家をかたづけ、遺言し、余裕（時間、体調、お金）のある限り好きなことをして「アリガトネ、お先にバイバイ。後は、生きている人の幸せが大事。後妻さんＯＫ、墓参りは無理にこないで！　退屈なときとか、思い出したらでも結構ヨ」の気持ち。だって、逆の立場で「再婚しないでくれ、墓参りは忘れるな」なんて愚痴っぽく言われたくないもの。

「二夫にまみえず」って漢字は、もうワープロでも呼び出せませんしね。

古い道徳観念も美的ではありますけれども、時代は二一世紀に突入なんですよ、お父さん!!　あなたも努力して、自立したナイスミドルを目指しておくことです。

「お〜い」と呼んでも答える声なし一周忌

理由その2

短寿は社会の邪魔にならないですむ。

超高齢化社会の今、迷惑的存在にならないで命を全うできる。昔の「人生五〇年」からすれば、今五五歳の私はお釣りの毎日。長生きしてるだけで偉そうな顔していたり、

「してもらって当然」の高齢者になりたくないのです。とは言いつつも、私だってそんなに高潔なわけじゃなし、年をとったからって有識者にもなれそうもないので、がんでほどほどの命を全うするのもいいんじゃないかと考えています。そして最後に「献体」をしてわが身体をゴミにせず、若き医学生にプレゼントすることに決め、「がんで苦しんだ身体の解剖を通して医道に燃えてくれるなら」と献体に登録しています。

この四月七日、九州大学医学部一〇〇名の医学生に「私が献体するわけ」というテーマで講義をさせてもらいました。医療現場で「病気を見て人を見ず」があまりに多いと怒っている私には、うれしい苦言を呈する場です。患者代表として、「がんは治った、でも本人は死んだというような医療をしないで」と訴えたつもりです。

さて「短寿もよし」と申しましたが、決して長寿を否定しているのではありません。心身ともに元気、「歳をとるならああなりたい」という高齢社会の星のような生き方をされている方々（決して、有名人とか偉業を成すということではありません）には、こんなにダラシナクなってしまった世の中に喝を入れ、三世代先の子供たちが安心して暮らせる地球になるように見張役もつとめてくださるよう、長生きお願いします。

短命は自分の損、長生きは周囲の迷惑

理由その3

傲慢だと思うけれど「他の病気よりよい」と思い込んでいること。

他の苦しく長引く病気を考えると、痛みはあるけれど、「マ、いいか」と諦められる。

他の病気で苦しんでいる方々に、こんな言い方が失礼ってわかっています。でも私はそんなふうに思うことで、がんである自分を支えています。ですからどうぞ、他の病気で苦しんでいる方は「がんでなくてよかった」と思ってください。

やはり、人間って弱い。差別につながる「○○よりマシ」感情で今の自分を慰めるのは、わりに簡単な方法なのです。

理由その4

もう朝起きなくてすむ！　というナマケモノだからです。

「ハ？」変な理由だとお思いでしょうね。

実は、根っからの怠け者の私。生まれ変われるとしたら〝ナマケモノ〟というアマゾン流域に棲息するサルのような動物になりたいのです。この動物ときたら一本の木の新芽を食べたら、ジワジワと別の枝へと逆さにぶらさがりつつ移動、そこでチョコッと排泄をして、また一週間程かけて気に入った木の芽を探してジワジワ（ここが大切。途中眠くなったらそのまま眠ってしまう）。そこでやっとまた、新芽にありつくというくり返し。排泄物は、地面の小動物のエサになるかそのまま土に還元。まったく地球に失礼のない、もの静かな暮らしをしているのです（生産性はなさそうですが、そんなモンこの際要らない）。

終戦寸前（昭和一八年一月）生まれで、「働かざる者食うべからず」的な躾で育ち、早起き、勤勉が大切とネジを巻かれて、いつもいつもカゴの中の二十日鼠のようにクルクルと車を回すことが当たり前だった自分の人生って、なんだったのかな。

「イエス」が、女子供の美徳としつけられ、「ノウ」がなかなか言えなかったわが人生。

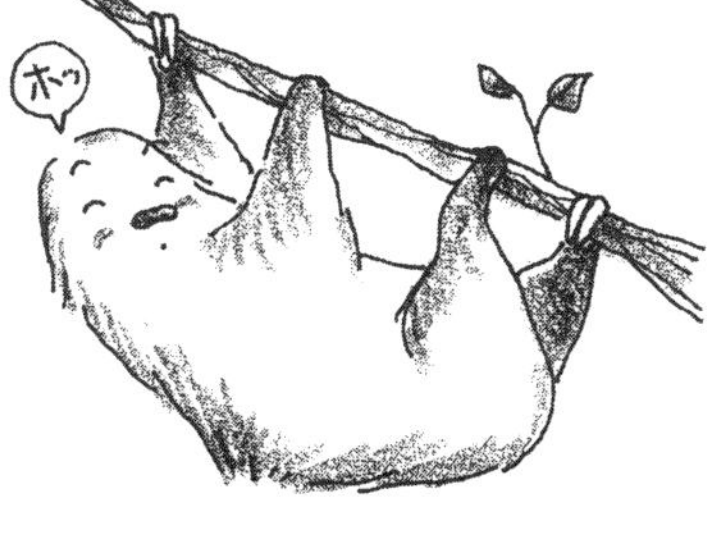

でも、それは悪いことばかりではなく、結構、人から感謝され、重宝がられたのはこのイエス人間だったからともいえますけれど……。

●〝レバ・タラ人生〟にサヨナラ

「……していレバ」、「……だっタラ」の〝レバ、タラ〟人生じゃ、自分の人生意味がない。過去は振り返らず、うらみ、つらみを忘れて、今はただ「起きなくてもよい朝」が来る日を待つのがうれしい。「永遠の眠り」という言葉の響きが、チャイコフスキーのピアノコンチェルト一番のように耳に心地よいのです。

「永遠《とわ》の眠り」が似合う最後にしたい私の夢（字アマリ）

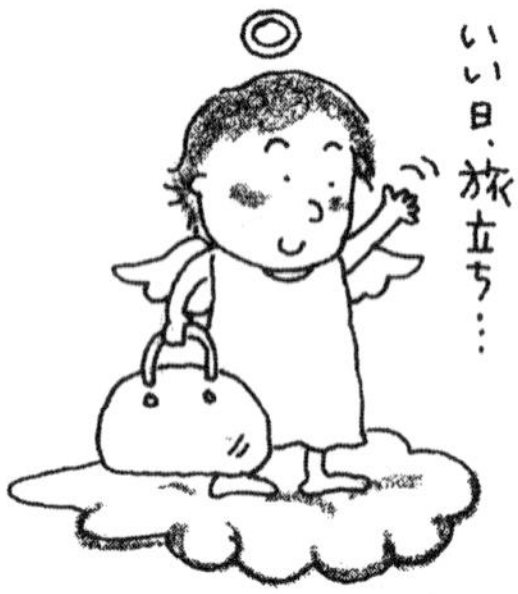

末期がんとは？

本書の中に「末期がん」という言葉がよく出てきますが，これは医学上の学術用語ではありません。「末期がん」というがんがあるわけではもちろんなく，私たちはがんの末期状態という意味で使っているのです。

がんの進行度の分類方法は，種類や部位によって多少違いますが，基本的な「TNM 分類法」によれば，Ⅰ～Ⅳ期に分けられます。TNM の T はしこり，N は所属リンパ節，M は遠隔転移を表わします。しこりの大きさ，周囲のリンパ節への転移，骨や他臓器への転移，という 3 種類の判定基準を組み合わせて，医師は患者の病期を決定するわけです。これに 0 期というのを入れて 5 段階にすることもあります。

私たちが末期がんというのは，遠隔転移を起こした第Ⅳ期の終わりで，もうどんな治療をしても治ることはありえず，余命がおそらく 6 ヵ月以内と推定される状態を指します。

多くの医師が余命の診断は難しいといいます。確かに，余命 6 ヵ月といわれても，なお 5 年も生き続けている（しかも，生き生きと）小山さんのようなケースもあります。逆にあと 1 年と言われたのに，その翌日に大出血を起こして死亡した例もあります。それぞれの体力や気力，病気の進み具合などで医師の予想を裏切る結果になることもあるでしょう。

ただ，私たち患者や家族にとって「余命 6 ヵ月以内の末期状態」と診断されることは，人生の正念場に立たされたことを意味します。不安と怖れのなかで，これまでの人生を問い直し，残された時間のよりよい使い方を考えなくてはならないのです。

しかし，「余命 6 カ月」とか「末期がん」という言葉にこだわりすぎると，かえって気持ちが萎縮してしまいます。残された時間をビクビクとカウントダウンするのではなく，人生の総決算の時期に入ったことの象徴的な言葉だと理解しましょう。症状の変化に一喜一憂せず，落ち着いて過ごしてください。自分らしいファイナルステージを過ごすために，家族や医療スタッフと率直に話しあえるといいですね。

（波多江伸子）

2　元気なうちの患者塾

「ファイナルステージを考える会」代表世話人
小山ムツコ

●ミニ　デス　エデュケーション

一九九三（平成五）年、五年前の乳がんにつづき、腸骨転移で入院中に、また末期と告げられ、車椅子での移動がやっとの状態で退院。元来、脳天気な私も「これで、普通の社会人としての仕事は終わりダナ」と覚悟。でも、どこかで「何かで社会とつながっていたい。人の役に立って、自分も充実できることとしたいナ」と思っていました。

そこで自分の経験を伝えることで、病気になってあわてふためき混乱する人たちに、患者の先輩としてアドバイスができるのでは、と考え、A・デーケン[1]先生の説いていらっしゃる「死の準備教育＝デス　エデュケーション」の小山版「元気なうちの患者塾＝ミニ　デス　エデュケーション」を始めました。死を見つめ、心と物の情報収集をしておくことで心地よい病院生活、自立した患者として納得いく医療を受けよう、という内容です。

「なんとかなるは、なんともならないこと」から始めるこの講座、公民館などで動員され（拍手要員ともいいますが）、参加なさった方々の多くがショックを受けて帰られ

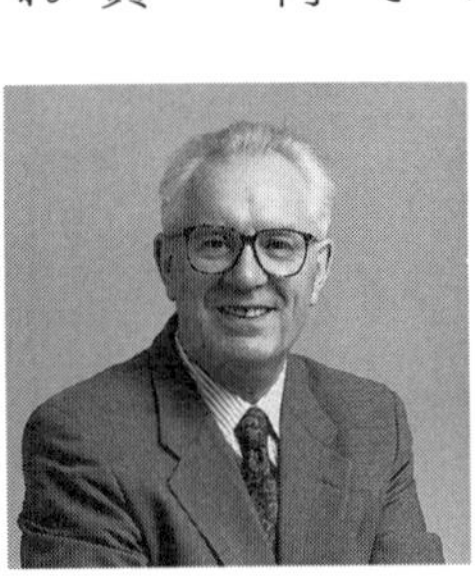

1　アルフォンス・デーケン：一九三二年、ドイツ生まれ。一九五九年、来日。上智大学名誉教授。「東京生と死を考える会」会長。

るようです。「今日にでも、帰宅したら告知のことについて話し合います」とか、「ふだんの心がけで病人になってもずいぶん違うのですね」、「医者のいう通りにしておけば大丈夫と思っていたけど……」、「大学病院なら最後まで安心と信じていたけど……」などなど反応の多さ、重さにこちらがたじろいでしまうほど。まったく「生きること」には一生懸命、だけど「死」を見つめていないのが現実なのですね。

でも、それはよくわかります。だって、四〇代初めで乳がんになるまで、私もそうでしたから。

というわけで、体調のよいときには「患者塾」を出前しています。その内容をかいつまんでお伝えします。

●病気になる前の心がけ

①自分のタイプを知っておく

A　知りたがりやか、おまかせタイプか

これは、重要なこと。これからの賢い自立した患者になるには、インフォームド・コンセント（十分に説明を受けた上での選択）をきちんと受け止める気持ちをもつと、医療者側も、対等に話してくれるようになるでしょう。

おまかせで、なんでもイイナリが良い患者と勘違いしている方は年配者に多いようですが、そんな患者が大好きって医師とのおつき合いでは、大事な人生最後の半年は無念な思いで過ごすことになりそうですし、家族もつらい思いをすることになるでしょう。

とは言え、生きてきたように決まるようですけど……。

B　大部屋タイプか、個室タイプか

お金の有る無しで決めるものではないようです。

寂しがりやなのか、プライバシー確保タイプか、世間体を考えての個室なのか……。

入院期間が予想より長いと費用もたいへん。保険金は、すぐには下りないことも頭に入れておきましょう。

C　見舞い客が多い方がうれしいタイプか、静かに過ごしたいタイプか

とくに、末期となると面会者が多く、患者はその対応で疲れてしまう、でも、会いたい……。この交通整理はたいへんだけど、事前に考えておくことはとても大切です。

②事前情報を、ことあるごとに収集して頭の隅にストックしておく

A　病気の家系図を知っておく

がん家系、循環器家系、糖尿病家系、長生き老衰家系など、近親者のかかった病気を聞いておく。その病気になる確率が高いわけですから、ふだんの生活にも気を配るようになり、「野菜はきらい」とフテクサレル夫には、「そう言えば、あなたの家系って、心筋梗塞多いわよね」など、さりげなく、あくまでさりげなく……。

最近「生活習慣病」と表現されますが、三大成人病といわれる病は生活習慣を見直すことから始めれば、運よく逃げられる可能性も大ということですね。

B　病院情報を集める

国公立病院にはそれぞれあたえられた機能があり、積極治療[2]が目的なので、除痛だけを希望するのは筋違いということ。

2　**積極治療**：病気を治すことが目的の治療。従って死は敗北であり、最後まで生存への可能性を追求・実施する医療行為のことをいう。

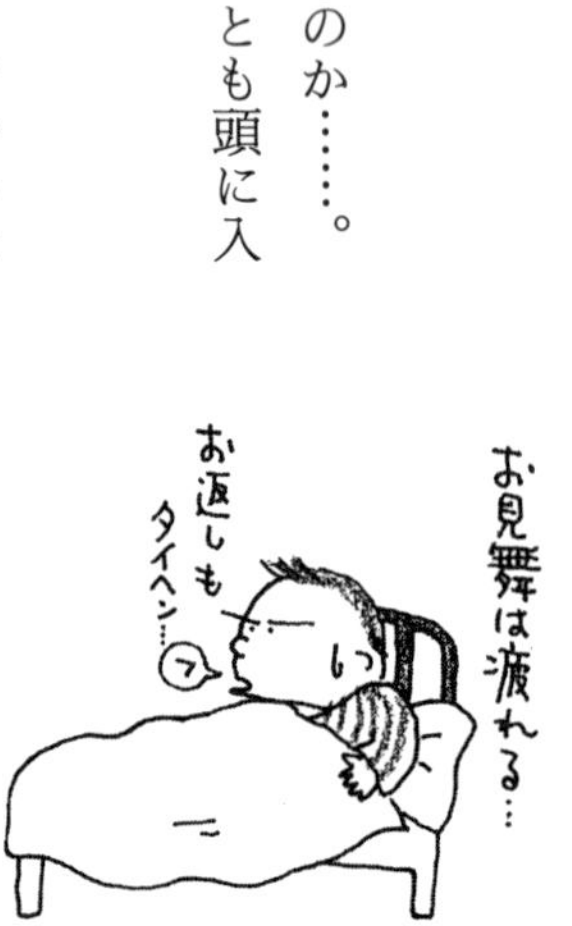

ホスピスと認可されているのは、福岡県内では八カ所。総合病院で、緩和ケア病棟がある所は、今現在（二〇〇三年八月）、福岡市内にはありません。

C　かかりつけ医（ホームドクター）[3]が連携している総合病院を知っておく

私が骨折の痛みで気が遠くなりそうな最中、「浜の町病院！」と指定できたのも、今までのカルテが全部そこにあるし、ふだんから利用していたお陰なのです。高齢になるほどカルテは一カ所ですむよう心がけることも必要でしょう。

3　**ホームドクター**：オランダ、イギリスなどでは、行政がそうしたかかりつけ医を町単位で決めているとか。

③自分づくりをしておく

A　一人遊びできるものを見つけておく

残されている機能を十分生かして楽しめるよう、日頃から病気の先輩をよく観察しておくのも方法です。

B　自分の性格の長所・短所を医療者に伝える練習をしておく

いい子ぶった患者は本人もつらいし、医療者もとまどいます。

C　病気と闘うか、寄りそってだましていくか決めておく

医療の選択が楽になります。日本人には「撃ちてしやまむ」精神の人が多いから、緩和ケアホスピスになじまない人が多いけれど、ただ死を受容する所ではなく、心地よく最後のときまで生きる工夫をする所、と認識を変えることで充実感をもつことができます。それに心地よさが免疫力アップにつながり、予後が長くなる例も多いようです。

早く，良い病院を選ぶための私の基準

■看護師がやさしく，有能なところ

医師が有能なのは当然のこと，ナースとつき合う時間の方が長いのです。返事もロクにしないブスクレ看護師は，ストレスの大原因，治るものも治らないかも。

■自宅から交通の便がよいところ

交通費と時間が少なくてすむのは，家族やお見舞いの人のためでもあります。

■清潔で，全体がテキパキした活気があるところ

古い建物でも磨き込まれていると，人の生命も大切にしてくれそうだし，院内感染の心配もなさそうです。

■患者に対して同じ社会人として応対しているところ

「おばあちゃん○○しようね」などと言われて，77歳の母は「私はあなたの祖母ではない！」と言って怒っています。遠慮はいりません。今や医療はサービス業。患者をお客さまあつかいできるかどうかが病院生き残りの道の一つです。「診てやる」精神は古いし，馴々しさと親しさを勘違いしている医療者には，患者も一人の社会人であるということを，穏やかに教えてあげましょう。

■医療者全体がプラス思考で，前向きなところ

明るさと，日進月歩の医療に真剣に取り組む姿勢が感じられること。勉強不足で単なるお調子やさんかどうかを見抜くのは，あなたのカンと情報収集力にかかっています。

■生活の自由度の多いところ

とくに末期の患者には，飲酒・喫煙の自由，食事・入浴・面会・消灯時間の自由，さらに自分のカルテを見る自由などより多くの自由を確保したいところです。

（小山ムツコ）

がん仲間と一緒ならば

元西日本新聞社論説委員　梅本龍平

八年前の春、食道がんの手術を受けました。

がんの勢力は強大で、版図をのど元にまで広げていましたので、食道だけでなく声帯や甲状腺までぶった切られてしまいました。

お陰さまで命拾いをしましたが、声を失いました。福岡市にある大学病院に一〇カ月ほど入院して、退院した後につきまとうのは転移の不安です。

退院直後のことです。肩が痛い。食道に生えたブドウの房のようながん細胞が、肩の骨の内側に膨らみつつあるという悪夢にとりつかれたのです。

女房殿も心配顔です。もんもんとして次の診察の日を待ちました。医師におそるおそる肩の件を持ち出しました。彼はカルテに顔を落としたまま、感情のない声で言ったのです。

「肩こりです」

（何というアホな……）と横顔に書いてあります。

うかつでした。

考えてみれば「肩がん」というのはあまり聞いたことがありません。

とにかく、病院近くのレストランに駆け込んで「よかった。転移しとらんやった。もう少し生きられる」とビールで乾杯しました。肩の痛みはきれいさっぱり消えています。

一カ月に二回の診察のたびに、医師からみれば「アホな」悩みを打ち明けつづけてきたわけですが、毎回乾杯できたので、まだこうして生きているわけです。

食道がんは、つり上げた胃を管状にして、食道の代わりにします。

その「代役」ががんになったら、胃がんなのか、食道がんなのか、考えあぐねて医師に尋ねたら「胃管がんです」と言います。「イカン（遺憾）なあ」

胃管がんも結構多いのだと脅されて、時々バリュウムを飲みます。

漠然とですが「死の影」が日々、つきまとっています。

「あと五年生きられたらなあ」というのが正直な願いです。

「あと十年」には実感が伴いません。「欲深な」という感じです。

とはいえ、「余命六カ月」と宣告されたら、うろたえるに決まっています。おろおろと涙もふかずにさまよい歩き、あるいは部屋の隅に堅くうずくまってものも言わない。そんな姿が目に浮かびます。

とてものことに「六カ月を楽しむ」なんて芸当はできません。なにしろ「肩がん」を考え出すほど毎回の診察におびえている小心者なのですから。

死は怖い。家族と別れるのは寂しい。思い出がぐるぐる頭を駆け巡る。私一人の力で「楽しむ」という境地になれるはずがない。

「ファイナルステージを考える会」に入っているのも、気丈ながん仲間と同じ空気を吸うことで「余命を楽しむことができたらなあ」という期待があるからかもしれません。

梅本龍平　一九四五年、大連生まれ。西南学院大学卒業後、西日本新聞社に入社。社会部の記者として活躍中、食道がんの大手術を受ける。声を失ったが復帰し、文化部を経て論説委員になる。医療や福祉、環境問題を担当。メリハリの効いた簡潔で美しい文章にはファンが多かった。「ファイナルステージを考える会」の設立当初からのメンバー。術後九年目の一九九八年一月、突然の窒息のために死去。享年五二。

2

末期がんの告知について

1 告知から始まる終末期ケア

死生学研究者
波多江伸子

がんが死病と考えられていた時代は、「がん」という病名を伝えることを「がん宣告」と呼んでいました。死刑宣告と同じような意味で使われていたように思います。しかし、がんの治癒率が高くなり、患者も自分の病気についての知識や情報をもつようになると、「宣告」から「告知」に呼び方が変わりました。「宣告」というと裁判官が一方的に死刑や無期懲役を被告に告げることを想像します。有無を言わせず、という感じで、どんなに抵抗しても執行を免れない恐ろしい事態が「宣告」のあとには待っています。

●「宣告」から「告知」へ

これが「告知」となるといくらかはマシですが、まだ一方的でいかにもおおごと風な印象は残っています。アメリカやイギリスではさりげなく“Telling the truth”=「真実を話すこと」と呼ばれています。

インフォームド・コンセントという患者の自己決定を重視する新しい考え方をわが国も採用し、できるだけ本人に正確な情報を伝えて自分で決めてもらおうという話になっています。とすれば、がん告知は、そのインフォームド・コンセントの入り口のはずで

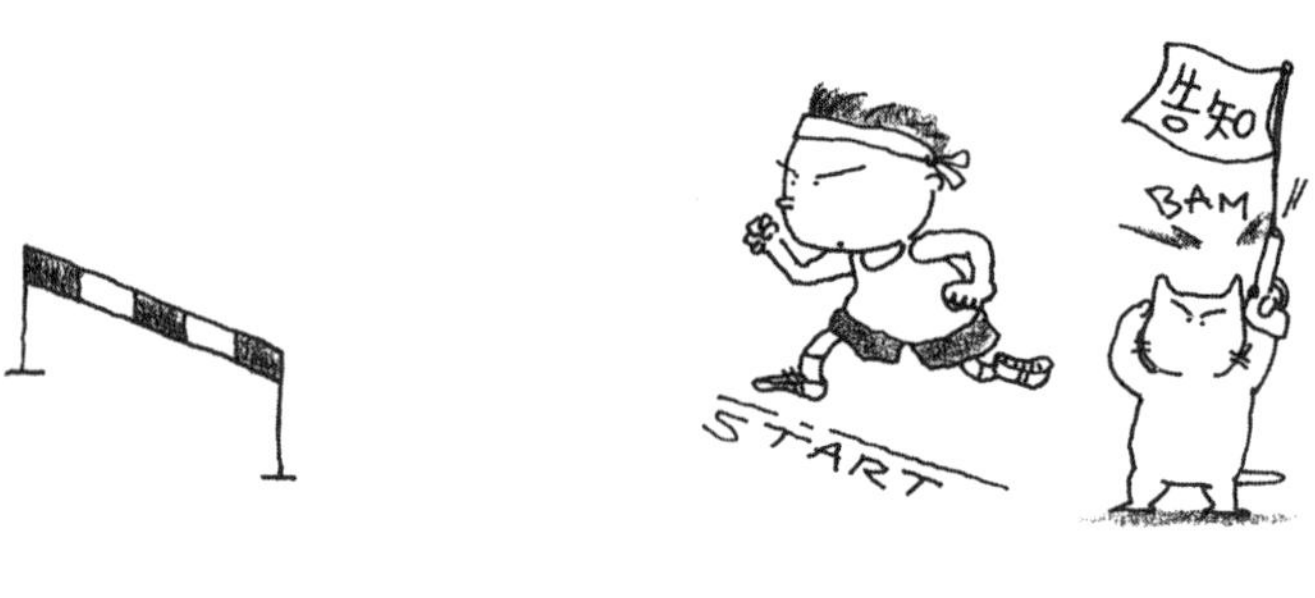

すが、生死の問題ですからなかなか割り切れません。

●「がん告知」は、一回限りのセレモニーではない

宣告にしろ告知にしろ、問題は、この言葉が一方的で一回限りのセレモニーという風に理解されている点です。だから、話が大袈裟で悲壮になるのですが、がんという病名を告げることは、それからの治療をどうするか、医師が説明したり患者が要望を伝えたり、方針を決定したりする、長い道程の出発点に過ぎないのです。

告知で医師の説明義務は終わるわけではなく、そこから仕事が始まるわけです。告知をされれば、どんなに落ち着いた患者でも、しばらくは平静でいられません。治るだろうか、ダメなんだろうか、と誰しも考えます。治療の方法はあるのか、どの程度の病状なのか、再発率は、五年生存率はと、尋ねたいことがいっぱいあります。

病名だけ言って、あとは「がんだったけれど、手術でキレイにとれました」と患者を安心させるために事実を曲げる医師もいますが、そんな姑息でハンパな告知をされると、患者はかえって混乱します。

●わが国の「がん告知」状況

わが国の告知率は、まだそれほど高くないのが現状です。が、患者の側には、知らせてほしいという人が増えています。がんという病名を聞いただけで「もうダメだ」と絶望してしまう患者は減りました。どの程度のがんなのかをまず知ろうとします。予後の悪いがんだとしても知らせてほしいという人は六割を超えています。しかし、本人に直

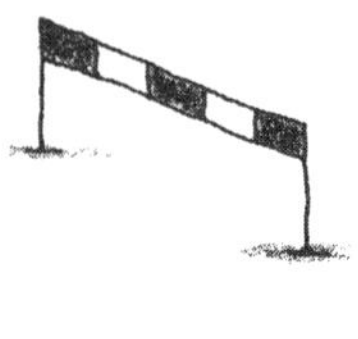

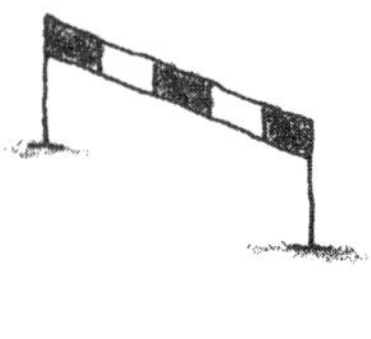

接伝えられるケースは一割以下。

ある調査によると、告知を受けた患者の九割以上が、「知らせてもらってよかった」、あるいは「知らないわけにはいかなかっただろう」と考えているそうです。「積極的に知りたいとは思わないけれど、自分の重大問題を聞きたくないといって逃げるわけにはいかないだろう」と考えるのは患者がおとなの場合、当然です。

医師の側でも、告知をすると自殺する、という古典的な懸念をもつ人は減りましたが、いつ、誰が、どんな風に伝えるのがもっともショックが少なく立ち直りが早いかという「告知技術」に関してはまだまだです。

告知は大手術のように、必要だけれど心身を傷つけるものです。ですから手術後の患者の術後管理のように、医師だけでなく、看護職やコ・メディカルスタッフ[1]がチームを組んで、事実を知った患者の心身のケアにあたる必要があります。ほとんどの人が一週間程でショックから立ち直るそうですが、なかにはひと月以上かかる人もいます。急性のショック状態は過ぎても、その後もさまざまな心理的な葛藤を経て、最終段階にたどり着きます。死にゆく患者の絶望と希望のないまぜになった心理を知らないでは、終末期のケアはできません。

●家族はなぜ告知に反対するのか

医師と患者は「告知」する方を向いているのに、予後の悪いがんの場合は、家族が反対します。わが国の告知は、アメリカのように本人に直接ではなく、まず家族の意向を聞いてからするのが普通です。家族が「本人には言わないでください」と言えば、医師

1　**コ・メディカルスタッフ：**医師以外の看護師や薬剤師、臨床検査技師などの医療従事者。

はその意見に従います。たとえ本人からの「事実を言ってください」という要望があったとしても、家族の反対を押し切ってまで本人に告知する医師はまれです。

私どもの調査でも、医師が末期がんの告知をしない理由の第一は、やはり「家族が反対するから」というものでした。でも、なぜ家族は反対するのでしょうか。たぶんこんな気持ちの入り混じった理由からでしょうか。

「あと半年の命だなんて、とても可哀相で言えない」

「言うと、どんなにショックを受け、悲しむことだろう」

「歳もとっていることだし、穏やかな気持ちのまま逝かせたい」

「もし半狂乱になったら、私はどうしてよいかわからない」

「事実を知ってしまったあの人と、私はどんな話をすればいいのか」

「余命を知りながら、一歩一歩、死に向かっていくのをはたで見ているのはつらい」

「最後まで治るという希望をもたせてやりたい」

予想されるこのたいへんな事態を回避しようとして、「告知せず」という結論になるのでしょうが、告知しないのもたいへんです。

●嘘は厳禁

本人が、うんと歳をとっていて、もはや、あなた任せになっていたり、まだ病気や死についての理解力のない幼い子供なら別ですが、普通のおとななら「何故、こんなに病状がよくならないのか」という疑問をもちます。この病院のやり方が間違っているのではないか、と不信感を抱きます。いくらそう言っても取り合わない家族にイラ立ちを感

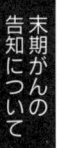

じます。家族の方は嘘をついているというやましさもあって、妙に力強く励ましたり、よそよそしくなったりします。医師も看護婦も心理的には逃げ腰になります。嘘をつくのは誰だっていやですから。

こんな場合は、事実を言った方が本人の気持ちがおさまりますし、家族も医療者も楽になり、あとは自然な展開になっていくことが多いものです。なにも「あと半年の命ですよ」と言う必要はないのです。ほんとに半年かどうかは医師にもわからないし、家族はそう思いたくない。ただ遠くない将来、死が訪れるだろうということを隠すのはよくありません。

嘘は厳禁。家族であれば、本人の気性や考え方をいちばんよく知っていますから、聞かれたことには正直に、しかし配慮しながら答えることができます。

告知するのも、しないのも、どちらもたいへんですが、仲のよい家族の場合は、言った方がお互い楽だし、強い絆を確かめあった満足感が残ります。亡くなったあとの後悔は、言わなかった場合の方が大きいようです。

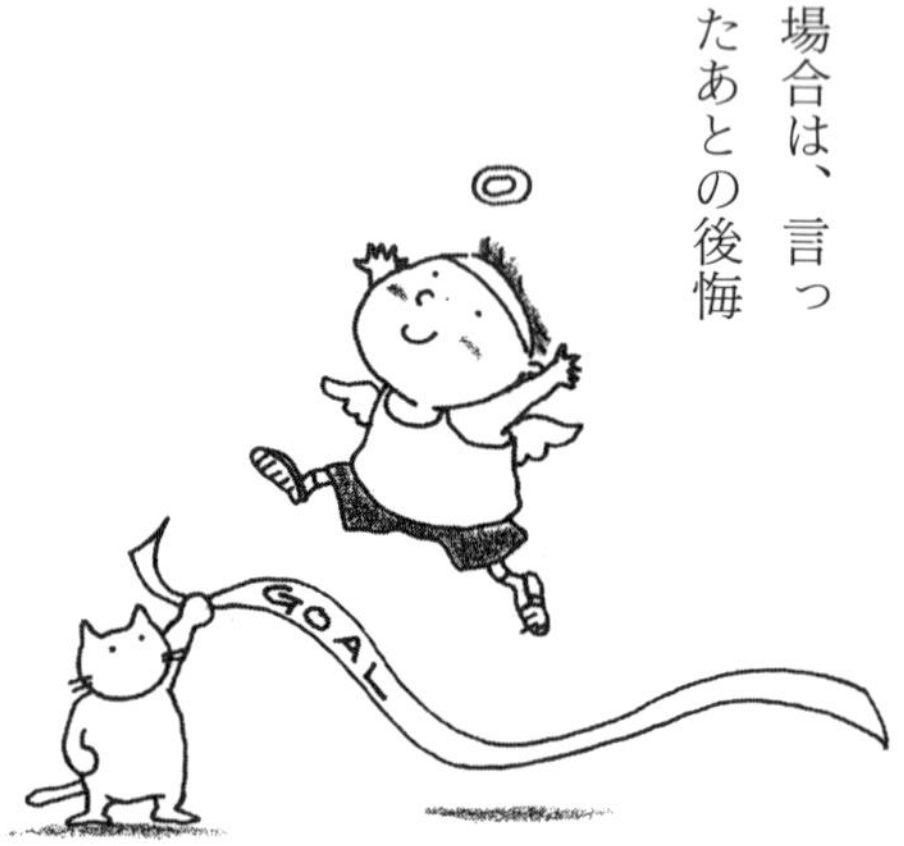

2 告知・患者への助言……開業医から

緑川内科循環器科医院院長
「ファイナルステージを考える会」会員
緑川啓一

●かかりつけ医の判断

「末期がん告知をあなたはしますか」と問いかけられたとき、私自身は「たいていの場合しています」と答えることになります。しかし、「しない」場合もときにはありますが、私は親の代からこの町で開業しており、患者さんとは長くつき合っていることが多いので（なかには親子三代にわたるつき合い）、相手をよく知っており、この人はかなりショックを受けるだろうという判断が、そこにあるからです。また家族が「絶対に告知しないでください」という場合は、それを尊重します。

一般的に受け入れられているようで受け入れられていないのが、「末期がんの告知」と考えます。何しろ緩和ケア病棟に入院していて、告知を受けていない人が現実にいるくらいですし、私と同世代の医師たち（四〇～五〇歳位）に聞いてもほぼ七割が「していない」、あるいは「難しい」と答えます。「末期がんの告知」は、個人の権利と責任を第一に考える欧米的な選択です。ですからそのまま日本の風土にもち込むことに、難しさがあるわけです。

「末期がんの告知」を最初に受けるのは誰かという問いに、厚生労働省の検討会が一九九八年五月に発表した「末期医療に関する意識調査」によれば、六〇％が「家族である」と答え、「患者本人」と答えたのは三・七％でした。この問題には、医師の守秘義務がからんでおり、医師の間でも意見が分れるところですが、私は「個人」より「家族」という日本の風土・慣習からしてやむを得ないのではないかと思いますし、日本人の告知の仕方があってもいいのではないかと考えます。

私は、本人に直接告知をした後に、必ず家族に来てもらい告知し説明します。これは医師の責任においてすべきだと考えています。末期がんはとくに告知後のケアを充分に考えておかなければならず、終末期ケアがまだまだ充分になされていない日本では、家族の存在が大きいからです。

以上のことから私は、末期がんの告知には家族を含めたその人との日頃からのつき合いが大事であり、患者さんの立場から言うなら、かかりつけ医がいるということが大切だと思います。

しかし、病院嫌いで常日頃あまり縁がないという人も世の中には多いようです。また、本人の告知して欲しいという考えが、家族に伝わっていないこともあります。そのような場合どうすればよいかということも考えておかなければなりません。

●告知を受ける側の準備

とくに末期がんの場合は残された時間が少ないわけですから、告知を受けた後の生活を少しでも楽しくリラックスして生きられるようにしなければならないと思います。

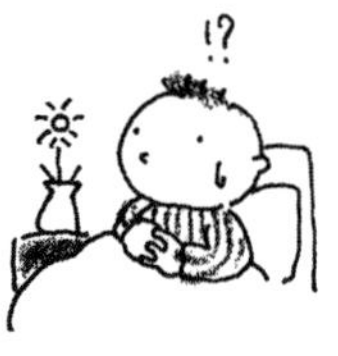

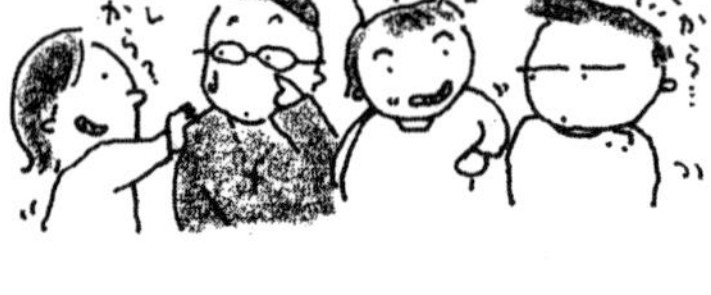

末期がんの告知がスムースに行われる方法の一つとして、私は患者本人の意思がはっきりと書いてあるものが存在することではないかと考えます。例えば、日本尊厳死協会の宣言書「リビング・ウィル」や、レット・ミー・ディサイド（自分で決定する自分の医療）の「治療の事前指定書」、終末期を考える市民の会の「事前指定書」などで自分の意思がはっきりと書いてあるものが存在すると、少々家族の反対があっても、私たち医師の方より家族を説得して、本人にスムースに告知をすることが可能になります。ですから、この本を読まれた方は是非そのような対策をとっておかれることをすすめます。

最後に、がんの告知を受けるときは患者本人一人ではなく、家族と一緒に聞くことが大切です。本人は相当なショックを受けており上の空でほとんど話を聞いていませんので、出席した家族がしっかりとメモをとり話を聞くことが大切です。そして最低、次の三項目は医師より聞いておきましょう。正式な病名、治療法（これは自分が望む治療法も含めて）、予後（後どのくらい生きられるか）です。

私の父は昭和六〇年に肺がんで亡くなりました。医師でしたので自分ががんであることは知っていたようで、亡くなる一週間程前に私に「こんなによくなったり悪くなったりして死んでいくんだな」という紙切れをくれました。父も心の中では相当悩んでいたと思われます。

今後「がんの告知」がスムースに行われるようになり、医師と患者の信頼関係が強くなり、とくに末期がんの患者の残された時間が十分に満足するものになるように、この本が役立つことを期待します。

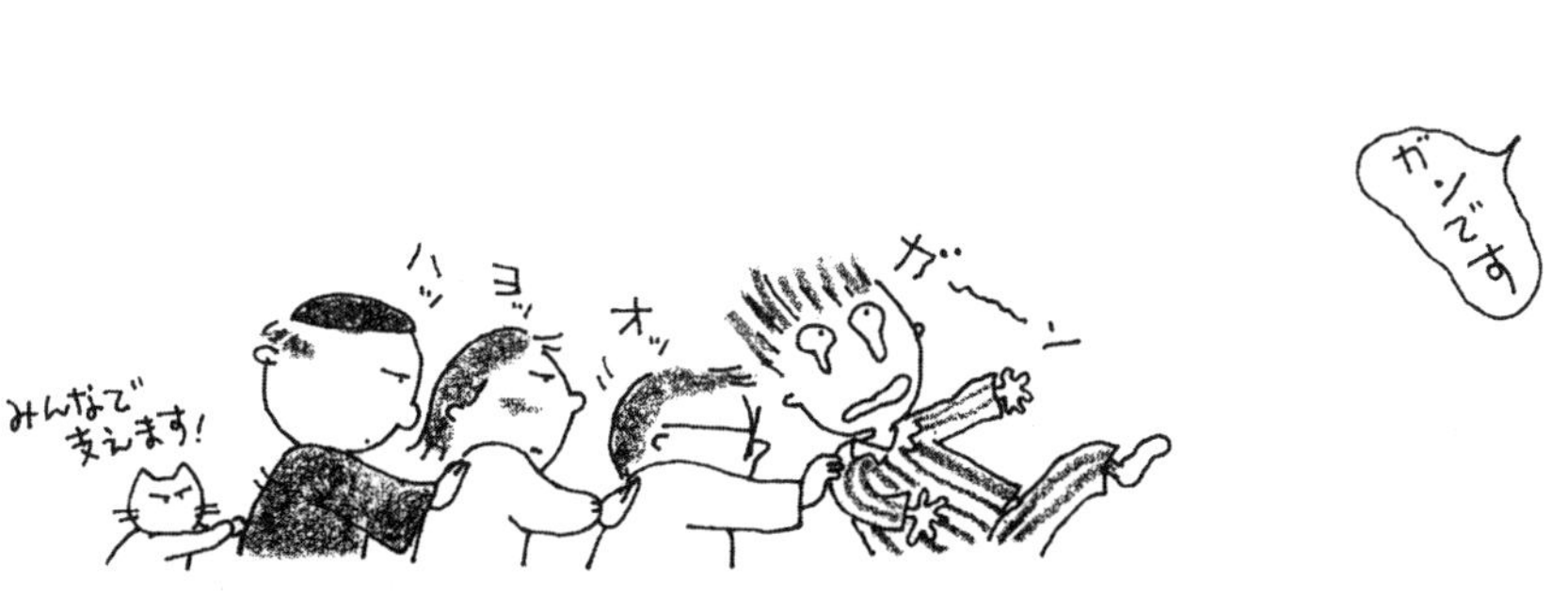
ガーンです
ガ〜〜ン
オッ
ヨッ
ハッ
みんなで支えます！

【ファイナルステージ法律相談　1】

告知は誰になされるべきか

Q：本人が告知を望んでいるのに家族が反対している場合，医師はどちらに従うべきなのでしょう？

A：倫理的には，医師は家族ではなく患者本人の希望に従うべきです。

とくに告知の場合，本人が希望しているにもかかわらず，家族が反対するからといって告知をしないというのはまったく筋違いなことです。本人に告知する以前に家族に告知すること自体が，患者のプライバシーの侵害です。日本ではこのようなことが平気でまかり通っていますが，法的にも倫理的にも許されることではありません。告知を望むかどうか，本人への告知を望まない場合誰に告知すればよいかを含めて，すべて患者本人の希望に従うべきです。

しかし現実には，医師は患者本人ではなく家族の希望に従う場合が多いと思われます。例えば悪性疾患の末期で告知が問題になる場合，あるいは延命措置を行うか否かが問題になる場合，医師は患者本人の希望に反しても，後でトラブルになることはありません。患者本人はいずれ死亡するからです。しかし家族の希望に反すれば，後でトラブルになり得ます。これは患者の意思を無視することで決して正しいことではありませんが，医師の立場としては無理もないところがあります。

このようなことが起こらないように，患者としては自分を看取ってくれる家族と十分話し合いをしておくべきです。医師に自分の考えをはっきり伝えることも大事ですが，医師は所詮他人です。まずは自分の家族に自分の考えを理解し，尊重してくれるよう求めましょう。

（九州合同法律事務所　小林洋二弁護士）

九州合同法律事務所（所長・幸田雅弘弁護士）弱者の立場に立ち、医療問題を専門的に取り扱う。「患者の権利法をつくる会」の事務局（局長・小林洋二弁護士）でもある。

〒812-0044 福岡市博多区千代４丁目31-7　TEL 092(641)2150　FAX 092(641)5707

3 告知・家族への助言……看護師から

九州看護福祉大学教授
阿蘇品スミ子

●告知を左右する家族の存在

「自分ががんになったら知らせてほしい。しかし家族ががんとわかった場合は知らせたくない」こんなアンケート調査の結果があります。

治癒率が上がったとはいえ、がんは直接生死に関わる病気であるだけに、がんの告知は、患者、医師、そして家族にとってたいへん重い問題になります。

現在多くの医師が、検査の結果が出ると患者に知らせる前に、まず家族に連絡を取ろうとします。

「検査結果が出ました。説明をしますので、病院にいらしてください」

そして家族は患者に知られないようにこっそりと医師に会いに行き、説明を受けるのですが、その折に本人に告知するかしないかを相談することが多いようです。

説明を受けた家族は、「どうしてこんな病気にかかってしまったのかしら」、「本人が可哀相」、「あの人が病気に立ち向かえるだろうか」等々、さまざまに心配し、困惑し、混乱してしまいます。その結果「告知はしないでください」という家族の言葉は大方は

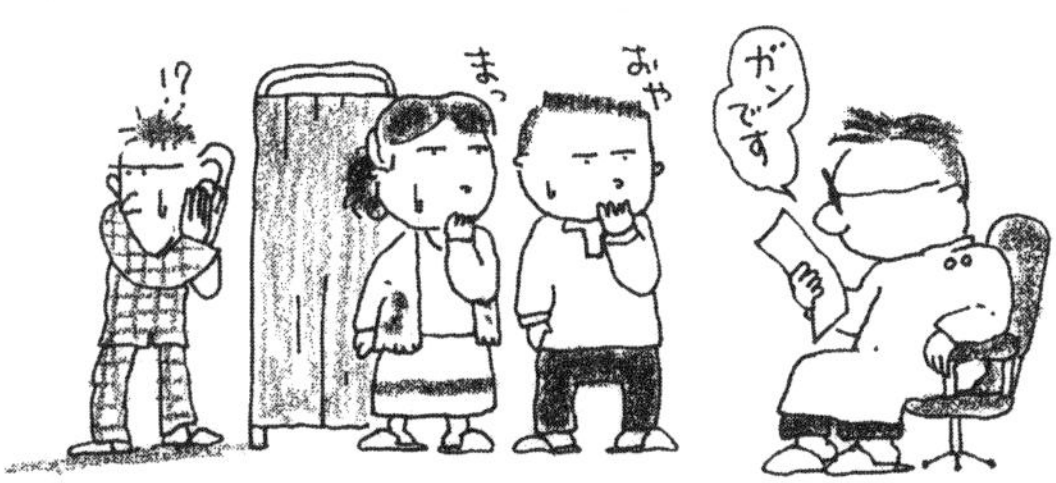

未整理のままですが、患者さんに対する配慮の気持ちから出てくるものなのです。
医師が患者をみて、「この人には、事実を受け止める力がある」と判断しても、家族が強力に反対する場合は、それを押して告知することはできないのが現状です。医師は家族へ説明し同意を得た上で、患者には家族と一緒の場で検査結果と予後の説明をします。

告知をするにあたって、医師の判断に家族の存在は大きく影響します。だからこそ、いきなりがんと知って、愛する人を失うかもしれないという不安と恐怖に立たされる家族に対する配慮がもっと必要なのではないでしょうか。

●患者も家族も気持ちは同じ

「もしかしてがんだったら……」。そこから始まる心配や不安は、患者も家族も一緒なのです。検査の間、不安や恐怖はふくれてゆき、検査結果ががんとわかったとき、そのストレスは頂点に達し、頭の中が真っ白になります。そのときに何をどうしたのか記憶に残らないほど混乱します。眠れない、食欲がない、何をどうしていいかわからない、病状や治療のことを聞いても少しも頭に入ってこない。しかし多くの場合両者ともに二週間程で落ち着きを取り戻していくようです。そして少しずつ前向きにものを考えることができるようになり、家族は日常の生活を取り戻していきます。

しかしその間も恐怖、不安、怒りは何度も襲ってき、それはくり返します。そんなときは胸にしまい込まずに医師や看護師になんでも、何度でもきいてください。その過程で気持ちも落ち着き、解決の緒も見いだされてくると思うのです。

●患者の側にいてください

いろいろな患者さんがいます。ある男性は、何度もくり返す入退院を不審に思い、奥さんを問いつめ、自分ががんであることを知りました。おろおろして何か話そうとすると涙が溢れるばかりの奥さんに、「僕はまだ死んでないよ。ここにいるじゃないか」と逆に励まし、死後奥さんが困らないようにと家を探しておられました。ショックを受けながらも家族よりも冷静だった場合です。

患者さんに退院を伝えたところ、娘さんが血相を変えて飛んでみえたことがあります。「どうして直接そんなことを母に言ったのですか」という娘さんは、最後を自宅でという家族の思いを本人に気取られはしまいかと心配され、病院側のちょっとした対応にも神経をとがらせていらしたのでしょう。

家族にお願いしたいのは、患者と向き合ってくださいということです。一緒になって泣いたり怒ったりしてください。患者さんの側にいる。一緒にいるだけでいいのです。それが家族にできる最良のことなのですから。

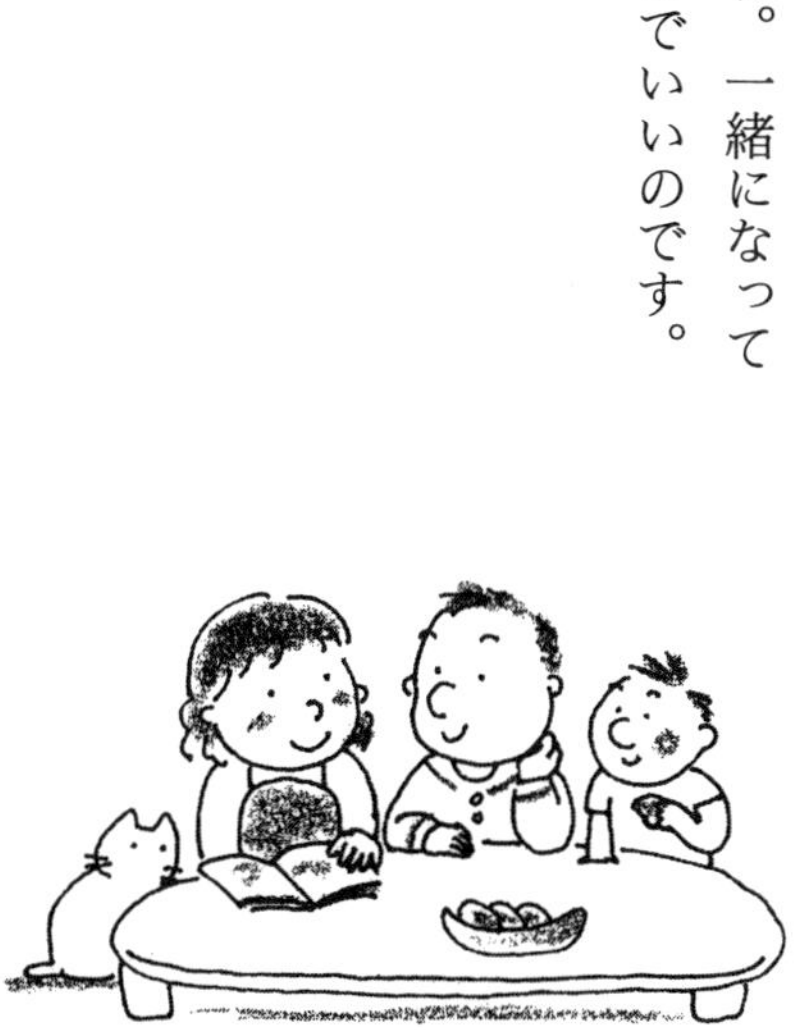

医師に聞こう10箇条〈心構え編〉

1．伝えたいことはメモして準備
2．対話の始まりはあいさつから
3．よりよい関係作りはあなたにも責任が
4．自覚症状と病歴はあなたが伝える大切な情報
5．これからの見通しを聞きましょう
6．その後の変化も伝える努力を
7．大事なことはメモをとって確認
8．納得できないことは何度でも質問を
9．医療にも不確実なことや限界がある
10．治療方法を決めるのはあなたです

■ささえあい医療人権センターコムル（COML＝Consumer Organization Medical＆Law）

医療を消費者の目でとらえようと，1990年9月にスタートした。患者の主体的な医療への参加を呼びかけている。上記の10箇条は，厚生省健康政策局からの依頼を受けコムルが出した素案をもとに，厚生省と医療者，コムルが協議してつくったもの。

■コムルの主な活動

ニューズレター：毎月発行の情報誌。意見交換の場でもある。
電話・手紙による相談：医療におけるさまざまな悩み，相談を受ける。
病院探検隊：元気なうちから病院見学。
患者塾：「賢い患者になりましょう」を合言葉に，患者，医療者，家族が学び合い，「対話・気づき・歩み寄る」関係を目指す。
模擬患者グループ：模擬患者に，医学生，看護学生，研修医が模擬診察を行うコミュニケーション・トレーニング。

代表・辻本好子　〒530-0047 大阪市北区西天満3-13-9
TEL 06(314)1652

4 質問上手な患者になろう

「ファイナルステージを考える会」代表世話人
小山ムツコ

●病院を使い分ける

三時間待って三分診療といわれます。大病院信仰はやめようとわかっていても、いざというとき駆け込むのは総合病院。で、当然混雑。私が行くのは元気のあるとき(?)で、月二回の薬は娘が代理で受け取っています。末期の患者に、半日近くもあの不健康な空間に耐えよ！という方がおかしい。

最近、建物はずいぶんきれいになってきましたが、患者さんの同じ病衣姿は、「病気の物体」として管理されているようで気が滅入ります。ホント、入院するとすっかり病人らしくなるから不思議ですよね。

そこで、ふだんは近所のホームドクターの病院でゆったり受診、投薬を受け、大きい変化があり検査が必要なら大病院に予約、短時間ですますなど、これからは自分の状態に合わせて受診する病院を使い分けて(?)賢い患者になることも考えましょう。

さて、受診まで待ちくたびれると何を質問するのか忘れたり、いざ診察室に入ると、こちらの状態や不安など上手に伝えられないという方が多いのです。なかには、白衣を見ただけで血圧が上がる人もいるとか。患者のこんな気持ちも知らないで、顔も見ない、見るのは検査データの紙ばかりという医師が増えていると嘆く声がよくきかれます。

検査データの方が、患者さんの緊張した顔より正確に判断できるのかもしれません。それなら「病院なんかに行かず、電話やＦＡＸでこと足りますからＴＶ診断方式でもいいのでは？」と皮肉の一つも言いたくなりますね。

面と向かい合って、生《ナマ》の声を聞くのが問診。「ドクターの顔を見ただけで治った気にさせる」こんな医師を名医というのです。

では、理想の質問方法を（私はここまでしていませんので、あくまで理想！）。

●賢い患者の心得

①まず患者なりに準備が必要です

メモ用紙か、長引く病気なら専用ノートと筆記用具。他の病院にかかったときなどにも役に立ちますし、病気の経過も自分の大切な記録となります。

ただし、メモをとる行為が今の日本の診察風景には少ないので、医師がいやがるかもしれません。で、この場面では「物忘れがひどいので……」とか、「家族に説明したいから」など、申し訳なさそうな風情をかもし出すのも患者の心得でしょう。

②聞きたいことは簡潔に箇条書きに

・自分の症状をなるべく時系列で、例えば、いつ、どこで、どのようにして起こったか、苦痛の度合い、持続時間、体温、排尿排便のようすなど具体的に説明する。

・検査や投薬はもちろん、医師の気になる発言などメモしておく。

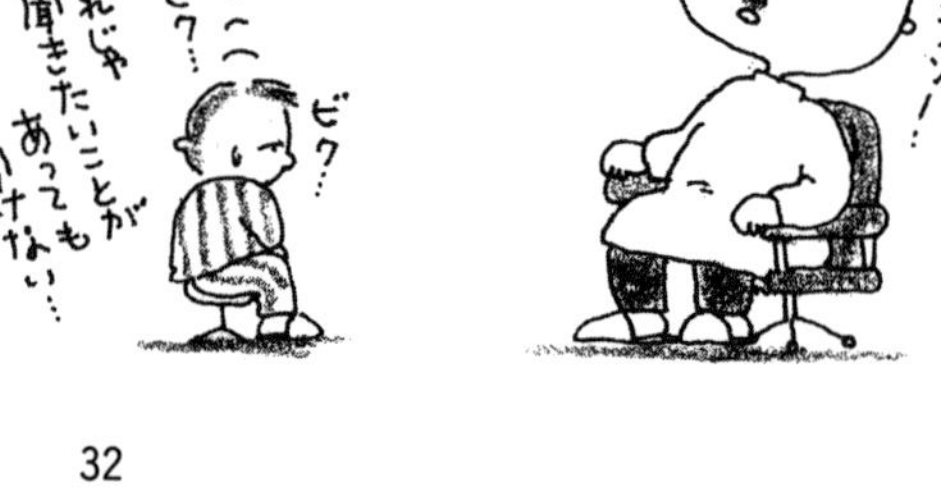
エラン！…
ビク…
ビク…
これじゃ聞きたいことがあっても聞けない…

③質問の答えも納得いくよう記録する

・わからない医学用語、検査内容などは、わかるまで聞いてメモする。

・投薬の副作用、日常生活で気をつけることもメモしておく。家族の協力を得ると助かります。

・検査結果の内、用紙でもらえるものはノートに貼っておく。

・受診費領収書、タクシー領収書など貼っておく。確定申告で戻る場合もあります。ノートだと紛失せず、以前の病気、検査、投薬など自分なりに判断でき、医師に質問しやすいし、ここまで用意している患者は、一目おかれるでしょう。ただしくれぐれも嫌味にならないよう、謙虚に、控えめに、ネ。

④医師のプライドを保ち、正確な判断をしてもらうための二つの戒め

・勝手に自分で病名をつけないこと。例えば「風邪だと思いますが」など自己診断する人が結構多いのです。病名を告げるのは医師の役割。知ったかぶり、言い過ぎの患者は嫌われる（私はこのタイプなので気をつけています）。

・長々と、最新の情報など聞きかじりの知識をふりかざさないこと。医師だって人間、なんでも知っているわけではありません。やんわり、簡潔に情報としてお伝えするという態度で。多忙で不勉強を恥じている謙虚なドクターは感謝し、あなたは大切な情報源として医師の心の中に位置付けられることでしょう。

⑤納得できない医療行為がつづいたとき

・セカンド・ドクターを紹介してもらう。なかなか言い出しにくいことではありますが、さりげなく「これは他の科の分野なのでは……」、「体質に薬が合っていないようで…

…」など。つらいようすを演出する。
・思い切って別情報を求め、信頼できそうな医師を探す。これは、患者間情報がかなり
正確、安心かも。

〈この場合の心得〉

今かかっている医師、病院に内緒にしたいところですが、病院を変わるとき今までのカルテなど借用できるよう、穏便に、プライドを傷つけないようおとなの対応をしましょう。患者がここまで気を使っているのですから、ドクターもムッとするお気持ちを押さえおとなの対応をお願いしたいですよね。

セカンド・ドクターとは、代替医師ではなく、あくまでも主治医の他にもう一人相談でき、主治医とも連携してもらえる医師です。

●番外篇——ドクターの皆様へ

日本では「自分の患者」意識で抱え込んでしまう傾向がまだ多いようですが、患者の立場から言えば、「あなた一人におまかせ」なんて呑気なこと言えないほど悩んでいるのです。二一世紀、医療はサービス業といわれています。生き残る病院（医師）は患者の口コミ評判がよいこと。

ナースの意識は二一世紀、ドクターの意識は前世紀？　では困ります。

妻に死の日を告げるとき

九州大学法学部名誉教授　今里　滋

妻・頼子の右の乳房にできたしこり。さほど仲の悪くない夫婦なら夫はじきに気づきます。

「これはおかしい、受診したら？」

「産婦人科で診てもらったら、ただの乳腺炎だから心配ないって」

「そうかなあ」

ある初夏の夜のそんな会話をあざ笑うようにしこりはますます大きくなりました。さすがに楽天的な頼子も不安になり、私が強く勧めたこともあって、ようやく年末、外科での診察を決意したのです。

診察に当たった国立病院の担当医は、問診の間にうかがい知った頼子の人となりから「この人なら大丈夫だろう」と、即座に本人への告知を決断したようです。しかし、ステージ3Bの乳がん。五年生存率は五〇％を切っています。二人に一人以上が五年以内に確実に死ぬ。その厳然たる事実は、当時まだ八歳だった一人娘の寝顔と重なるとき、耐え難い恐怖となって胸をかき乱したに違いありません。人前でうれし涙以外の涙を見せたことのない、あれほど気丈な頼子が声をあげて朝まで泣いていたのですから。

最初の診察で手術の日取りまで決めてきた頼子は、年末休暇を家族と宮崎で過ごした後、正月明けに入院し手術を受けました。経過は良好。三月には退院し職場復帰を果たしました。以前にも増して仕事に精進。「いろんなことが輝いて見える。五月雨にぬれ光るけやきの葉、空の碧さ、友達と語り合うひとときひととき。これってがんになったせいよね。『病み徳』って呼ぼう」

ところが手術から一年半後、人間ドックで子宮に腫瘍《しゅよう》が発見されました。すぐに手術。苦しい抗がん剤の治療で、頼子の頭は再び丸くなりました。術後しばらくした初秋のある日、担当医が私だけに「転移の速度が早いので、抗がん剤が効かなければあと半年」と告げました。私よりはるかに自分のがんに関する情報をもっていた頼子は、意を決して起死回生の方途をより強力な抗がん剤治療に求め、あやふやな知識で免疫療法をすすめる私の言葉には一顧だにしませんでした。

師走に入ると抗がん剤の効果がなかったことがはっきり

しました。骨盤、肝臓への転移。大晦日に脳内出血で緊急入院。年が明けて、医師からあと二週間ばかりの命だと知らされた私は、その日の午後、妻にその通りのことを伝えました。両手をまくら代わりに頭の後ろに組んで聞いていた頼子は「うん、わかった」とだけ答えて長いこと窓の外をながめていました。

　頼子に告知した後の二週間は私たちにとって二度目のハネムーンだったような気がします。告知した方がしなかった場合よりも、ずっと濃密に頼子と一緒の二週間を過ごせたと、今でも私は信じています。

今里頼子　一九五〇年、福岡生まれ。西南学院大学文学部卒業後、出版関係の仕事に携わる。西日本リビング新聞社で「リビング福岡」編集長となる。一九九四年乳がん手術。一九九六年一月死去。享年四五。エッセイ『赤えんぴつ』、『よしよし』の著書がある。

嘘

フリーライター　立花亜希子

　四年前、母は胆嚢がんで五一歳の生涯を終えました。胆石症という診断を信じ、手術の内容も薬の中身も本当の病名も何も知らされないまま。

　最初に母ががんであることを告げられたとき、「告知なんてとんでもない、言わないほうが本人のため」と家族の誰もがそれを疑わず、医師からは「お母さんには言いませんよね」と威圧的な言葉しかありませんでした。

　胆石にもかかわらず……の検査や治療に、母は不信感をもち始めます。よかれと思ってついた嘘のために、また一つそしてまた一つ、その場しのぎの嘘を重ねなければなりません。

　そして手術の後「あと一カ月」という宣告を受けました。治療の手段をなくした今、母に説明のしようがありません。治るはずの病気が治らない。それどころか、ますます悪くなるのです。何も知らされていない母には、残された命をどう生きようかなど考える余地はありませんでした。ただひたすら不安と恐怖に耐えていたに違いありません。

　家族もそれぞれ孤独でした。毎日、病院に着くと泣き腫らした目をしていないか車のミラーでチェックした後、手のひらで顔を二度叩き、笑う練習をして病室に向かいました。母はきっと心から話し合い、お互いの気持ちを分かち合いたかったはずなのに。毎日毎日よそよそしい会話が続いたのです。

亡くなる一週間程前、母は身の周りの整理を始めました。自分の体のことです。本人が一番よくわかるのでしょう。人に頼まれていること、大事な書類、銀行口座の説明など。そして私たち子供三人が苦労しなければいいけど……と初めて先々の心配を口にしました。

「お父さんはやろうと思えば何でもできるから」と付け加え、最後に私の頬に手をやり「つらかったね」と。母の精一杯の言葉でした。それでも私は、涙を見せませんでした。抱きついて一緒に思いきり泣きたかったのに、今までの嘘の積み重ねが邪魔をしたのです。

最後の日、生まれたばかりの初孫と最後の力を振りしぼって遊び、目で私たちにさよならを告げ、逝ってしまいました。たくさんの未練と私たちの大きな後悔を残して。

告知をするのは、本当に勇気がいります。しかし、嘘をつき通すのもたいへんなエネルギーを要するのです。どうせだったらそのエネルギーを、告知した後の残された大切な時間のために費やしてみてはいかがでしょうか。嘘の告知をしても患者本人が察する場合が多く、嘘をついている以上、心から残された時を分かち合うことはできません。素敵な別れのために……。最後の瞬間、笑って「ありがとう」と言えるように。

最後の一〇カ月

フリーライター　田浦りつ子

その日の夜、わが家では家族会議が開かれていました。医師から末期がんだった母の〝余命四カ月〟を伝えられてから一週間程経った日のことです。悲しみと困惑の重苦しい雰囲気の中、私たち夫婦、弟夫婦そして父との話し合いは、いつしか私たち四人が父を説得する形になっていました。私たちは余命を告知した方がいい、母の命は母のもの……と。しかし父は断固反対、四カ月しかない日々を絶望だけで終わらせたくない、崖っぷちに立たされた人の背中を押すようなことをするのかと声を荒らげていました。母だって言っておきたいことがあるはずだと言っても、ただただ母が可哀相だ、自分が母のことを一番よくわかっていると、頑なに言い切る父に、私は返す言葉を失い、説得できるだけの知識のなさに涙を流すだけでした。

しかしどうしても納得のいかない私は、一〇年以上母を診てくださった担当医に相談をしました。「お母さんは強い人だから告知しても大丈夫だと思いますよ。でもお父さんが反対しているんじゃあねぇ」と返ってきた言葉は、告知の判断を家族に任せてしまい、面倒なことから逃げようとしているとしか思えませんでした。告知後のケアやどんな選択肢があるのかなど何も説明はありません。それまでくり返し述べられていた「お母さんのＱＯＬを大切にしましょう」という言葉も実のないものだったのです。

今、カウンセラーや傾聴士など、患者や家族のケアをする人たちが少しずつ増えてきたのは心強いことです。しかし、まず患者や家族と接点をもつ医師が選択肢を示さない限りそこまでたどりつけないのです。医師になる人たちは医療技術だけでなく、家族を含めたメンタルケアまで学んでほしいと思います。言葉だけの「告知」、や「ＱＯＬ」では、混乱の中にいる家族は、理解し判断することができないのです。

母が亡くなるまでの約一〇カ月間、私たちは口を閉ざしました。最後まで死について何も聞かなかった母、母の人生まで責任をとろうとした父、告知をした方がよいと思いながらも途方に暮れていた私たちは、誰もが患者として、患者の家族として未熟だったとしか言いようがありません。誰にでも必ず訪れる「死」なのに、ちゃんと向き合ったことがなかったのです。

当事者になる前にもっと死について学び、考える機会があれば、あの一〇カ月は違った日々になっていたかもしれません。父を説得するために、医者からのアドバイスを求めることもできたかもしれません。「死」を考えることは、そのまま「生きる」ことを考えることだと、悔いの残る母の死を通じて学びました。

どんな風に死にたいかということは、その人がどんな風に生きてきて、最後までどう生きたいかということだと思いました。医師や家族に、自分はどう生きたいのか、どう死にたいのか伝えられる患者になりたいと思うのです。

3

末期がんの痛みの取り方

1 痛みの緩和

清水クリニック院長
「ファイナルステージを考える会」世話人
清水大一郎

●疼痛治療の現状

余命六カ月を楽に自由に過ごすために絶対に必要なことは、まず身体的な苦痛の緩和です。ここでは、がん疼痛《とうつう》治療の基本的な問題についてお話しましょう。

末期がんの患者の七五％は強い痛みを訴えます。しかし、モルヒネによる疼痛緩和の安全な方法が確立された現在では、約九〇％の患者が痛みから解放されるといわれます。一九八六年に世界保健機関（ＷＨＯ）から発行された『がんの痛みからの解放』*が、今、世界中の終末期医療の教科書として使われています。その後出された第二版には、モルヒネの効かない場合の記述がなされています。

とはいえ、わが国では、まだ約半数の患者さんが痛みのために苦しんでいるのが現状です。その理由は二つ。痛み治療の主役であるモルヒネに対する誤解が残っていること、そして患者の「痛い」という訴えに、医療者が十分に対応していないということです。

モルヒネへの誤解には「命を縮める」、「頭がおかしくなる」、「耐性や依存が出て麻薬中毒になる」、「副作用が避けられない」、さらには「モルヒネは効かない」というもの

＊**『がんの痛みからの解放』**‥一九八六年の第一版の治療法の基本は、モルヒネをはじめとする限られた数の比較的廉価な薬の使用であったが、第二版『がん疼痛治療法』（一九九六）にはいくつかの新しい鎮痛薬が収録されている。また鎮痛薬の選択法についての注意深い記載（ニューロパシックペインの治療薬など）があり、弱オピオイド、強オピオイドという用語を新しい実際的な呼び方に変更している。

もあります。

けれども、WHO方式の原則に従って適切に使用する限り、命を縮めることはありませんし、痛みが取れてぐっすり眠れ、むしろ延命効果がある場合も多いのです。「頭がおかしくなる」という心配に対しては、確かに数%にモルヒネによる混乱が出現しますが、適切に対処すればほぼ一週間以内に治まります。また耐性や依存性に関しても、血中濃度を一定に保つという原則に従って使用すれば、モルヒネ中毒になることはありません。

現実問題としていちばん大きな懸念は副作用です。便秘は必ず起こる副作用で、患者をとても苦しめますが、与薬と同時に緩下剤を使用すれば予防できるものです。モルヒネが効かないという場合も、それは量が足りなかったり、あるいはモルヒネに反応しにくい痛みに対して投与しているのかもしれません。

●遠慮せずに訴える

ところで痛みは客観的にとらえにくいものですから、医療者は患者の訴えには、たとえ些細なことでも真剣に耳を傾けること。痛みをよく観察し、原因や性質をくり返し評価することが大切です。

「痛い」という患者の言葉をありのままに受け入れることが治療の基本です。痛みを評価する基準もいろいろ作られていますが、患者の方でも、遠慮なく痛みを表現してください。

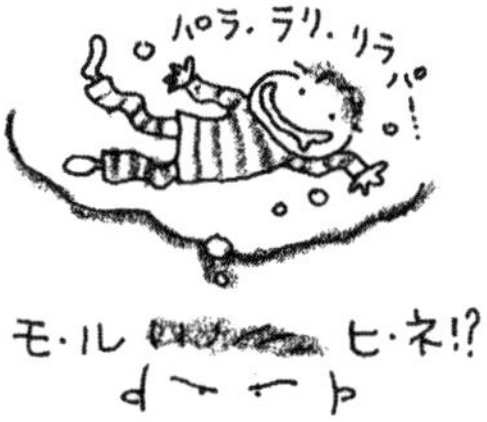

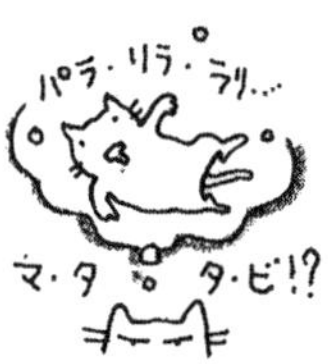

●痛み以外の苦痛

末期がん患者にみられる三大症状の一つが痛みですが、その他に全身倦怠感、食欲不振があります。

全身倦怠感はほぼ一〇〇%出現します。治療はステロイドホルモンの投与と日常生活の動きの援助（気分転換を図ることですが）、これにより緩和されます。しかし一部コントロールが困難な場合があります。

食欲不振は九〇%の人に出現しますが、これもステロイドホルモンの投与により緩和されます。

他の症状でコントロールしにくいものとして呼吸困難がありますが、これは六〇%の人にみられます。治療にはモルヒネ、ステロイドホルモン、抗不安剤、気管支拡張剤などを用います。また精神的ケアも必要となります。

2 患者と医師の「痛み」対談

清水クリニック院長　清水大一郎
VS
末期がん患者　小山ムツコ
構成
死生学研究者　波多江伸子

●植皮の痛みと転移による病的骨折の激痛

小山　最初に乳がんの手術をしたのが九年前でしょ。乳がんそのものは、しこりとか腫れだから痛むものじゃないわね。手術後も傷跡が痛むかと思ったら、ほとんど痛まなかった。ただ、別の痛みの方が激しかったですね。乳房を取ったあと皮膚が足りなくなってふとももからパッチワークみたいに植皮したんだけど、二〇センチ四方の皮を一枚剝いだその痛み、ヒリヒリチカチカ生皮をはがれた痛みの方がつらかった。

波多江　乳がんが腸骨に転移したのは、四年半前のことですよね。

小山　手術してからそろそろ五年というとき。その一年程前から腰は痛かったのね。でも「五〇を過ぎればあちこち痛くもなるよ」とみんなが言うし、まあそんなもんかなあとクシャミしても痛いのを我慢してたんだけど、しばらくして歩いてる途中に腸骨がバキバキって折れたわけ。自分では大腿骨が外れたって気がしたもんだからタクシーで整骨院に行ったんだけど、「整形外科に行ってほしい」と断られたのね。救急病院に行ったらレントゲンを見て「ここでは無理だから大病院に」ということで、前に

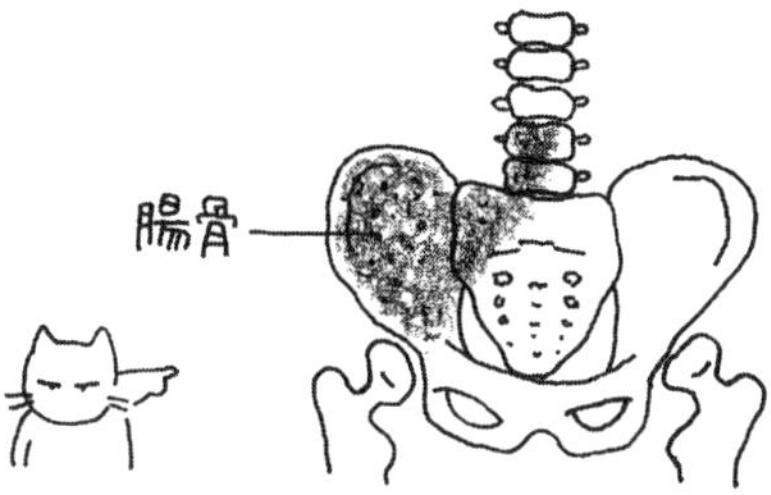

乳がんの手術をしてもらった浜の町病院に救急車で運ばれたわけ。もう痛いのなんのって。口もきけないし、頭もボーッとして気を失いそうだった。救急車ってなんでもかんでも猛スピードで飛ばすじゃない、乗ってる方はたまらない。私の場合は霊柩車のノリでしずしずと運転してほしかった。病院に着くでしょ、すぐにストレッチャーに乗せられて、あっちこっちレントゲンを撮られるたびにウッと激痛。ストレッチャーから台までの数センチの段差があんなにつらいものとは思わなかった。殺してくれと言いたいくらい苦しかったわね。

●硬膜外ブロックでやっと痛みが止まった

清水　それは痛かったですね。ふつう検査の前には十分な痛み止めをするんですがね。

小山　痛み止めという痛み止めは全部やったんだけど、効かないの。放射線も普通の倍くらいはかけたという話なのに「効きませんねえ」と、お医者さま方も首を傾げてらしたくらい。あまりのすごい痛みに私が何をきかれても、「痛い」としか言わないもんだから、ついに硬膜外ブロック[1]をしようということになって……。それで、やっと、どのくらいつづいたか覚えてないくらいのすごい痛みが治まったわけ。もっとも確かに、激痛は止まったけれど、それは表面のことで、どこか奥の方は確かに痛んでるってハッキリわかるのよね。

波多江　硬膜外ブロックをすれば、どうして激痛が取れるのかしら。腰から下を麻痺させてしまうわけですか？

清水　いや、交感神経の伝達経路を薬でブロックして脳へ痛み情報が届かないようにす

1　**硬膜外ブロック**：低濃度の局所麻酔薬を用い、末梢からの神経の伝導を脊髄レベルで遮断して脳へ痛み情報が届かないようにする。その結果痛みがとれ、かつ血行改善作用あり（血のめぐりがよくなる）。硬膜外麻酔では、高濃度の局所麻酔薬を用いることで手術を可能にする。

るわけです。普通は下半身を麻痺させるようなことはしません。薬の量を加減しますから、動かないとか感覚がなくなることはありません。

●退院してから

さしもの小山さんの激しい腰痛も、硬膜外ブロックと放射線治療でとりあえず治まりました。でも、お連れ合いの皓さんには、主治医から「残された時間はあと半年くらい」と伝えられました。平成五年の春のことです。

皓さんはムツコさんにその通り伝えました。日頃からムツコさんに「ほんとのこと言わなきゃ化けて出るわよ」と脅されていたせいか、言わずにすませることは不可能だと思われたせいか、とにかく「余命半年」という重大な予告を小山ムツコさんは聞いてしまったわけです。しかも、その半年間をじっと寝たきりで過ごさなければ、再び骨折してたいへんなことになるだろうという、まったくもって絶望的なおまけまでついていました。

小山さんは三カ月足らずの入院の後退院しました。抗がん剤もステロイド投与も断って（断る理由がまた彼女らしいのですが、抗がん剤は爪が黒くでこぼこになるのでマニキュアができないし、ステロイド剤[2]は副作用でまんまるのムーンフェイス[3]になるからいやだったそうです）。医師からは、くれぐれも動かないように、移動は車椅子を使い、なるだけじっと寝ているようにとの指示がありました。

余命六カ月と告知され、残された短い時間をベッド上で寝たままで過ごすより、最後まで社会的に活動しながら死にたいと思った彼女は、車椅子であちこちの会議や委員会

2 **ステロイド剤**：末期がんにおいて、ステロイド剤は以下のような場合に使用します。神経圧迫痛、骨転移痛、頭蓋内圧亢進による頭痛、嘔吐、食欲不振、全身倦怠感の改善など。

3 **ムーンフェイス**：ステロイド剤の長期服用による副作用の一つで、満月様顔貌を呈する。

にも出かけるようになりました。

小山　そのときなのね、波多江さんと出会ったのは。

波多江　車椅子でやってきて私の隣りの席に座ったのね。福岡市と横浜市の女性テレビ会議のときだったかしら。それで清水先生を紹介して、三人で意気投合して「ファイナルステージを考える会」を作ったのよね。本当にいい出会いだったと思う。

小山　退院後、たまたまあるパーティーで、入院していたときの整形外科のお医者さまに出会ったの。杖はついていたけど私が元気に歩いていたので、もう、それはそれはびっくりされて「信じられない」の一点張り。その後もお医者さま方の予想を裏切るようなことばかりしているけど。

清水　しかし僕も、もし最初にレントゲンを見ていたなら、動かないでと言ったでしょうね。結果的には、動いた方が筋肉が鍛えられて悪い骨を支えるような形になったからよかったですけども。

●人工肛門を造る

その後四年間「チョコチョコ入院」は何度かしたものの、大きな障害もなく車椅子のお世話にもならず「ファイナルステージを考える会」の代表世話人という役目をこなし、海外旅行にも行き、いくつかの大きなイベントも引き受けて第一線で活動してきましたが、無理がたたってか、足腰の痺れがひどくなり、動くことが困難になりました。「このまま麻痺して動けなくなる可能性は？」と尋ねると、どのドクターも「十分にあります」という答えでした。そこで、小山さんが選んだのは、人工肛門（ストーマ）を造る[4]という道でした。

小山　いよいよ私のいちばん嫌いな、排泄のお世話を人に頼むという事態になりそうだったのね、で、いろいろ一所懸命考えて思いついたのがストーマを造るということだったわけ。ストーマだと上を向いてじっと寝たきりでも、手が動かせる限り自分で始末ができるじゃない。万一、人にお願いするにしても気分も労力も楽だしね。

波多江　最初にその話を聞いたときにはギョッとしたけどね。聞いたことないもの。そんな大胆なこと。

小山　そうかなあ。自分としては当然の結論なんだけど。ただ、袋をぶら下げているので、温泉に行きにくくなったのが残念。洗腸すればよいのだけれど。

波多江　モルヒネの副作用の便秘の解消という目的もあったんでしょう、調子はどう？

小山　最初は下痢をしたりでたいへんだったけど、この頃は取り扱いにもなれて調子いいし、食欲も旺盛。これが一番うれしい！

●小山にはモルヒネが合わなかった

小山　私の場合は、どうしてもモルヒネが合わないのね。ストーマをつけたあと、足腰の痛みがまたひどくなってモルヒネを使い始めたのだけど、いくら増やしても頭がボーッとするだけで痛みは止まらない。二〇〇ミリまで増やしたときには、もう何にも覚えてないのね。人と電話で話しても、受話器置いたとたんにもう何を話したのか忘

4　**ストーマ**：腸内容（便）が全部体外へ排出されるように、大腸に人為的に造られた排出孔のこと。大腸・直腸がん、腸閉塞などの場合に造ったりする。

れてしまってるし、私の場合は痛みを押さえるというよりも、意識のレベルをうーんと落として痛みを感じなくするという感じだったの。

清水　本来なら、痛みは取れて、なおかつ精神活動は正常に保たれるという接点があるんですけどね、小山さんの場合はそれがなかなか見つからなかったということでしょうね。

●モルヒネが効きにくい五種類の痛み

小山　私は入院したらそこのやり方に任せる主義で、お薬も出されたものを飲むの。だからひと月くらいその状態で我慢してたんだけど、どうしても耐えられなくなって清水先生に手紙を出して相談したのね。ストーマの扱いにも一応慣れたので社会復帰したいんだけれど、このままでは社会生活をすることは不可能。どうしたらいいでしょうって。そしたら清水先生が私の話から診断して、自分はこんな風に考えますが……という手紙を主治医に書いてくださったんですね。

波多江　どんな内容だったんですか。清水先生。

清水　がんの患者さんの痛みは、平均的にいえば三種類あると言われているんですが、小山さんのもっている痛みは五種類あって、それが残念なことに、みんなモルヒネの効きにくいタイプの痛みなんですね。骨転移痛[5]と神経圧迫痛[6]、ニューロパシックペイン[7]と呼ばれるがんが神経に浸潤して起こる強い痛み、骨転移や骨の変形に起因する骨格筋の痛み[8]、それから交感神経が関与している痛み[9]。こうした痛みにはモルヒネをどんどん増やしても、ボーッとしたり意識が混濁したりでほとんど意味がありません。

5　**骨転移痛**：腫瘍が骨に浸潤した所にみられる痛みで、持続的に鈍くうずく痛みと圧痛が病変に一致してみられる。
〔治療〕モルヒネとＮＳＡＩＤ（非ステロイド性消炎鎮痛）の併用。

6　**神経圧迫痛**：腫瘍が神経を圧迫して起こる痛みで、さまざまな症状が生じる。通常神経の支配領域に痛みが出現する。
〔治療〕モルヒネ、ステロイド剤併用、放射線治療、神経ブロック。

7　**ニューロパシックペイン**：神経障害性の痛みをいう。腫瘍が神経に浸潤して起こる痛み。神経支配領域に一致した表在性で灼熱感のある痛みとか刺すよそういった場合にはモルヒネにこだわらず鎮痛補助薬を一緒に使いこなせば、うまく痛みをマネージメントできることが多いのですが……といった内容でした。

波多江　「鎮痛補助薬[10]」といいますと？

清水　抗うつ剤[11]だとか抗痙攣剤[12]だとか。

一九八六年に出たＷＨＯの『がんの痛みからの解放』、そこではがんの痛みは、モルヒネによって約九〇％はマネジメントできるとなっていました。九六年に出た第二版では、とくにニューロパシックペインの項目が作られ、小山さんのような特異な痛みもモルヒネと鎮痛補助薬を併用することでやわらぐと記載してあります。

波多江　モルヒネ一辺倒の鎮痛医療から、今は患者それぞれでニュアンスの違う痛みのマネージメントが求められているということですか。

清水　そうだと思います。

●鍼や漢方薬などの東洋医学は、がんの痛みに効く？

波多江　清水クリニックでは、鍼や漢方薬での治療もされているんですが、がんの痛みに対して、いわゆる東洋医学[13]はどの程度の効果があるんでしょうか。

清水　がんの痛みが軽減しますから、モルヒネの量が通常より減ります。当然の結果としてモルヒネの副作用も少なくなります。さらにがん末期の症状の全身倦怠感、食欲不振は西洋医学ではマネジメントが困難で、患者さんを悩ませるものの代表ですが、この症状には、鍼や漢方薬が有効ですから患者さんにとっては朗報です。

うな痛みがある。
〔治療〕抗うつ剤（灼熱的な痛み）、抗痙攣剤（刺すような痛み）。

8　**骨格筋の痛み**：骨転移や骨の変形に起因する筋攣《れん》縮痛（筋のひきつれによる痛み）。トリガーポイント（圧痛点）に関連した痛み。
〔治療〕マッサージ、温湿布、ジアゼパム投与、緊張緩和療法、トリガーポイントへの局所麻酔薬とステロイド剤の注射。

9　**交感神経が関与している痛み**：痛み（灼熱的なことが多い）と知覚障害がある。
〔治療〕交感神経ブロック。

10　**鎮痛補助薬**：主な作用としては鎮痛作用がなく、鎮痛剤と併用すると鎮痛効果を高め、特定の状況下で鎮痛効果を出現させ、そして鎮痛剤の副作用を防止、緩和したりする薬。コルチコステロイド（ステロイド剤）抗うつ剤、抗痙攣剤、向精神薬、抗不安剤、制吐薬、緩下薬などがある。

●「疼痛」の一言ではくくれない複雑な痛み

波多江　痛みの表現は難しいですね。人それぞれ主観的なものですから、医師や看護婦に正確に伝えるのはひと苦労ですね。痛みを判定する基準がいろいろ作成されているようですが。

小山　五段階とか一〇段階とか、痛みの程度で分けた表ができてるわね。まったく痛まないのはニコニコマークで、いちばん痛いときはしかめっつらで泣いている顔のマークを指すとかね。でも、痛みといっても、一種類ではないでしょ。身体を動かすときの電気が走るような強烈な痛みや、冷たい水がぴしっと通ったような痛み、ずわんずわんとする鈍い痛み、それが入り混じっての不快さ、なんていう微妙なところまではなかなか伝わらないのね。

波多江　あのフェイスペインスケール[14]は、あんまり意味がない？

小山　言葉の方がきちんと伝わる場合が多いと思いますよ。

清水　うちでは一〇段階のスケールを使っているんですが、細かなところはわからなくても一応の目安になります。痛みの表現もまた人さまざまです。小山さんのようにきちんと表現できずに苦しんでいる人もいますからいろんな人に対応するには役に立ちます。

●患者はとにかく詳しく話し、医師はとにかく詳しく尋ねる

波多江　患者の側からは、どんな言葉で痛みを医師や看護師に伝えればいいのかしら？

11　**抗うつ剤**：ニューロパシックペイン、慢性疼痛、うつ状態、不眠などの場合に使用する。灼熱的な痛みの治療に用いる。

12　**抗痙攣剤**：てんかん、三叉神経痛の治療に使用されているが、がん性疼痛の場合は、ニューロパシックペインのなかの刺すような痛みとか電撃痛（電気が走るような痛み）に用いる。

13　東洋医学は日本では漢方医学と鍼灸医学の両者を意味している。西洋医学の分析医学に対して東洋医学は統合医学といわれる。病気を治す西洋医学に対し、病人を治すといわれている。

14　**フェイスペインスケール**：痛みの客観的評価の一つ。I－51ページの図のような0－5点のフェイス・スケールで、点数を申告してもらうことにより、痛みの理解と薬の増減の手助けとなる。

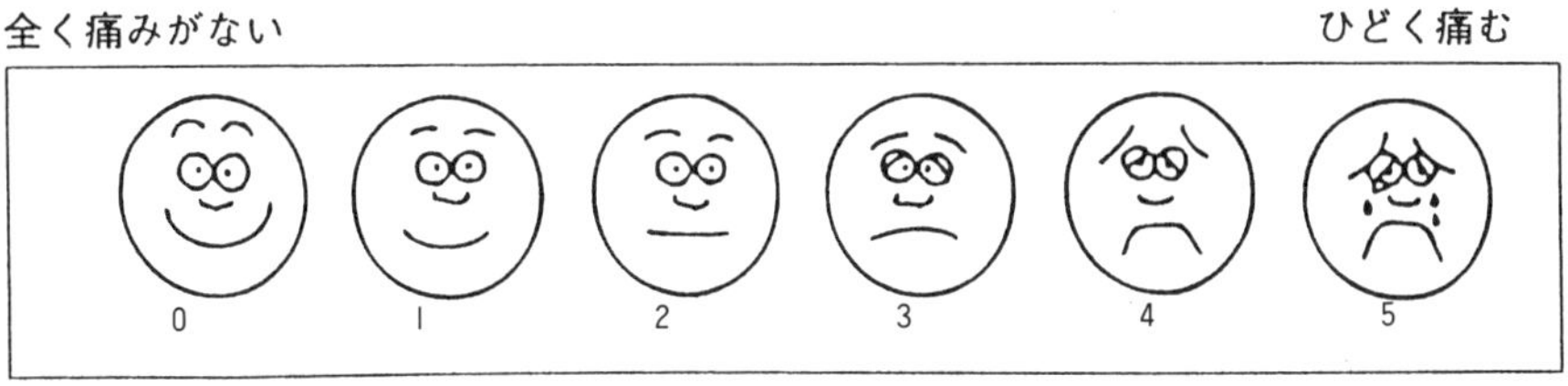

フェイスペインスケール

小山　擬音語を使うとダイレクトに伝わるわね。ひりひり、ズンズン、ズキズキ、ズワーン、キリキリ、とか。あと、比喩を使った表現も痛みの性質が伝えられるのでいいと思う。例えば、「金属バットで殴られたような」とか、「熱い鋭いもので、すれ違いざま刺されたような」、「腫れと痺れが一緒になったような」とかね。

清水　医師は、患者さんの「痛い」と言う言葉を全面的に受け入れて、どこがどんなふうに痛いのか詳しく聞くことが大事です。「そんなはずはないんですが」なんて言わないこと。患者さんが痛いという以上、身体であれ心であれ、どこかが痛いのですからね。

波多江　患者の訴えを詳しく聞いているうちに、何から来る痛みなのかがわかるんですか。

清水　はい、ある程度の原因が想像できます。そしてペインクリニックでは、こんなふうなペインチャート[15]を使って患者さんの痛みを判断、評価しているんですよ。

波多江　他に、患者の立場から医師や看護職にお願いしたいことは？

小山　言葉での表現も大事だけど、お医者さまは患者の言葉ばかりではなくて、全体のようすも観察して欲しい。例えば、

15　**ペインチャート**：痛みの評価表。ペインスコア（痛みの点数）と痛みの一日の経時的変化の記載の欄と、痛みの具体的な表現語句を選択する欄などから構成されている。

診察室に患者が入ってくるところから注意深く観察していると、相当いろんな情報が得られると思うの。カルテや検査結果ばかりを読んでいて、患者が入ってきても全然こちらを見ないお医者さまもいるけど、患者がどこかをかばいながら歩いてきて、身体をねじらないようにじわじわ座って、というようすの中に、最初の情報はあるのよね。患者が自分自身の痛みを上手に表現する訓練をすることと、医師が注意深くそのようすを見ていることの両方が大事ではないかしら。

清水　そのとおりです。医師や看護師がその教育の課程で最初に学ぶことが実はそれ。「患者のようすを注意深く観察すること」なのです。もう一度そこに立ち戻ってみる必要がありますね。

波多江　お二人とも、長時間ありがとうございました。痛みはデリケートで主観的なものですから、医療者も細やかな配慮をしながら、ペインマネージメントに携わっていただきたいものですね。

追記・小山ムツコから――最近、アメリカではモルヒネより鎮痛効果の高いフェンタニールの貼付薬も使われているそうなので、私の生きているうちにも日本でも認可してほしい。

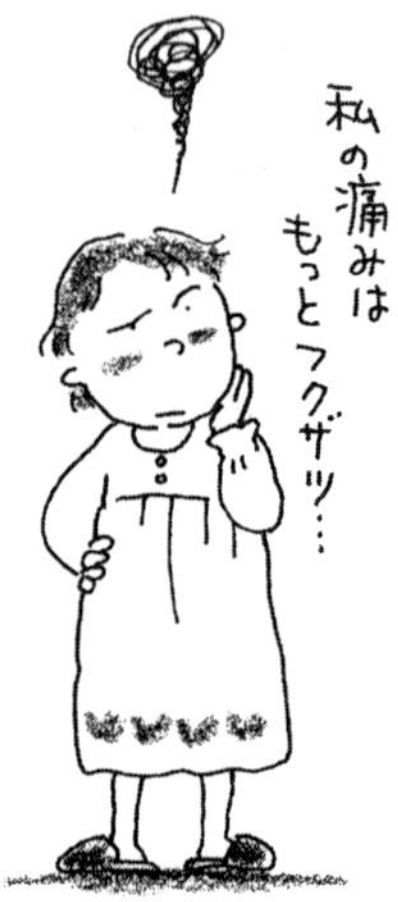

3 モルヒネというお薬

元・九州厚生年金病院薬剤部長
「ファイナルステージを考える会」会員
田畑耕一

●誤解と偏見

アヘンやモルヒネには強い鎮痛作用があり、がんの痛み（もちろん手術後の痛みなどにも）にたいへん効果があります。ただ大量に用いると陶酔感・多幸感や幻想・幻覚を生じることからしばしば不正に乱用され、麻薬中毒（薬物依存症）、ひいては密輸・密売を手がかりに犯罪組織を跳梁させる社会悪としての一面を示し、ペルーやアメリカをはじめ世界中でその対策に頭を悩ませています。モルヒネは、いわば「ジキル博士とハイド氏」のような善悪の二面性をもったものといえます。

肝心の医療面では、乱用における「モルヒネ＝麻薬中毒」の印象があまりにも強烈で、がんの治療に二週間も用いると麻薬中毒になるという俗説さえ生みました。さらに「モルヒネの使用は死の直前」だとか、「命を縮める」、「安楽死の薬である」といった誤解・偏見も根強くあって、使用が恐れられました。一方、薬というものはできるだけ飲まない方がよいという風潮が輪をかけたのでしょうか、痛みを我慢するのが美風とされるなどもあり、モルヒネの正しい使い方の検討が遅れていました。ハイド氏の大活躍に比べて、ジキル博士の影が薄れていた時代がつづいていたといえるでしょう。

最近になってやっと、「WHO方式がん疼痛治療法」の公表とモルヒネ製剤の進歩により、確実・安心に用いられる条件が整ってきたといえます。

●WHO方式がん疼痛治療法――モルヒネの正しい使い方

WHO（世界保健機関）が「WHO方式がん疼痛治療法」を公表したのは一九八六（昭和六一）年で、今ではほとんどの国で標準的治療法として採用されています。

これは痛みが出てからモルヒネを用いた旧来の方式を改め、痛みを防止するために用いるというものです。痛みが出てからでは、どうしても使用量が多めになりますが、予防としてならば、その人に必要な用量を計画的に、より少ない予防量でコントロールすることが可能になります。

実際には、次の手順で、三段階で痛みの程度を確認しながら、その人に適した用量を定めます。「痛み」というものは、主観です。痛みの程度・感じ方も人によって違いますから、除痛に必要なモルヒネの量も当然人によって違ってきます。そのため患者自身の痛み評価が重要なことになります。

〈初期投与量で調節して〉
昼間は少し痛いが、夜には眠れる　↓
〈増量して〉
安静時に痛みがない　↓
〈さらに増量して〉
動いても痛まない

最終的に、モルヒネの一日量として、八五％程の患者では三〇～一八〇㎎で除痛され

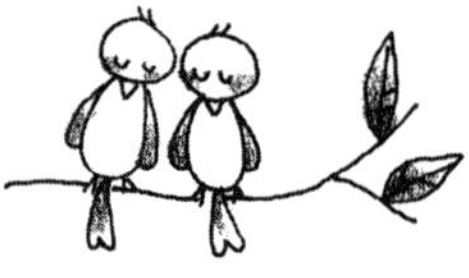

ますが、一〇数%の患者では一八〇mg以上を、一～二%程の患者では鎮痛補助薬を併用して、なお一〇〇〇mg以上を必要とする場合があるとされます。

モルヒネはWHO方式なら安全だといっても、たくさんの量が必要な患者さんの場合にはさすがに眠気・意識水準の低下が問題となります。例えば、頭はボーッとして記憶がかなり不確かになっても痛みのない方を選ぶか、少し痛んでも頭のさえた状態で仕事や考えごとができる方を選ぶかという選択肢も生まれてきます。要は医師と相談しながら患者本人が選択することが大切となります。

●モルヒネ製剤の進歩——使いやすさの提供

WHO方式が検討される一方で、モルヒネ製剤の研究も進められ、今ではいろいろな製剤のモルヒネが入手できます。使用方法別にいうならば、まず内服薬です。従来の塩酸モルヒネの内服薬（速放錠・散剤・原末・水剤）は四時間ごとに用いる必要があったので、夜中に起きて飲まなければならず、長時間作用する製剤化が望まれました。

新たに開発されたMSコンチン錠[1]は一二時間ごとでよい「徐放錠」に改良されたので、WHO方式がより使いやすい現実のものとなりました。

次に坐剤（直腸内投与）も、アンペック坐剤となって四時間ごとから八時間ごとへと改良（延長）されています。

さらに注射薬についても同様の考え方ですが、これは製剤の開発ではなく使用器具の開発・普及によるところが大きい。すなわち、WHO方式が提唱された頃には二四時間持続注入[2]ができるようになっていました。一回で注射をすると血中濃度が異常に高まる

1 **MSコンチン錠**：服用時に噛んだり割ったりしてはならない。せっかくの徐放性が壊れ、普通のモルヒネに戻ってしまう。

2 **二四時間持続注入**：モルヒネのためというよりは、抗がん剤の静脈内持続注入のために開発され普及した。

経口モルヒネの定時投与と血中濃度

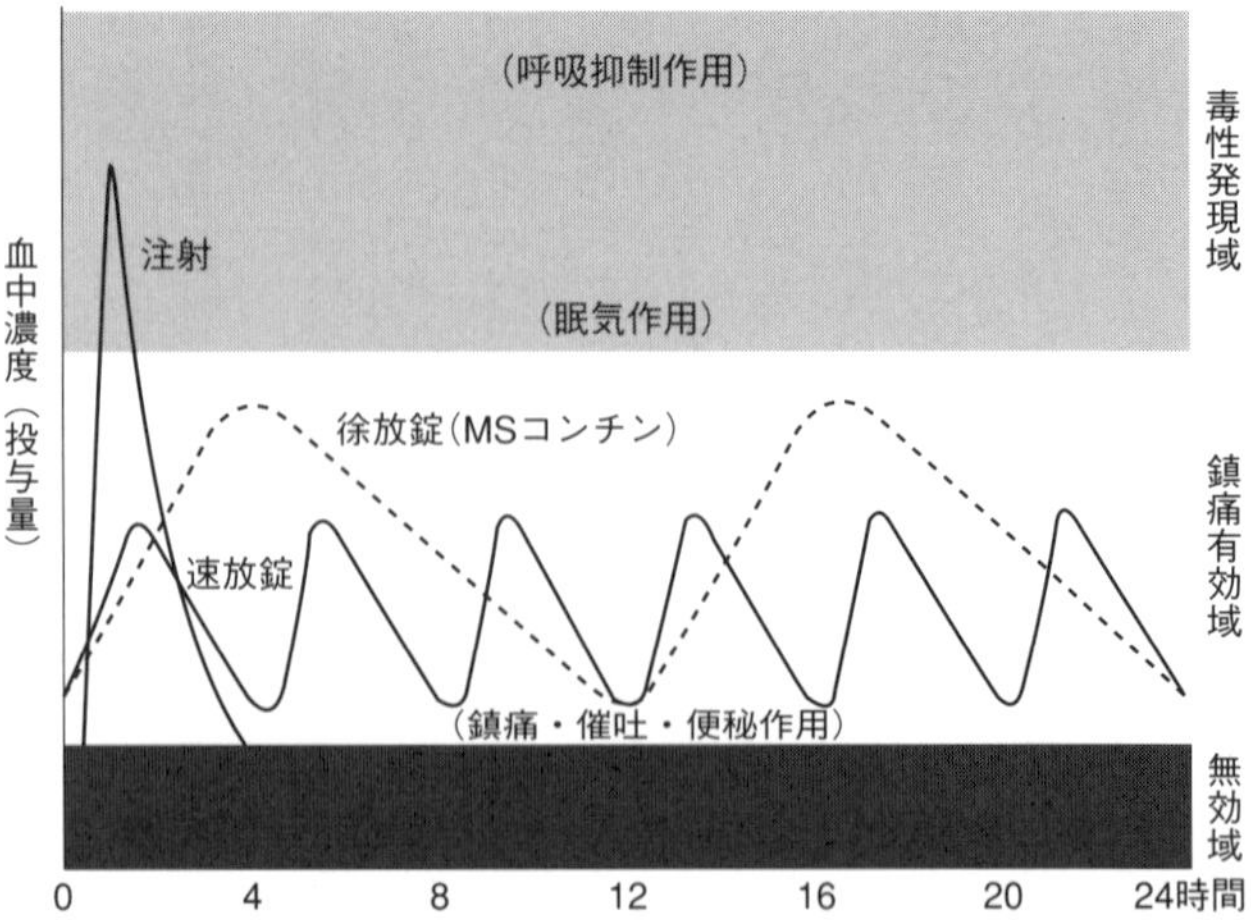

のでこれを避け、二四時間、常に少しずつ薬液を注入できる器具を用います。モルヒネは皮下注入が原則です。[3]「持続皮下注入法」と呼ばれ、鎮痛有効域内の血中濃度を二四時間常に一定に保つようにします。通常、注射器に塩酸モルヒネ注射液の必要量（一～三日分）を入れて持続注入器にセットし、一定量ずつ徐々に自動的に注入します。使用量は経口投与量の二分の一量とされますが、ときに三分の一でよい患者さんもいます。

ＭＳコンチン錠・アンペック坐剤では長過ぎるので、以下、特別なとき以外はモルヒネと書いて総称することにします。

3　場合によってはモルヒネの静脈内注入も行われる。

●モルヒネの効果と副作用――ＷＨＯ方式

モルヒネには多くの薬理作用がありますが、投与量によって作用の出方が変わってきます。微量では、もちろん臨床的な効果は示しません（無効域）。少しずつ増量すると、最初に鎮痛効果が現れ、ほぼ同時に催吐作用（吐気）と便秘作用が現れます。[4]増量する

4　鎮痛有効域で現れる吐き気と便秘に対しては、対策がある。吐き気に対しては、モルヒネ開始と同時に制吐薬を二週間併用することで防止できる。便秘については、緩下薬を併用するが、モルヒネを用いる限り併用を続ける。

につれて鎮痛効果は強くなりますので、その患者さんの必要量に調節します（鎮痛有効域）。鎮痛効果が得られているのにさらに増量すると強い眠気作用[5]が現れ、それでも増量すると呼吸抑制作用が現れ、このとき危険な薬という印象を与えます（毒性発現域）。ＷＨＯ方式は、図１に示したように、鎮痛有効域の範囲内でその患者さんに必要な血中濃度を常に保とうとするやり方です。

●モルヒネの副作用対策

服用に伴って出現する頻度の高い副作用は、出る前に防止します。

最も多いのは「便秘」です。ほとんどの人が経験するので最初から併用しますが、大腸刺激性のセンナ系の緩下剤（アジャストＡ　二錠／回、プルゼニド一〜二錠／回、アローゼン〇・五〜一ｇ／回）が効果的で、モルヒネ使用中はずっと併用します。シャワー付きのトイレが意外と有効！　赤ちゃんのうんち出しを思い出しますね。

次に多い「嘔気・嘔吐」は初回服用時に現れると以後の服薬を拒否しがちです。モルヒネは前の病院で飲んだが、吐き気で苦しんだので飲みたくないというケースがみられますが、モルヒネ開始と同時に制吐薬を併用します。通常二週間の併用で終わって、その後は制吐薬は要らなくなります。

その次に「ねむけ・不安感・めまい感など」がありますが、モルヒネ服用をつづけながら徐々に治まることが多いとされます。

いずれにせよ、モルヒネの場合は、副作用イコール中止と考えるのはよしましょう。過量投与の可能性があれば減量しますが、そうでなければ、時間とともに慣れてくるこ

5　使用上の注意として、「車の運転に注意」とされる。

とが多いものです。痛みを取り去ることが肝要で、なんとか工夫をこらして使い続けたいものです。

●モルヒネに併用薬は用いますか

多くはモルヒネだけで対応できますが、モルヒネに反応しにくいごく一部の患者の痛みには鎮痛補助薬を用います（WHO方式・第二版）。鎮痛補助薬には鎮痛作用はなく、鎮痛薬の作用を助けると考えられ比較的少量で十分な効果が得られることが多いとされます。

痛みのなかでも、放散性の刺すような痛みにはカルバマゼピン、フェニトインのような抗けいれん薬の併用が、異常感覚的な（潜在性の灼熱感のある）痛みにはアミトリプチリンのような抗うつ薬が、神経圧迫性・骨髄圧迫性・頭蓋内圧亢進による痛みにはプレドニゾロン、デキサメタゾンのようなステロイド薬の併用がしばしば有効です。

併用の場合にも、痛みの評価を正確に行うことが必要です。

併用薬だからと勝手に飲まなかったり飲み忘れたりすると、正しい評価ができず、痛みに対処できません。

また、骨転移にはモルヒネが効きにくいので、放射線療法を併用することも行われます。

●モルヒネの消費量でWHO方式の普及度がわかる

モルヒネの消費量は、その国のがん疼痛治療の水準を表す指標の一つであると言われ

6　**極量**：日本薬局方は、医療上重要でかつ使用頻度の高い標準的な医薬品について、その性状・品質などを定めた公定の規格書（〝方〟は作り方の意味）があり、現在は五年ごとに改正されている。注意を要する医薬品については、極量すなわち通常使用の最大量を、一回極量・一日極量として記載し注意をうながしていた。モルヒネ内服の極量は一回二〇㎎、一日六〇㎎とされてきたので、この極量が知れわたっていた。現在は、極量を定めること自体がふさわしくないという判断によって、一九九一（平成三）年第一二改正日本薬局方より全ての医薬品について極量の項目は廃止・削除された。ちなみに、現在のMSコンチン添付文書記載の用量はかつての極量を超えている。

ていますが、WHO方式を十分に理解してモルヒネを活用しているカナダやアメリカに比べて、わが国のモルヒネ消費量は一〇分の一以下というのが現状です。さらに日本のなかでも、福岡県を含めて九州では消費量が少ないのです。つまり、大部分の患者さんが十分な痛みの治療をしてもらっていないことを示しています。

MSコンチン三〇mg錠を一日二回飲んでいるが、あまり効かないと言っても増量してもらえないような場合は、現在は廃止された、日本薬局方におけるモルヒネの「極《きょく》量《りょう》[6]」（一日六〇mg）が医師の頭に刷り込まれたままなのでしょうか。WHO方式第二版など最新情報の普及が望まれます。

【参考書】
『医療用麻薬の利用と管理'95・がん疼痛緩和へのモルヒネの適正使用』厚生省薬務局麻薬課　監修㈶日本公定書協会編　ミクス
『がんの痛みの鎮痛薬治療マニュアル・すべてのがん患者の痛みからの解放のために』武田文和著　金原出版

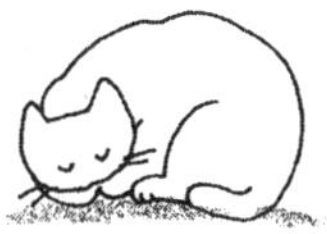

悲しかった言葉・うれしかった言葉——患者から

■がん患者が友人・知人に言われて，悲しかった言葉・いやだったこと

おざなりな「がんばってね」（もう十分がんばってます）

「大丈夫？」（大丈夫よ，と言う以外に返事のしようがない）

「大丈夫だよ。心配いらないよ」と，その場かぎりの慰めの言葉。

「今は医学が発達しているから，たいしたことないわよ」

「がんでも初期なんでしょう？」

「それで，治るの？」と尋ねた友人。（治らなかったら？）

「私は，がんにだけはなりたくないわ」と言いつつ，根掘り葉掘り発病までの経過を質問する人。

「まだ，お仕事つづけるの」，「仕事は忘れてゆっくり休んでください」（自分がいなくても問題ないってことだね）

「人生観変わるらしいよ」（したり顔で言わないで）

「この病院（先生），評判よくないそうよ」（もう入院しているのに，不安がらせないでね）

「やせたね」（ダイエットをしているわけではない）

■うれしかった言葉・うれしかったこと

「待ってるから，早くでてきてね」（素直にうれしかった）

「希望って大事です」（主治医から）

「人の生命って，本当に不思議です……。人知のおよばないことってたくさんあるんです。私なんか，そんなこといくつも経験してきました」（余命告知を受けたあと，持ってきたひまわりの花を花瓶に活けながら，婦長さんがさりげなく話してくれた言葉）

「病気をしてよかった，と思える日がきっとくるから」（がんの先輩から）

「医学も進んでいるんだから」（悲しかった言葉でもあるところが不思議）

「実は，私もがんだったんよ」

「手術した人，たくさんいるよ。同窓会においで」

何も言わずに，私の話に，目を見ながら「そう」，「そうね」とあいづちを打って聞いてくれた人。

主治医，看護師さんが葬儀に参列してくれたこと。（ホスピスで）

（インタビュー：「ファイナルステージを考える会」会員　西　靖代）

4

最期をどこで迎えるか

病院・わが家・ホスピス

1 病院で迎える終末期

福岡レット・ミー・ディサイド研究会代表
にのさかクリニック院長
二ノ坂保喜

●病院で死ぬということ

三〇年前頃まで、日本では自宅で亡くなる人が八〇%でしたが、現在ではその割合がほぼ逆転しており、七〇~八〇%の方が病院で亡くなっています。その意味では今、「病院での最期の迎え方」を考えることは、実際上最も多くの方の役に立つのかもしれません。

「病院で最期を迎えるのはいやだ」という人が多いようです。その理由は、「自宅で静かに愛する家族に囲まれて死にたい」ということが主なものですが、病院をその対極、つまり家族とも隔離され、騒々しく見知らぬ医師や看護婦に囲まれて最期を迎える所、と考えていることもあるのではないでしょうか。

ところで、病院での最期という場合、その本当の姿をどれくらいの方がご存じでしょうか。管につながれ、家族からも隔離され、最後の最後まで延命治療を受けながら苦しみながら死んでいく、というステレオタイプのイメージを抱いている方も多いのではないかと思います。確かにご家族をそのような姿で亡くされた方もおり、それが『病院で死ぬということ』[1]という本をベストセラーに押し上げた要因の一つだと思います。また、そのようなかたちで身内を病院で亡くされた方の多くが、「生と死を考える会」や、その他の命に関わる市民運動などに関わっているという事情もあるでしょう。

しかし、多くの市民は限られた経験、見聞きした範囲での経験しかもたないのが事実です。そして、実際に見聞きする機会が少なければ少ないほど、恐怖や不安が強くなるのも人間の常といえるでしょう。

●病院ができること、できないこと

病院で終末期を迎えるに当たって、「できること・できないこと」をはっきりと知っておくことは大切です。初めからできないことに無理を言っても、お互いが困るだけです。病院での最後のときを過ごすということはこういうことだ、ということで割り切って考える必要があります。もちろん、病院と在宅ケアをまったく切り離して考える必要はなく、できるだけ在宅、必要なときは病院、というふうに両方上手に利用することも十分できるのです。

病院の役割は病気の治療ですから、そこでは「診断」と「治療」が行われます。それらを正確に、より有効に行うのが病院の役割です。これを終末期医療に当てはめるとどうなるでしょう。病気の種類はすでにわかっていることが多いのですから、問題は現在の病状（病気の進行具合）を正しく把握すること（「診断」の部分）と、それに基づいた的確な緩和ケア、ということになります。

積極的治療が無効となったからといって、病気の方はそれで攻撃を止めるわけではあ

1 『病院で死ぬということ』山崎章郎著　主婦の友社

りません。むしろ積極的治療がなくなった分、病気の方が体に対して攻勢をかけてきます。終末期にある場合、病気そのものの攻勢には抵抗できないけれど、それによって患者が痛み苦しむことを軽減しようとする、それがこの場合の「治療」にあたります。これが緩和ケアです。

そう考えると、がん治療を進めながら、その過程で再発や転移のことを考慮に入れ、その気配が感じられたら、徐々に緩和ケアの要素を治療のなかに取り入れていくこと、つまり積極的治療をとことん進めた後、それが無効だとなると、ある時点からいきなり緩和ケアに切り替えるというようなテレビのチャンネルの切り替え方ではなく、ラジオのように徐々にチャンネルを切り替えていく治療が必要だと思います。そうすれば積極的治療がうまくいった場合はもちろん、うまくいかなかった場合でも、患者も医療者も徐々に心の切り替えができるからです。

また視点を変えていうと、一般医療のなかに緩和ケア（ホスピスケア）の要素をふだんから取り入れていくことが、一般の医療や看護の質を上げることにもつながると思います。

●病院の選び方

自分自身や家族が重症の病気、しかも終末期になったときに、どのように病院を利用し、病院とつき合えばいいのでしょうか。

終末期になるまでに多くの方はどこかの病院にかかっているでしょうから、それを継続するのが普通でしょう。しかし、病院は「患者が選択する」ことができます。手術や

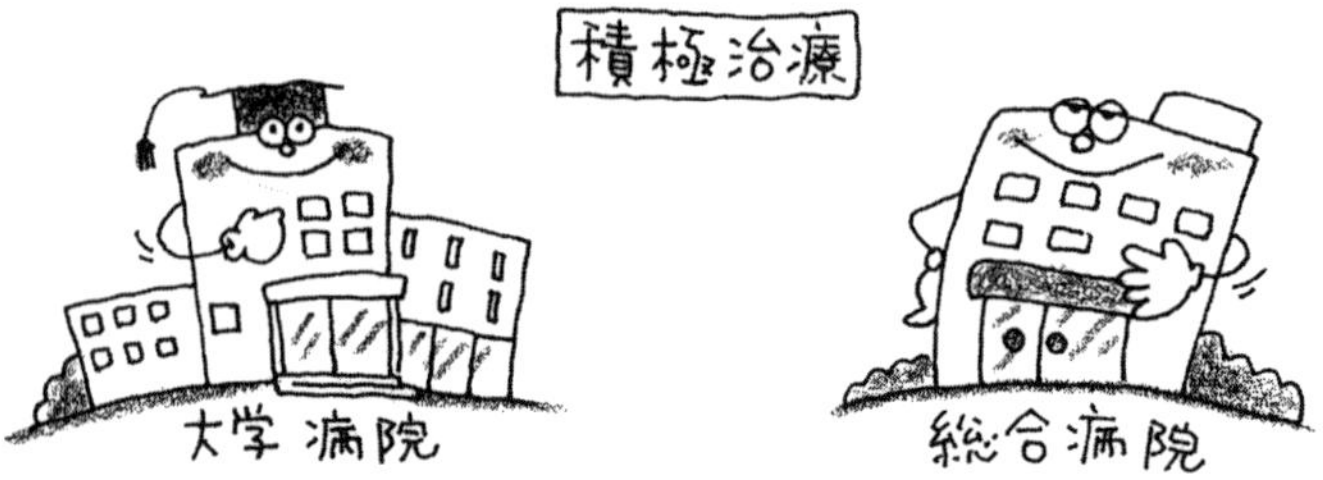

抗がん剤の治療はその専門の病院が安心でしょうが、専門病院がそのまま終末期に関しても専門とは限りません。むしろ積極的な治療を進める病院であればあるほど、終末期を迎え積極的治療ができなくなった患者さんに対して冷たくなる所も多いのです。

安心して終末期を過ごすための病院を選ぶには、ふだんからの病院に関する情報の収集が必要です。本来なら、病院側や行政が医療機関に関する情報を正しく市民に伝える責任があると思いますが、現在の日本ではそれは実現されていません。そうはいっても残された時間は半年しかありません。医者や行政の改革を待っているわけにはいかないのです。市民・患者の側が情報を集める必要があります。

入院経験者はまわりをちょっと見まわせばたくさんいます。彼らの情報は、前にも述べたように非常に限られた範囲の経験ですからう呑みにするのは危険です。しかしこれにはいくつかのポイントがあります。これらのポイントを押さえながら見ていくと、ある程度の参考にはなります。

●病院さがしのポイント

①医者や看護師が謝礼を受け取るかどうか？

受け取らないのが常識ですが、一度は断るけれど結局受け取るのか、受け取らないことが職員にきちんと徹底しているか、という基準で判断できます。謝礼を受け取らないということは、病気のことだけでなく、患者さんの経済的なことや家族の負担などのことまで思いやっていることの一つの現れです。

②トイレが清潔かどうか？

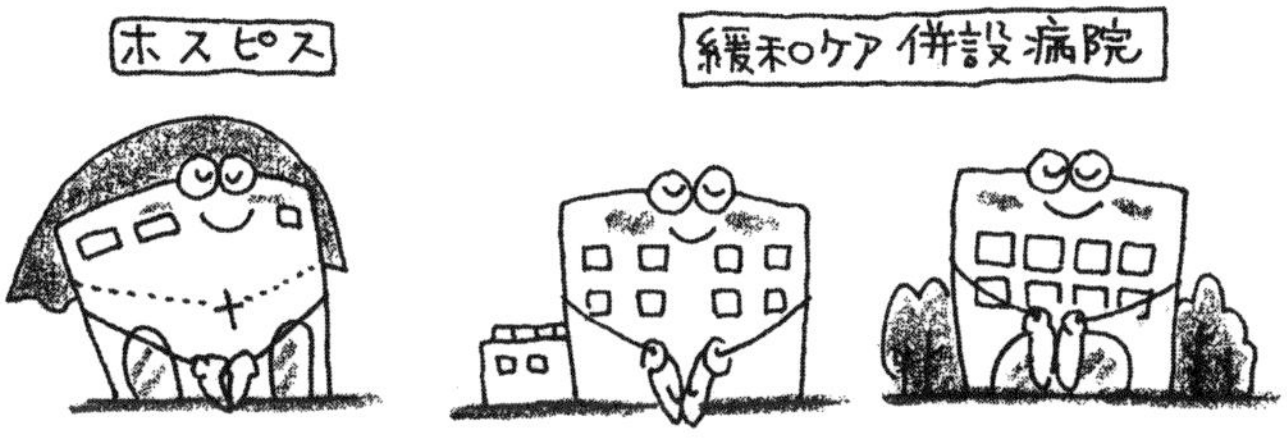

これは、直接お金にならないところにお金をかけているかどうかという基準にもなりますし、また、掃除を担当する人にまで、患者さんを大切にする理念がいきわたっているかどうかの一つの判断基準になります。

③在宅ケアを行っているかどうか？

また、在宅ケアに熱心かどうか？　さらにターミナルケアに対応できているかどうか、これは担当する看護師やＭＳＷ[2]（医療ソーシャルワーカー）にたずねるとわかります。

●終末期患者のための病院の活用法

痛みや苦しみのまったくない安らかな死、というのは理想ですが、まったく痛みのないお産がないのと同じようにそれはありえません。また病状は、刻一刻変化します。ときには強い痛みがきたり、呼吸が苦しくなることもあります。医師や看護師は医療や看護は学んでいますが、他人の痛みを感じる訓練は受けていません。「人の痛みは何年でも我慢できる」というわけです。彼らはあなたの訴えを聞いて、初めて「痛んでいるんだな」とわかるのです。

うるさい患者と思われても、訴えなければ相手はわかってくれません。いやがられるかもしれません。いやなら病院を替わればいいのです。でもわかってくれる医師も看護師も必ずいます。医者や看護師になろうと思った人の多くは、かつて、他人の痛みや苦痛を取り除くことを自分の一生の仕事にしたい、と思ったはずなのですから。

初めから病院は最期の場所として相応しくない所、と決めつける前に、自分はたとえ病院で亡くなることがあってもそのような悲惨な死に方はしない、という決意が必要で

2　ＭＳＷ：医療・保健機関などにあって病人の生活上の諸問題を援助するワーカー。現在は社会福祉法人立の病院、一部の国公立病院等に配置されており、患者の福祉的側面からの援助を行っている。

す。

とくに心がけることとして、以下の三点をあげておきます。

①自分の希望する治療の程度をはっきりさせて、伝えておくこと

例えば、抗がん剤を希望する、とか輸血はどうだ、とかはっきり自分の意思を明らかにしておくことです。

②在宅ケアと病院ケアを上手に使い分ける

入院したからといって、在宅ケアを利用できないわけではありません。在宅部門をもつ病院であれば、体調のいいときは在宅で、調子が悪ければ入院で、という融通を利かせることもできます。また、在宅部門がなくても、友人や近くの訪問看護ステーションを活用する方法もあります。

③転院を申し出るとき

どうしてもその病院にいづらくなったとき、あるいは納得できなくなったときには、速やかに転院を申し出る方が、あなたにとってはもちろん、その病院や医師にとっても結果的にはいいことです。何よりも、あなたの人生の大切な時間なのですから、自分の納得できる場所や環境で過ごすように努力すべきです。

在宅ホスピスを始める前に

○医師に，詳しい病状と今後の見通しを冷静に尋ねる。
○ケアする家族は，仕事や旅行などのスケジュールを調整する。
○病状の少々の変化にうろたえない覚悟をする。
○「最後は家で」と関係者間で確認する。
○周囲からいろいろ言われても気にしない。しかし，意地を張って無理をしない。限界を感じたらＳＯＳを。入院してもまた出てくればよい。
○ベッドやポータブルトイレなどの介護用品の情報を集め，申し込む。

■医師を探す

往診なので，入院施設をもたない医師で構いません。開業医なら夜間の急変にも応じてもらえる30代から50代前半の医師を。

保健所などの在宅ケアの相談窓口に尋ねると，往診してくれる病院を教えてくれます。ただし，在宅ホスピスの経験のある医師に頼むこと。

■看護のプロを探す （Ⅰ-P. 78)

■ヘルパーを派遣してもらう

とくに一人暮らしだったり家族の手が足りなかったりする場合，ヘルパーに生活の手助けをしてもらうことが必要となります。保健所に頼めば，社会福祉協議会などに連絡し必要に応じてヘルパーを派遣してくれますが，まだ今のところは，必要最低限のサービスしか提供されません。どうしても足りないときは民間の介護会社に頼むのもいいでしょう。24時間のサービスをしているところもあります。

■ボランティアを依頼する

家族が１時間ばかり買い物に行きたいとか，他の仕事で忙しくて病人の側にいることができないときに，一時肩代わりしてくれる人がいるとたいへん助かります。本人の友人や知人や隣人が，気心も知れて安心です。向こうでも何か手助けしたいのかもしれません。

（波多江伸子）

2 在宅ホスピス体験記

死生学研究者
波多江伸子

●父の死

一九九六年の夏、一番暑い盛りに八二歳の父を前立腺がんで亡くしました。父が死んだのは、三〇年来住み慣れた自宅の寝室でした。

息を引き取ろうとしている父の周りにいたのは、子供たち夫婦と孫たち、それに、この二カ月間の在宅ホスピスを支援してくれた二ノ坂保喜医師とナースの村里やよいさん。そして、医師でもある松村祐二郎牧師。

孫たちが一人ずつ別れの言葉を告げ、父は長兄に手を取られたまま、少しも苦しまず、静かに最後の呼吸を止めました。

「終わったのかしら？」父の白髪をなでながら私がつぶやくと、二ノ坂医師が脈を診てうなずき、六〇年来のクリスチャンであった父のため、松村牧師によって臨終の祈りが捧げられました。何もかもが穏やかで落ち着いた、家での死の光景です。

高度成長期を境に在宅死と病院死の比率が逆転し、今大半の日本人が病院で最期を迎えています。死因ががんであれば、九〇%以上が病院死です。がんの末期は苦痛が激しく在宅では無理だと一般に思われていますが、それはむしろ逆といえます。

父の場合も、痛みが強くコントロールが難しいといわれる骨転移を広範囲に起こしていましたが、医療者と家族による細心の疼痛管理で苦痛は最少限に抑えられました。

何より、住み慣れた自宅でなじみの人々にケアされているという安堵感が、父の痛みを扱いやすいものにしたといえるでしょう。硫酸モルヒネの錠剤とリウマチなどに効くボルタレン坐薬を併用し、あとは軽い精神安定剤、麻薬の副作用の便秘と吐き気を抑える薬などで苦痛はまずまず緩和されました。

薬の量は入院時よりもずっと少なくてすみ、そのためか父の意識は死の数時間前まで清明で、本人の意思に従い、栄養補給の点滴もない自然死に近い最期でした。

在宅ホスピスを首尾よく行うにはいくつかの条件があります。まず、本人が家での死を強く望んでいること。協力してくれる医療者がいること。そして常時ケアをするスタッフが、必ずしも家族でなくてもいいが三人はいること。その他、次々に変化していく患者をめぐる全体の状況を正確に把握し、適切な時期に適切な決断をするように本人や家族に助言する、熟練したコーディネーターがいればもっとよいでしょう。

いつ病名や病状を伝えるか、いつ退院して在宅ホスピスに切り替えるか、どの医師に依頼すべきかなどの微妙で重大な判断は、家族だけでは一般に無理です。判断ミスをすると、せっかくの在宅ホスピスが、逆に後味の悪い結果になったりします。

父の場合は私自身がこの役を果たしましたが、今後、強力で有能なホスピスコーディネーターの養成が待たれます。家で死を看取ることは、少しの勇気と準備があれば想像するほどたいへんなことではありません。

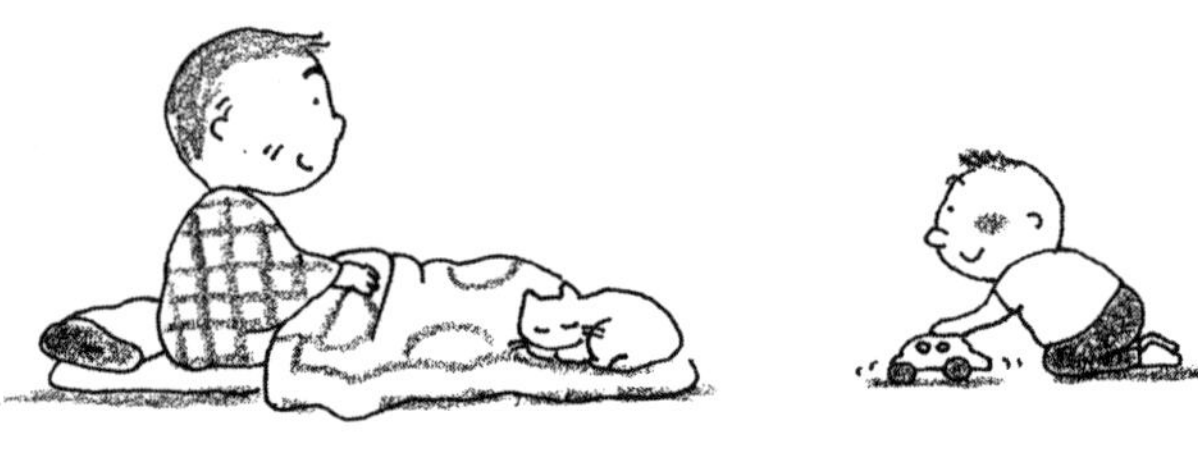

●キュアからケアへ

前年の春、しつこくつづく激しい腰痛がどうやら前立腺がんの転移らしいということで、父は泌尿器科で有名な病院に検査のために入院しました。私たち家族はきちんとしたインフォームド・コンセントを行った上で、父の意思を尊重した治療をしたいと考えていました。

父は兄と私の同席のもと、主治医から「前立腺がんの最後の段階で腰椎にも転移しています。しかし、新しい治療法でしばらくの寛解《かんかい》期が得られるでしょう」と伝えられました。

主治医に勧められた治療で腰痛も消え、父は元通りの気ままな一人暮らしに戻りました。通院で注射による最新のホルモン治療を受けながら家族と旅行し、大学や教会に出かけたり音楽会や映画を楽しんだりの充実した一年の後、幸せな寛解期は終わりました。がんは再燃し、加速度的に進行し始めました。ターミナルケアでいう、キュア（治療）からケアへの方向転換の時期がきたのです。私たちは父に事態を説明し、治療を中止すること、疼痛緩和のためモルヒネを使用することの同意を得ました。

入院して緩和ケアを始めましたが、どうしたわけか痛みは治まらず幻覚や吐き気や食欲不振といった副作用の方がひどくなりました。父は男性高齢者の常として入院をひどく嫌い、気分が不安定になり、今すぐうちに帰りたいと家族の顔を見るたびに訴えるようになりました。外泊だけでもと連れて帰ったのですが、あまりの安堵の表情に、そのまま在宅ホスピスを始めることを家族一同で決定しました。

往診の医師はすぐ決まりました。地域医療を目ざして実家の近くに開業した二ノ坂保喜医師。イスラム圏に属するバングラデシュでの毎夏の診療奉仕のため立派なひげを蓄えていらっしゃいます。いつも白衣ではなく普通の服。同行する村里ナースもピンクのエプロン姿。週三、四日の往診と訪問看護。電話での毎日のやりとり。何かあれば、早朝でも夜中でも駆けつけてもらえる二四時間体制です。

在宅ホスピスをよく理解している二人の医療者に、父も最後まで深い信頼を寄せ、日課のように「ドクターはいつみえる？」と尋ねていたものです。

後で見せてもらったレセプト（医療費の請求書）によると、父の医療費はひと月分で約三万点、三〇万円でした。入院して検査、投薬、点滴、ＩＶＨ（中心静脈栄養）、人工呼吸などの延命フルコースを施すと、医療費は約一五〇〜二〇〇万円かかります。

在宅ホスピスは、入院していろいろやってもらった場合の五分の一以下の費用ですむことになります。ちなみに、老人医療保険が適用される父の自己負担額は当時、ひと月一二一〇円でした。

●知人をボランティアに、公的制度もすべて活用

七年前にすい臓がんの母を家で看取ったときは、五カ月間家族だけで抱え込んで、最後はもう介護する側も限界でした。[1]死期を覚った母はとても神経質になり、家族以外の人との接触をいやがったので、私たちが防波堤になって母を外界から守って過ごしました。二回目となる在宅ホスピスでは、父の希望もあってできるだけ無理のないやり方を計画しました。父は一人暮しです。多くの人手を借り、利用できる公的な制度はすべて

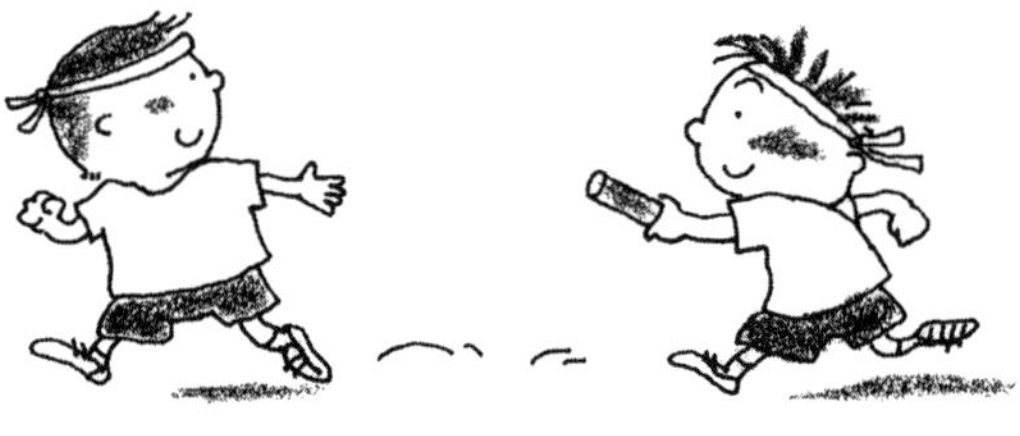

使わなければ、家族だけで二四時間体制の在宅ホスピスを行うことはとうてい実現不可能です。

一番たいへんだったのは、最初の一、二週間、ケア・メンバーを確保して週単位のすき間のないローテーションを組み、全体が順調にまわり始めるまでの期間でした。家族は二組の兄夫婦と私と夫の六人。それに長兄の娘。義姉たちと私と姪の女性四人が家族側のケアメンバーでしたが、最後の二週間程は三組の夫婦で交代で泊まり込みました。骨転移のため寝返りもままならぬ死期近い病人の看護は、一人では無理でした。

幸いうちの場合は全員が教師か自営業で、折よく夏休みにも入ったので、男性陣の応援が頼めて助かったのですが、忙しい会社勤めの家庭の場合でも、三カ月連続の休業ができる介護休業制度を利用すれば在宅ホスピスは可能だと思います。ただ夜は家族が交代で泊まるとしても、昼間の時間帯が空白になります。その時間帯をいくつかに分けて何人かの人に手伝ってもらうことにしました。

ホスピスケアには、これまでの交際範囲からボランティアを頼むのがベスト。[2] クリスチャンである父の場合は、ありがたいことに教会の知人たちにチームをつくってもらえました。

しかし頼める知人がいないときには、末期患者のためのボランティアを養成している団体に連絡すれば助けてくれるでしょう。

「昼御飯をつくって、一緒に食べてください」、「二時から四時まで、電話と来客の応対を」というように仕事の内容をはっきりさせて頼むとお互い楽です。

これまで家事を手伝ってもらっていた方や話し相手になってもらった方には引き続き

2 **【ボランティア団体】**
・市民ホスピス・福岡
市民レベルでのホスピス運動をひろめて行くことを目的に、定例会、講演会、会報「オアシス」の発行、その他さまざまな活動を行っている。
代表・隈崎行輝
〒810－0012
福岡市中央区白金1丁目2―10
池田ビル白金ハイツ601
TEL・FAX〇九二(五二六)四〇六八

お願いし、市のホームヘルパーさんが週二回、新しい援助者も得て、父のケアチームは医師、看護師も含めると総勢二〇人程の一大介護団になりました。

「ご両親とも家で看取られて感心ですね」とほめていただくこともありますが、在宅ホスピスは親孝行の美談ではありません。最後の看取りは嫁や娘だけの女性の役割ではなく、また家族だけの問題でもありません。

今、人生の大事な出来事であるはずの死が、病院という密室に閉じこめられ医療の中で管理されています。在宅ホスピスとは、その人の住み慣れた家に、地域に、コミュニティーに戻そうとする、新しい医療と福祉の動きなのです。

●在宅ホスピスの現状

福岡市も在宅ケアには力を入れています。各区の保健所内の「在宅ケアホットライン」に相談をすれば、そこからただちに市医師会、訪問看護ステーション、福祉事務所、サービス公社などに連絡がゆき、必要なケアがコーディネートされる仕組になっています。医療、保健、福祉の従来の縦割り行政の壁を取り除こうとするこの試みは、「福岡市方式」と呼ばれて一定の成果を上げてきています。

わが家でも、昨年父の病気がわかって以来、何度もホットラインと情報の交換をしていましたので、「何か必要なことはありませんか？　こちらでできることは？」とずいぶん心を配ってもらえました。

ただ、現在のわが国の在宅ケア行政は、痴呆症や寝たきりの高齢者のための長期療養型仕様なので、加速度的に症状が悪化していく、いわば短期決戦型のがん末期の在宅ホ

・朗読「福岡和《なごみ》の会」：視覚障害者のみならず、読書が難渋になられた高齢者や病院に入院中の患者さんに、著作者の許可を得た上で録音テープを作り、寄贈しているグループ。
代表・萱野征子
〒814－0021
福岡市早良区荒江2－18－4
TEL・FAX〇九二（八五一）一〇三四

スピスには対応に時間がかかりすぎる難点があります。

　調査員が入って福祉事務所に連絡がいってやっとヘルパー派遣の認可が下りる、というまどろっこしいことをやっていると、患者はそのうちに死んでしまうかもしれません。現場のヘルパーと往診医の要請だけですぐに器具の給付やヘルパーの増員ができれば助かるのですが……。福岡市の死亡場所別調査によれば、ほとんどの市民が病院か診療所で亡くなっています。七つの区のどこでも、この数年来在宅死は一〇%前後。家で死にたい、死なせたいという願いを実現するのはなかなか難しいようです。

　さて、父の在宅ホスピスについて書いてきましたが、「そういうあなた自身は家で死にたいの？」と尋ねられれば「そうねえ」と曖昧に首をかしげるかもしれません。「家で死にたい」というとき、「絶対に自宅でなければイヤ」ととにかく自分の家にこだわる人もあれば、「今の病院で死ぬのはイヤだから」という人もいるでしょう。環境の変化に弱い高齢者や幼児の場合は前者が多く、比較的若い世代には後者が多いようです。私も「今の病院では死にたくない」派です。あの画一性、機能一点ばりの殺風景さ、狭い病室、まずい食事、不自由な規則、人を不安にさせる特有の雰囲気。現在の病院は、一人の人が人生を終える場所としてふさわしい場所とは思えません。

　しかし、病状や家庭の事情で考えると、家で過ごすことが難しいのが現状です。

　とすれば、家に極めて近い雰囲気のホスピスもほしい。家族も一緒に寝泊まりできて、私が私としてのアイデンティティーを保ちながら死ねる所をつくりたい、というのが私や、ファイナルステージを考える私の仲間たちの目下の願いなのです。

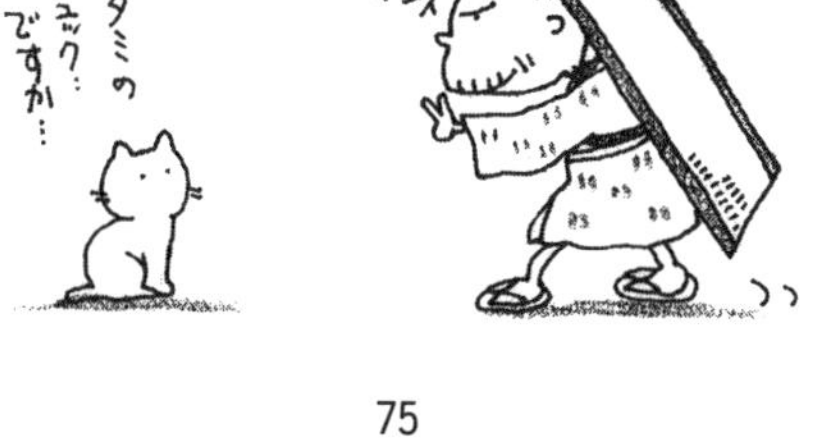

3 ホスピス（緩和ケア病棟）とは？

死生学研究者
波多江伸子

●ホスピスの定義

「ホスピスとは、末期患者とその家族を家や入院体制のなかで、医学的に管理するとともに看護を主体とした継続的なプログラムをもって支えていこうというものだ。さまざまな職種の専門家で組まれたチームが、ホスピスの目的のために行動する。その主な役割は、末期故に生じる症状（患者や家族の肉体的、精神的、社会的、宗教的、経済的な痛み）を軽減し、支え励ますことである」（全米ホスピス協会）。

●ホスピス（緩和ケア病棟）[1]とはどういう場所ですか

Q：ホスピスでは、告知されていない患者は受け入れてくれないのですか？

A：告知はホスピスケアの絶対条件ではありませんが、自分の病気と症状を知った上で、自らの意思でホスピスを選ぶ方が、より充実したファイナルステージになるようです。ですから、ホスピスに入所した後で、主治医が折を見て告知することもあります。隠しごとはできるだけ少ない方がお互い信頼関係が作りやすいからです。

1　**緩和ケア病棟**：日本の厚生省（現・厚生労働省）は「ホスピス」という名称ではなく、公式な呼び名を「緩和ケア病棟」に統一した。現在一一四カ所程、厚生労働省認可の「緩和ケア病棟」がある。（二〇〇二年四月一日現在）

Q：ホスピスでは、家族が反対しても本人に告知することがあるのですか？

A：ホスピスケアの対象は本人だけでなく家族も含みます。本人が知りたがっているのに家族が反対する場合、スタッフは何が心配なのかを一緒に考え、一つ一つ問題を解決する援助をします。告知されたあとの患者の心理や告知しなかった場合の家族の心労などを話し合っているうちに、告知をしてみんなで支えていこう、という気持ちになる家族も多いようです。それでも告知したくないというときは、わが国では家族の意向に従うのが一般的です。スタッフは、患者の死後も生きていかなければならない家族に心理的負担をあたえることを避けようとします。

Q：ホスピスに入っても自宅に帰ることができますか？

A：もちろんです。ホスピスには在宅ケアを行っているところが多いのです。相当症状が進んでいても、スタッフができるだけ工夫をこらして外泊や退院の準備を手伝ってくれるでしょう。往診や訪問看護も訓練されているので安心して頼めます。そのまま、自宅での最期になるケースもあります。

Q：ホスピスと一般の病院との違いは？

A：医師や看護職、カウンセラーなどがチームを組んでケアに当たってくれます。末期の苦痛の緩和が上手です。個室が多く、広くて静かです。家族が泊まれる部屋があり、悩みの相談にのってもらえます。キッチンもついています。二四時間面会可。他人に迷惑をかけない限り、アルコールも煙草も民間療法もオシャレも可という所がほとんどです。緩和ケアのみのアメリカなどと違い、日本のホスピスは在院日数が長く、患者が希望すれば延命のための治療を医師が一緒に考えてくれたりもします。

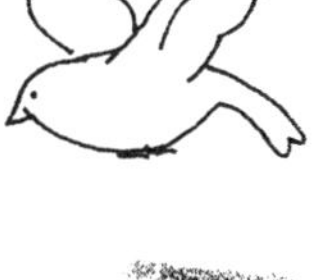

看護のプロを探す

在宅ホスピスケアにおいて，訪問看護師は欠かせない役割です。また在宅ホスピスの場合，往診する医師の存在は絶対不可欠です。しかし，福祉が重要な役割の高齢者の在宅ケアとは異なり，その他にも，在宅ホスピスケアチームの構成員には医師・看護師，訪問看護師，介護職，ボランティア，さらに必要に応じて，薬剤師，医療ソーシャルワーカー，栄養士，宗教家，理学療法士，作業療法士，鍼灸師などが入ります。

より良い在宅ホスピスケアを行うには，医師・訪問看護師のみでなく多くの専門職がチームを組んでケアをする必要があるわけです。

チーム内における訪問看護婦の役割

① ケアマネージャーとしての役割（医師をはじめチームメンバーと患者とのかけ橋的存在です）

② 症状のコントロール

③ 日常生活の援助

④ 患者や家族の精神的ケア

主治医を決めたい，訪問看護を受けたいが，どうすればいいのか，こうした不安をお持ちの方は，近くの訪問看護ステーションに相談されるといいと思います。訪問看護ステーションは，こうした相談に応じてくれます。また，市町村の福祉センター（保健所）では在宅ケア・ホットラインをもち，相談を受けています。

痴呆症の母を看取って

元志免町生涯学習館館長　松井通代

痴呆症の母が食事をまったくとらなくなり、衰弱と脱水症状で入院を余儀なくされてから、家族（主に弟夫婦と娘である私）にとって病院とのつらい関係が始まりました。

少し体力がつくと、同室の人の荷物を自分のベッドに積み上げたり、夜の徘徊、お風呂の拒否、などなど看護師さんから家族が叱られる毎日がつづきました。転院した病院では手足を縛られたために、「ここは暴力団の家だ」と先生や看護師さんに悪態をつく母を見て悲しい思いをしました。

やっと痴呆専門の病院に入院することができ、なんとか母が落ち着きほっとしたのもつかの間、甲状腺にがんが見つかり、手術が必要になりました。はじめに診察を受けて手術を予定していた病院からは、痴呆症という理由で入院を断られてしまいました。国立の総合病院の精神科に入院し、耳鼻咽喉科で手術という特別の計らいをしていただき手術は無事にすみました。ところがすぐに、スキルス性のがんが見つかり、そのときはもう手の施しようがなく、三カ月の余命を宣告されました。転院をすすめられましたが、がんの切除と同時に食道も切除され、口からの食事はまったくとれなくなって点滴だけで命をつないでいる母を家に連れ帰る勇気は家族にはありませんでした。

しかも母には病識はなく相変わらずの痴呆行動があるため、なかなか転院先が見つかりません。

やっとのことで二四時間家族が付き添う約束で近くの病院に引き受けていただきました。その病院にはホスピスが併設されており、母の最後にはせめて心の安らぎを、とホスピスの方への入院をお願いをしました。しかし母にとっては家も病院も区別はできず、付き添っている私と弟の嫁だけが時々識別できる程度なので、病院から「普通病室にしてください」といわれ、個室に入れていただきました。

それから本当に三カ月で母は逝きました。

母が亡くなって落ち着いてくると、私たちは後悔で胸が痛みました。痴呆になる前の母の強い生き方や生前の数々の言動を思うと、もし母が理性を失わないまま闘病していたのであれば、私たちが母に強いた医療は決して望まなかっただろう、どうしてもっと何か他の方法で母の最後を看取れなかったのだろうかと悔やまれてならなかったのです。

　少しときが経ち、あの悲しい必死だった日々をふり返る心のゆとりがほんの少しできた今、母が自分の最後の姿を通して私に生き方の指針を示してくれたのだと思えるようになりました。

元がん病棟看護師として

川崎暁美峰《たかね》

　五年前に退職するまでの十数年間、私は看護師として国立病院九州がんセンターに勤務しました。九州がんセンターはがんの研究・治療の専門施設として高度の技術を持ってがん治療にあたっていましたが、治療の甲斐なく死を迎える患者も多くいました。全国の世論調査で、「自分ががんになった場合は告知してほしいが、家族ががんになった場合は隠したい」という結果が多数報告されているように、当時の九州がんセンターにおいてもがんの告知率は低い状態でした。「最期まで希望を持たせたいから」「可哀相だから」という思いで告知を拒否し、嘘をつきとうそうとする家族が多く、告知した方が良い結果が得られると分かりながらも医療者は家族の意見に従わざるを得ません。一方、末期がん患者は「自分はがんではない」と信じ治療を受けたにも関わらず病状が悪化していくため疑心暗鬼となり、真実を確かめようとしますが家族からも医療者からも返ってくるのは励ましの言葉だけ。本音で語り合える相手もなく患者は次第に孤立し、やがて死を迎えます。ホスピスを持たない九州がんセンターには家族のための十分な設備もありませんでした。家族の付き添いが許可されるのは個室に移ってからで、無論、家族用のベッドも無ければ食事もありません。患者のベッドの横に簡易ベッドを置いてとる仮眠程度の睡眠と、お弁当などの軽い食事。付き添う時間が長くなるほどに、家族の疲労は増していくようでした。そして嘘を言い続けることの辛さ、今後の仕事や家族のことも話し合えないもどかしさ、感謝の言葉も別れの言葉も口にできない悲しさに、家族もまた苦しみ続けていました。

　九州がんセンターは〝病む人の気持ちを、家族の気持ちを〟を全職員の基本理念とし、治療・看護にあたります。

患者、家族の気持ちを受容し、共感し、支えることは、〝心の看護〟として特に末期がん患者とその家族には重要です。しかし、ホスピスではない一般病棟で〝心の看護〟を十分行うことには限界を感じていました。〝嘘〟という大きな障害がそれを困難にしていたのも事実です。そして私はこの言葉と出会いました。

「望ましい死とは、まず、それぞれの人が望んでいた死であり、次に、親しい人々と心ゆくまで別れを惜しむことのできる死であり、さらに、心残りや苦しみや悩みの少ない死である」

この言葉のように患者と家族の心が最期まで離れることなく、残された限りある時間を大切に共有するために、がん告知を恐れないこと、告知後の患者と家族を十分フォローできるよう医療者はその努力と援助を惜しまないこと、そして何よりもホスピスを増やし緩和ケアを広く提供することを、私を含む当時の医療者の多くが望んでいたに違いありません。

医療は日々進歩し、早期発見・早期治療によりがんは治らない病気ではなくなりましたが、がんの罹患率および死亡率は増加の一途にあります。そんな中、福岡県内でもホスピスが急速に増えていること、地域医療と訪問看護の充実で在宅死も再び増え始めたことを知り嬉しく思っています。患者が望む死の在り方が実現できる時代になってきた今こそ、一人でも多くの人が自らの望ましい死について考え、死が訪れるその瞬間までを大切に生きてほしいと願わずにはいられません。

ホスピスの心

カウンセラー　大黒《おおぐろ》　剛《つよし》

トロイは六八歳。末期の肝臓がんで余命一カ月と診断され、在宅ホスピスケアを希望しました。彼の担当になって二週間程経った頃、いつものように自宅を訪ねると、トロイはいちばんお気に入りのふかふかソファに横たわり、やさしい顔で僕を迎えてくれました。

彼はいつも穏やかで、家族の仲もむつまじく、ボランティアとして話を聞きにいく僕の方がほのぼのと楽しい気分にさせられるのです。「ねえ、トロイは死ぬのが怖くはないの？」と不思議になって尋ねました。「いや、死ぬのは怖くないんだけどね、ただ残していく家族に私の愛が届いているのか、それだけが気にかかる……」、「それは絶対に大丈夫。あなたの家族は僕からみてもお互いに強く愛し合っていることがよくわかるもの」。僕がそう言うと、安心したのかモルヒネが効いたのか、トロイは柔らかな表情で眠りにつきました。

　僕はアメリカの大学で心理学の勉強をする傍ら、シアトル・ホスピスで二年間のボランティアを経験しました。アメリカのホスピスは施設型よりも在宅型が多いのですが、ここのホスピスでも九〇％以上の患者さんが自宅での緩和ケアを受けています。チームケアを重視するホスピスでは、医師、看護師、ソーシャルワーカー、ボランティアなどのスタッフが一体となって患者さんのお世話をします。

　ボランティアは臨床に入る前、三〇時間の講習を受けることになっています。介護の仕方や話の聞き方といった技術的な講習もありますが、最も重視されるのは自分自身の死生観を見つめる訓練です。その後、週に最低四時間、患者さんの自宅にお邪魔していろんな用事を手伝います。買い物に行ったり、外出に付き添ったり、薬を飲ませたり。でもいちばん大切な役割は「心のケア」を提供することです。

　つまり、患者さんが抱いている死に対する恐れや不安、また家族には話すことができないひそかな悩みなどを僕らが親身になって懸命に聞くとき、それが苦しみ疲れた人の「心の休み場所」になるのです。そのために僕らは患者さんにとってごく自然な存在でなくてはなりません。自分の意見をとくに主張することなく、相手の言葉をそのまま素直に受け入れ、そして「ほんとにそうだろうなぁ」と共感できるようになることが、心のケアを提供するときの基本的な姿勢です。

　ホスピスに来る患者さんは、全員、自分が余命六カ月以内の末期がん患者だと知っていますから、僕らはかえって嘘のない信頼関係を築くことができます。そんな僕たちはホスピスボランティアは「ホスピスの心」と呼ばれ、大切な役割を担っているのです。

5

末期がんにかかる費用のこと

1　医療費の仕組

「傾聴力養成講座」第一期生
青木　郁

●保険診療における料金

保険診療は、各種の健康保険（社会保険・国民健康保険・船員保険・老人保険など）でそれぞれに賄われますが、すべての国民にできるだけ広くできるだけ適正な料金で診療が行われるように、病気の種類や処置による料金（診療報酬）・お薬の料金（薬価基準と調剤報酬）を厚生労働大臣によって次のように点数化[1]し公示されます。

・医科診療保険点数表…病院・医院にかかったときの診療料金表
・歯科診療保険点数表…歯医者さんにかかったときの診療料金表
・薬価基準表
・調剤報酬点数表
（薬価基準表・調剤報酬点数表）…病医院・歯科および調剤薬局で受け取るお薬の料金表

患者の自己負担について

①保険診療は各種の健康保険で賄われるとはいっても、全額を賄うゆとりはないので、
患者はそれぞれが加入している健康保険ごとの取り決めにしたがって、その二割な

1　料金は一点を一〇円として計算する。

いし三割を窓口で支払います。これを患者の「自己負担」といいます。
②老人の場合は老人保健の手続により一部負担金を徴収されます。
ここでいう「老人」とは、老人健康手帳を持っている人（原則として七〇歳以上の高齢者・六五歳以上七〇歳未満の寝たきり等の高齢者）をいいます。

老人保健による診療を受ける場合は、病医院の窓口に、①の健康保険証と「老人健康手帳」（ポケットに老人医療受給者証がはいっている）の両方の提出が必要です。
③差額ベッド・予約診療・健康保険ではまだ認められていない先進的な治療法などは、基準的な診療以上にいわば特別に優遇して欲しい内容と考えられて、これらについては全額自己負担となります。老人の場合も例外とはされません。

●ターミナルケアを受ける場合の料金

①通常の在宅医療（外来扱い）
在宅患者診療指導料、在宅療養指導管理料、薬剤料、特定保険医療材料料の四項目からなります。なお、往診では往診料とは別に、患者の居宅を訪問した場合の交通費は原則実費を患者側が負担します。
②在宅でのターミナルケア
基本は在宅患者訪問診療料（医師が計画を立てて自主的に訪問診療する場合）と往診料（患者の求めに応じて臨時に診療した場合）とであり、自己負担がある場合とない場合があります。それぞれの医療機関にご相談ください。

③緩和ケア病棟でのターミナルケア

緩和ケア病棟は、主に末期がん患者などを入院させる病棟で、施設基準を満たせば届け出によって認められます。

緩和ケア病棟の入院料は、一日につき三七八〇点（三万七八〇〇円）で、必要な薬や検査料もすべて含まれます。患者はこのうちの一割ないし三割をそれぞれが加入している保険に従って支払います。他病棟から緩和ケア病棟に移動した日や、緩和ケア病棟から出る日も一日として計算されます。

緩和ケア病棟の施設基準

①主として末期の悪性腫瘍患者や後天性免疫不全症候群にかかっている患者を入院させ、緩和ケアを行う病棟であること。
②看護を行う看護婦数は緩和ケア病棟の入院患者数が一・五またはその端数を増すごとに一以上であること。
③療養を行うに当たり十分な体制が整備されていること。
④療養を行うに当たり十分な構造設備を有していること。
⑤病棟における入退等を判定する体制が取られていること。
⑥新看護、または基準看護を行っている病院であること。
⑦特別の療養環境の提供に関わる病室が適切な割合であること。

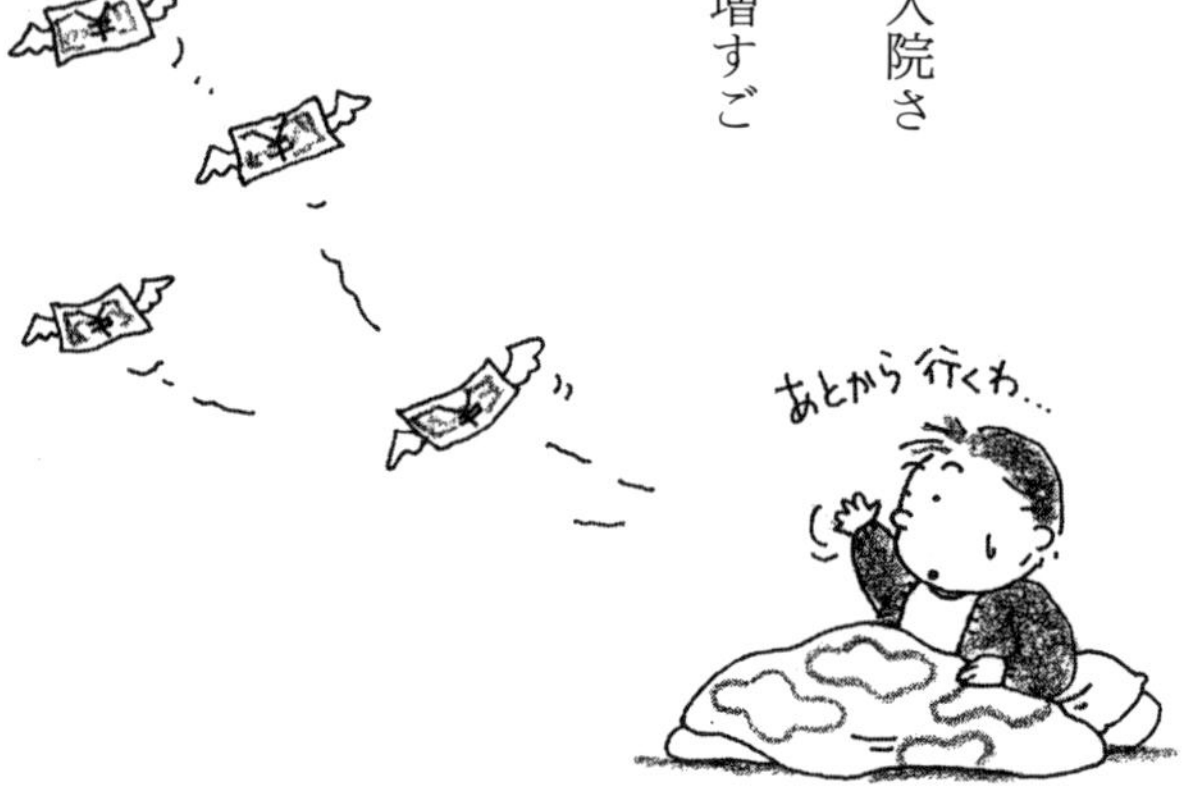

2 終末期にかかる医療費を考える

福岡レット・ミー・ディサイド研究会代表
にのさかクリニック院長
二ノ坂保喜

終末期をどこで迎えるか。本人の意思にできる限りそいたい、と思う家族の気持ち、家族にはあまり負担をかけたくないという患者の気持ち、いろいろと考え込んでしまうところですが、一つの大きな要因にお金の問題があります。ここでは、一般病院の緩和ケアとホスピス病棟（緩和ケア病棟）、在宅、三通りのターミナルを、それにかかる費用の面から考えてみたいと思います。

●在宅のターミナルケアの場合

医療費に限っていえば、いちばん費用がかからないのは、在宅です。在宅の場合、患者の状態に従って訪問診療を行います。ターミナル末期の訪問診療の場合、一回が一六八五点で、通常の訪問診療の八三〇点に比べて割高になっています。ちなみに往診の場合は六五〇点と、訪問医療とは区別されます。訪問医療は、医師が診療のプログラムに従って行うものですから、患者との話し合いの上で進めていくことにもなります。

それ以外に処置、注射、検査などは別途に点数が加算されます。前章で説明があるように、点数に一〇をかけたものが金額です。患者はそれぞれ加入している保険に従って、一割から三割を負担します。これとは別に医師や看護師が診療に通うための車代などは実費を支払うようになります。在宅の場合、必ずしも毎日訪問するということはありません。患者の病状に合わせて、週一、二、三回、必要な場合は毎日行くわけですが、単純に計算して、かかる費用の上限は他の場合と比べてかなり低く設定されます。いちばん費用がかからないというのは、こういう理由からです。

私のようなベッドをもたない（無床診療所）開業医で在宅のターミナルを進める場合には、本人の家で過ごしたいという意思と家族の支えが大切です。それに私たちのような医療、看護スタッフが少し努力と工夫をすれば多くの場合、在宅で終末期を過ごすことができます。

しかし、一方で、予想しなかった事態が起こったり、痛みのコントロールができなくなることもありますので、いつでも入院できるような病院を決めておくことにしています。これは患者さん、家族にとっても安心できるようです。

私自身が、在宅ターミナルケアを行った患者さんは、この二年間で一五名になりますが、二人を除いて大部分の方が最後まで自宅で過ごすことができました。「住み慣れたわが家で、愛する家族と一緒に最後まで心安らかに過ごす」ことがホスピスの基本条件であり、ホスピス病棟や一般病院での終末期ケアは、在宅でのケアをモデルとして、より自宅に近い環境を、と考えるべきでしょう。

しかし、住宅事情や家庭の事情、介護力や病状などから、在宅で過ごすことが無理な場合もあります。ホスピス病棟はそのような方たちのために開かれているのです。

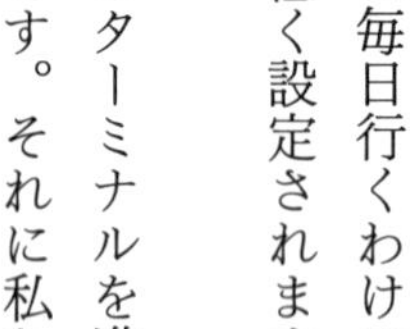

●ホスピス病棟の場合

ホスピス病棟の場合、費用は定額です。厚生労働省が緩和ケア病棟と認可した病院は定額で一日三万七八〇〇円と決まっており、患者は自分の加入している保険に従ってその一〜三割を支払うことになります。ここでは処置、検査などの料金はすべて定額の内に入っていますから、そのための別途の料金は加算されません。ホスピスにかかる費用が、病院によって変わってくる原因は、大きなところでは差額ベッドの料金、食事代などですが、例えば紙オムツなども別途費用となります。

ホスピス病棟が他の病院に入院する場合と最も違うのは、前もって支払う費用が計算できるということです。患者さんは、すでに余命が見えている方です。もう余計な検査や延命のための治療はいりません。痛みの緩和のための治療や心の平安のためにすることはあっても、すべてはよりよい終末を迎えるための医療です。多くの処置がなされても、何もしなくても一日にかかる費用は規定内、一定料金を支払うことになり、それに余命の日数をかければ大体の費用の目途はついてくるわけです。部屋代、食事代、若干の介護用品にかかる費用が加算されるとしても、医療面でのオプションはなし。それがホスピスです。

現在、ホスピス病棟をもつ病院が増えてきてはいますが、全国的に見れば末期患者のうちホスピスで最期を迎える人は全体の二%、まだまだホスピスは少ないようです。厚生労働省が認可し、公的補助金が増えるにつれホスピスもおいおい増える傾向にあります。しかしそれに比例して、ホスピスの内容が問われてきています。ホスピス病棟とし

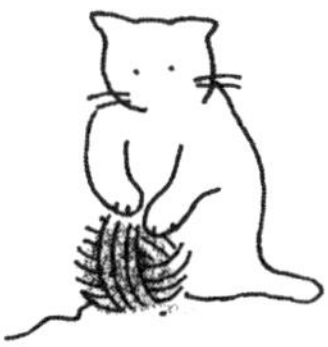

て認可されるには、患者一人当たりの看護師の人数、部屋の大きさなどは通常の病棟よりもゆとりをもたせた厳しい基準が求められておりますし、施されなければならない緩和ケアなど医療処置も決まっています。その他、ホスピス病棟をもつ以前の病院としての実績も求められます。

●一般病院で終末期を迎える場合

最後に、一般病院で他の一般の患者さんに混じって緩和ケアを受ける場合の費用ですが、これは普通に入院する場合と同じと考えてもらえばいいでしょう。もちろん定額ではありませんので、そこで施される処置・検査・注射・投薬（モルヒネなども）などはすべて一般の診療費として計算されます。

ただし、緩和ケアの医療ですから、積極的に処置・検査・注射・投薬などを行うことはしませんので、ホスピス（緩和ケア病棟）での定額費用（一日三七八〇点）を超えることなどは考えられないのが普通です。

【ファイナルステージ法律相談 2】

レセプト開示

Q：最近“レセプト開示”ということが話題になっているようですが，“レセプト”とは何のことでしょうか？　またそれが開示されるというのはどういう意味でしょうか。

A：“レセプト”というのは医療機関から健康保険組合への医療費の請求書のことです。正しくは「医療報酬明細書」といいます。

あなたが健康保険証を使って医療機関にかかった場合，窓口で支払うお金は全体の医療費の１～３割です（この割合は健康保険の種類や，保険証の名義人が本人か家族かで違ってきます）。医療機関は残り７～９割についてあなたの加入している健康保険組合に請求することになりますが，このとき健康保険組合に提出する請求書が“レセプト”です（実際に提出する先は，健康保険が国民健康保険であれば国民健康保険連合会，社会保険であれば社会保険支払基金ということになります）。

“レセプト”には，医療機関が患者にどんなことをしたのか，それが診療報酬何点であるかという計算が書かれています。例えば初診料が何点，Ａという検査をしてこれが何点，Ｂという薬を出してこれが何点，合計何点ということが書いてあります。請求された医療費は“レセプト”を見ればその明細がわかるわけです。

ところが従来，この“レセプト”は患者に対しては見せないという扱いになっていました。自分が何にお金を払ったのか知りたいと思ってもそれを知ることができなかったのです。しかし1997年６月の厚生省（現・厚生労働省）の通達で，現在は患者から健康保険組合に請求すれば写しをもらえるようになっています。このことを一般に「レセプト開示」と言っています。おまかせ医療ではなく，患者が参加する医療をつくっていくために，是非このレセプト開示の活動を広げていきたいものです。

（九州合同法律事務所　小林洋二弁護士）

3 リビング・ニーズを知る

保険代理業
「傾聴力養成講座」第一期生
牛島ウルミ

●リビング・ニーズ保険特約とは

生存中に保険金を受け取れる生命保険制度です。生命保険契約にリビング・ニーズ特約を付加することにより、余命六カ月以内と判断された場合に被保険者の請求により保険金を受け取れます。医療を受ける闘病資金として、また充実した余命期間を過ごすための資金として活用できます。

加入方法

保険契約申込み時に、リビング・ニーズ特約の付加を意思表示することで加入できます。終身保険・定期保険・養老保険などの主契約に特約として付加することができます。この特約を付加するための保険料は特に必要ありません。

尚、現在ご契約の保険でリビング・ニーズ特約未加入の場合は、申請すれば途中加入が無料でできます。ただし保険の種目により付加できないものもありますので、現在ご契約の保険会社にお問い合わせください。

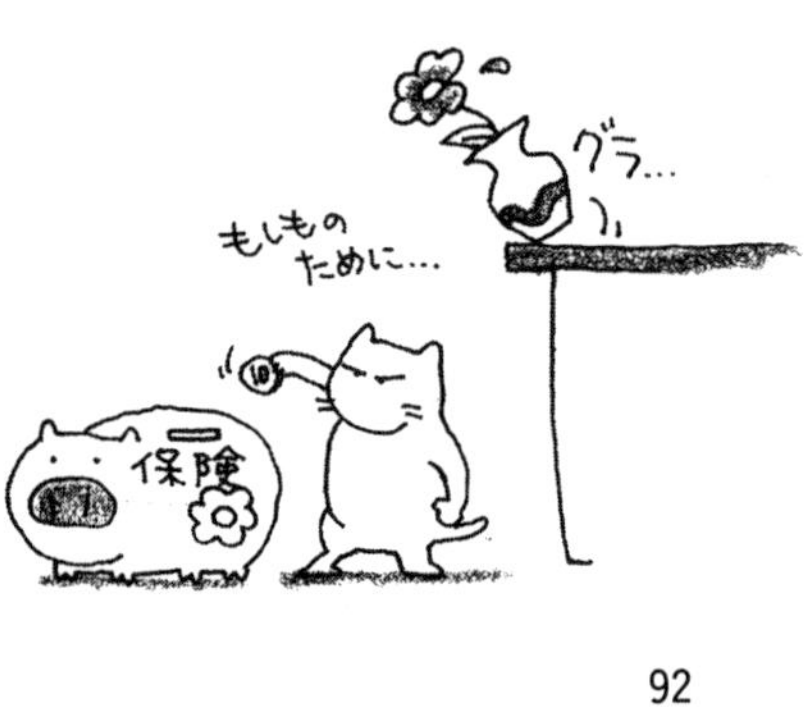

保険金請求に際して

①各生命保険会社所定の請求書、医師の（被保険者の余命が六カ月以内であることに関する）診断書、戸籍謄本、印鑑証明、保険証券などの書類が必要です（詳しくは各生保会社の指示に従う）。

②死亡保険金額の範囲内で、全額または一部を必要に応じて自由に指定できます。ただし一般的には通算で三〇〇〇万円が限度です（保険会社によって規定の相違があります）。

③リビング・ニーズ特約で支払われる保険金額は指定保険金額から会社で定めた方法で計算した六カ月間の利息（指定保険金額に対応する）、および請求日の翌日から六カ月の間に払い込まれるべき保険料相当額を差し引いた金額となっています。

④リビングニーズ特約により受け取る保険金は、所得税法上非課税となります。

⑤保険期間満了前一年以内の場合、請求できないことがあります。

●リビング・ニーズQ&A

Q：本人が「余命半年」を知っている必要はないのか。申請は家族でもOKか？　本人への告知の要、不要は？

A：指定代理請求制度があります。本人（被契約者）の代理人として指定された家族が特約保険金を請求できます（契約時に「指定代理請求人」を指定することになっている場合が多い）。本人が余命半年を知る必要はありません。

「指定代理請求人」の資格は次の二つに限られています。

①本人（被保険者）と同居し、または本人と生計を一にしている、戸籍上の配偶者。

1　リビング・ニーズ特約の保険制度は、国内・外資系生命保険会社の生命保険、農協の生命共済に取り入れられています。全労災・県民共済の共済保険、郵便局の簡易保険は、リビング・ニーズ特約は取り扱っていません。

②本人（被保険者）と同居し、または本人と生計を一にしている、被保険者本人の三親等内の親族。

＊指定代理請求制度を利用する場合の留意点

リビング・ニーズ特約により保険金が支払われると、保険契約が消滅（死亡保険金の全部を指定した場合）、もしくは保険金額の減額（一部指定の場合）となります。指定代理請求人に特約保険金が支払われた後、本人から特約内容などの照会を保険会社になされた場合、余命六カ月以内であることを知られてしまう可能性が生じます。そこで、被保険者に「がん告知」がされていない、および余命六カ月以内であることを知らされていないなど、本人に保険金給付請求の事実を知られたくない場合の対応については、その旨を保険会社に要望することで配慮がなされます。

Q：請求申請してから給付までの期間はどのくらいかかりますか？

A：必要書類提出後、事実の確認（担当医師に確認を求める場合や保険会社指定の医師の診断を求める場合があり、ケースバイケース）があって、すべての要件を満たせば五日位で給付されますが、会社によって若干の差があり二週間程度という所もあります。

Q：がん保険・三大疾病保険を含んだ生命保険ではリビング・ニーズ特約を追加できたのに、がん保険だけのものにはリビング・ニーズがつかないのは何故か？　がんの場合こそリビング・ニーズの必要が高いと思うのに……。

A：従来からの生命保険は、リビング・ニーズは〝死亡保険金の前取り〟という考え方に立つので特約を追加するのは可能です。一方、「がん保険」、「三大疾病保険（がん・心筋梗塞・脳卒中）」、「医療保険（各種疾患）」では、突発的な病気や事故に対処するための保険、すなわち入院費・手術費・通院費などの治療費が対象で、まさに生きるためのものであって、前取りする死亡保険金に該当するものではないのです。最近は、保険自由化の流れで（二〇〇一年一月、療養型保険販売の規制措置解除）各保険会社は病気療養型（医療保険・がん保険など）の保険が生命保険に特約としてではなく単独で契約できるようになり、保障内容の充実したものが出回ってきております。

現実問題として、たとえ末期がんの宣告を受けたとしても、人の生命には予測不可の部分があり医師の余命宣告通りとは限りません。余命半年を宣告されて五年・十年生きたという例はよく聞く話です。療養が長期にわたる場合や再発を繰り返す場合もありましょう。長期の療養、再発の場合にも手厚い保障が得られる内容のがん保険なども出回っています。各保険会社がより魅力ある保険を工夫し競い合い販売している現状です。治療のための医療費・入院負担を保障する備えがあると、万一の時に安心です。さらに、より積極的な人生を送るためにリビング・ニーズ特約を有効に活用できたらいいですね。

追記・小山ムツコから――現在加入している生命保険の特約欄を確認してください。未加入であればすぐに保険会社に連絡して、リビング・ニーズ特約を申し込むことをおすすめします。書類の記入と押印ですみ、手続きは簡単。放っておいて、イザ余命六カ月といわれてあわてて契約しようとしてもできません。特約として行使できるようになるには、契約後に一定期間をおかなければならないからです。

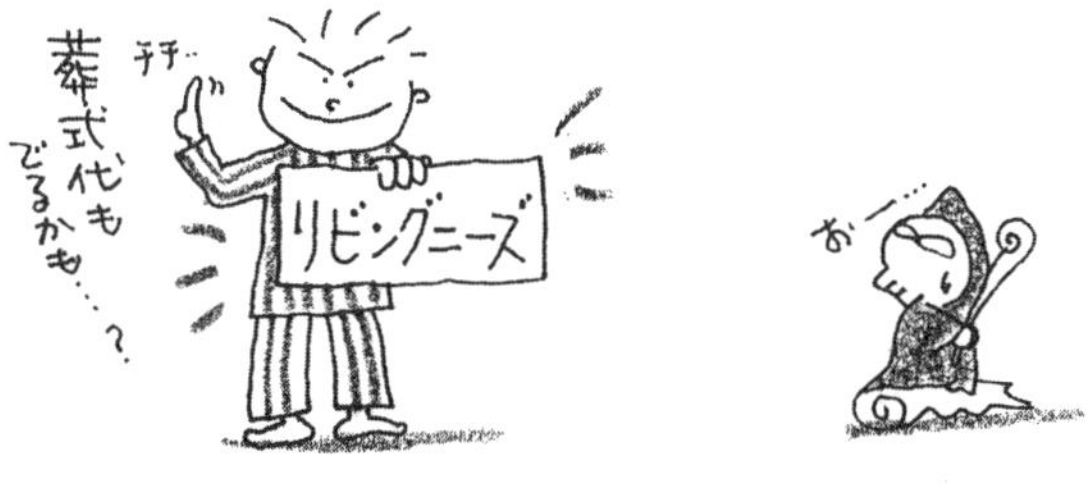

4　末期がんに役立つ補助・介護用品

「ファイナルステージを考える会」会員
坂井秀光

病院、あるいは在宅にしても、治療・療養期間中は医療費以外に介護のための出費もばかになりません。在宅ホスピスを前提にした場合に、必要な介護用具・機器はどんなものがあるか述べてみたいと思います。

●入浴機器・用具

日本人にとって入浴は、欠かせない生活。末期になっても入浴はできるだけ行いたいものです。

浴場まで自力で移動できる人でも、体力の消耗を防ぐという意味から洗い場にはいす式のシャワーチェアがあると便利です。背もたれ式、背なし型、自由にサイズが調節できるイレクターでできたものまで、その人の体力、気力、予算に合わせてそろっています。さらに自力で移動が難しいほど体力が弱っている人には、寝室から浴槽まで運んでくることができるキャスター付きのシャワーチェアもあります。

洗い場での転倒防止のための滑り止めマットは、簡単なものから洗い場全体に敷くバイオクッションまであります。浴槽の縁に取り付け、浴槽への出入りを楽にする手すり

・**イレクターシャワーチェア**
一五〇〇〇円前後
・**キャスター付きシャワーチェア**
三〇〇〇〇円前後
・**ベッドの上で使える洗髪器**
一五〇〇〇〜一六〇〇〇円

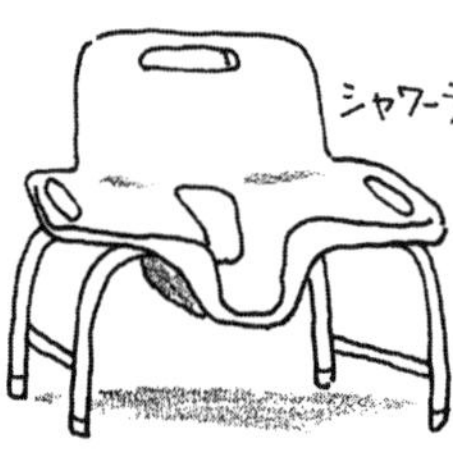

も安全のためにおすすめです。

介護を受けないと浴槽に入れない人には、介護者の体力消耗を防ぐとともに、入浴者が安心してゆったり肩まで浸かれるようにできる浴槽内に設置する（簡単に取り外しできる）器具・入浴ブースターがあります。

ベッド上での洗髪器などは、とくに女性に喜ばれる器具です。

●排泄補助

おむつをつけるというのは、誰でも抵抗があるものです。

トイレまでなんとか行ける人には、トイレでの負担を防止するための手すりを付ける。また、便器についても和式だと立ち上がりづらいため、洋式仕様にする簡易便座（ヒーター付きもあり）を用意する。便座の周りを囲むイレクターを使ったトイレ手すりの設置もあり、洋式トイレを工夫した簡易昇降便座もあります。

また、少しは動ける人には、ベッド側に置いて使用するポータブルトイレが便利です。これには寝室にあって違和感のない木目調から簡単なポリプロピレン製等があり、気になる臭いをなくすため電動消臭モーター付きや、温水洗浄機能と暖房便座付きの木製シャワートイレもあります。

最近人気なのが、ゲルタイプの消臭剤があります。ポータブルトイレのバケツの中に水を入れ、それに粉末を入れて掻き回すとゼリー状になり、便がその上に落ちるとそれを包み込むようになり、直接空気と触れて臭いを出さない仕掛け、また、ゲル状になっていますから、後始末が非常に楽になるというメリットもあります。消臭剤にはさま

10,000円台
（もっと安価な台もある）

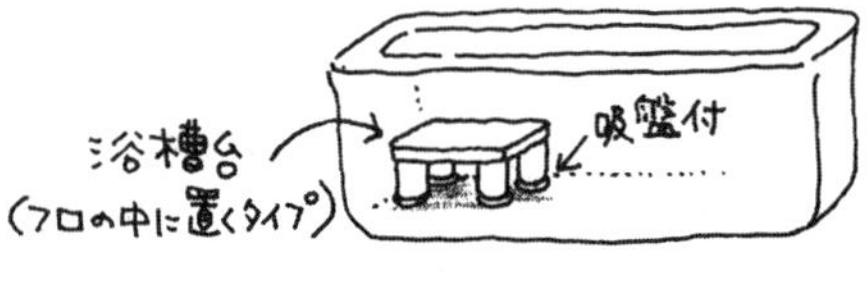

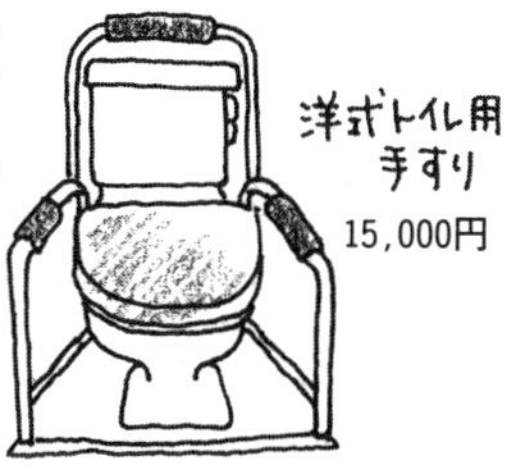

15,000円

・ポータブルトイレ
一八〇〇〇～七〇〇〇〇円
・ゲルタイプ消臭剤
一五〇〇円

ざまな種類がありますが、うまく使うと驚くほど臭いを消すことができます。

ベッド上での利用用具としては、昔からのアルミの簡易便器の他、長時間尻の下に据えても痛くないようなゴム製の便器、尿の出が悪い方には、尿をセンサーによって感知、自動的にモーターが作動して尿を吸引する自動採尿器があります。

それでも失禁がつづくようになると、どうしてもおむつを使わなければならなくなります。これにも布、綿からポピュラーな紙おむつなど多種多彩あり、介護者の負担もずいぶん少なくなりました。使用者の状態と性能を考え、選ぶことがポイントです。

●ベッド・寝具

介護用具の代表格でもあるベッドは、多くの種類とさまざまな機能があります。ベッドの使用については、ベッド本体を個別に考えるというより、サイドテーブルやレール、車いす、ポータブルトイレ、歩行器などの関連を考慮して選ぶことが大切です。

発売されて三年が過ぎましたが、人気なのが三モーターのベッド「楽匠」（パラマウントベッド製）があります。より自然な「背上げ」、「膝上げ」を実現、ベッドの高さも調節でき、要介護者の乗り降りが容易になり、介護者にとっては中腰の必要がなくなりました。この他「ヘッドボード」、「フットボード」は着脱式で、洗髪やシーツ交換が楽になっています。こうした機能付きベッドは、最近各社からも出ていますが、背を上げると足の部分が下がり楽に座位がとれ、しかも停電時対応として補助バッテリー電源をもつベッド、ベッドの床が左右に上下する床ずれ防止機能の寝返り支援ベッドなど、特殊な機能をもつベッドもどんどん開発されてきています。

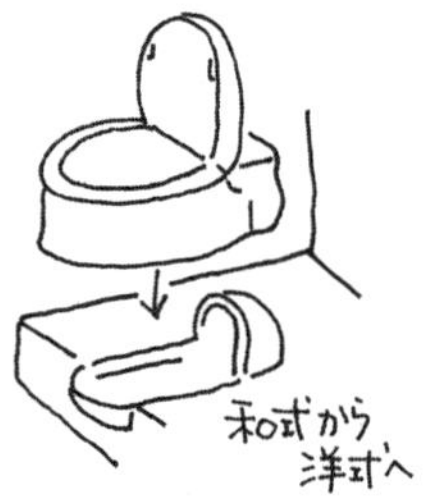

13,000〜15,000円

・簡易便器ゴム製
一四〇〇〇円前後
・自動採尿器
六六〇〇〇円

・ハイ・ロー機能付きベッド
一八〇〇〇〇〜四三〇〇〇〇円
・レンタル用介護用品セット
一カ月　九〇〇〇円

300,000〜400,000円
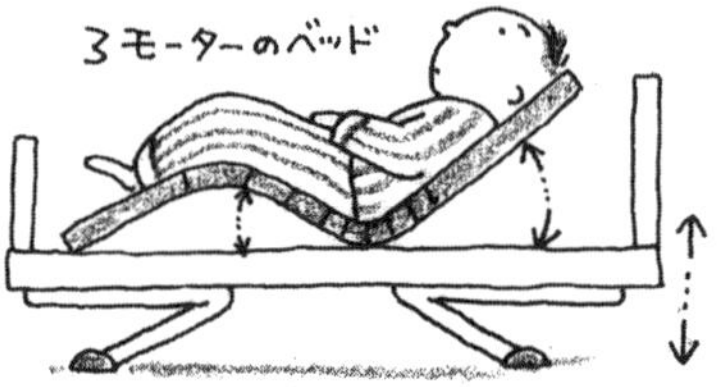

高さ調節ができるハイ・ロー機能をもつベッドは、基本的に二モーター以上。二モーターと三モーターの違いは、二モーターはギャッジアップと膝上げが連動しています。三モーターは、それぞれの操作系が独立しており、個別に調整できます。二モーターで背・膝上げ連動タイプのベッドでは、背上げした場合、どうしても腰がずれて落ち着かない状態になります。クッションを膝下に当てるなど工夫が必要です。購入前に実物での体験をしておくこと、あるいは介護者がベッドの機能をよく調べて選んでください。

大事なのは、ベッドは寝るときに使用という原則を立て、身体各部の機能低下を防ぐという考えからできるだけ起床時は、ベッドから離れた生活習慣をつけることです。目安としては一時間程度を原則として、一時間座れる方であれば、ベッドから降りていすや車いすを利用する。寝室以外の場所へ移動する癖をつけることが大切です。

ベッドからの移動で必要なのは、ベッドサイドバーです。ベッドサイドレールは、布団や寝る人の転落防止のためですが、バーは、ベッドからポータブルトイレや車いすへの移動、立ち上がりの補助機能を備えた一種の手すりです。スイングアームバーやRバー、回転式アーム介助バーなどがあります。

その他、ベッドサイドテーブルやベッドに付けるオーバーテーブル、レンタルの介護寝具セット（ベッドパット一枚、毛布一枚、枕一個、掛布団一枚、シーツ五枚、枕カバー五枚、布団・毛布カバー各三枚、防水シーツ五枚）もあり、上手に利用し家族の負担軽減にも役立てたいものです。

34,800円
(10,000円くらいのものもある)

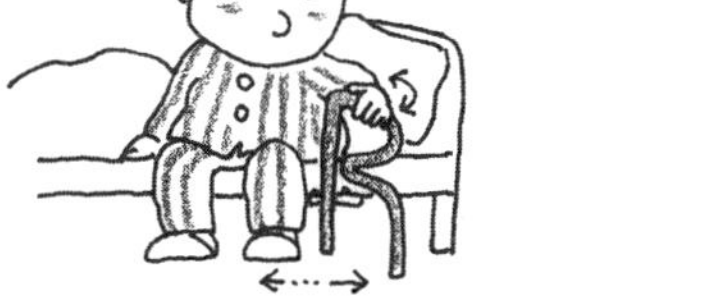

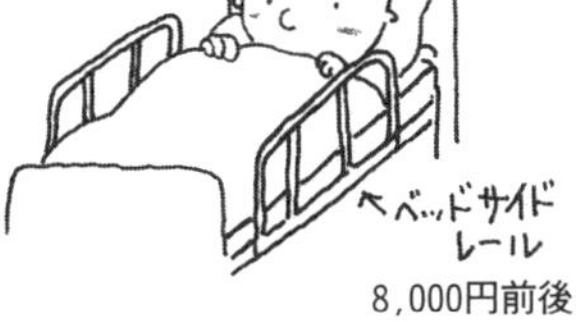

8,000円前後

●床ずれ防止用具

衰弱が進んだり、骨転移などでやむなく寝たきり状態になったときに、最も気をつけなければならないのは「褥瘡《じょくそう》」といわれる床ずれ。防止のためのさまざまな用具が開発されているので、うまく使ってください。

ウォーターマットやエアーマットがあります。水や空気の上に乗っかって身体を浮かせた状態にし、床ずれの原因となる身体の一カ所へ体圧が集中するのを防ごうというものですが、最近はエアマットが主流です。袋《セル》の数や体重コントロールできる装置付きなど各種あります。こうしたマットは身体が不安定になり寝づらいのですが、重度なマヒがある方、状態が悪く動けない方には効果があります。

床ずれ防止の基本は、頻繁に体位交換することですが、家族や介護者が深夜を含め一日中、頻繁に行うことは無理です。そこで、ウォーターマットやエアーマットより、より効果が高いといわれる体位交換を専門にする体位交換機「ライトケア」（日本エム・ディ・エム製）があります。原理はベッドの項で述べた体位交換ベッドと同じで、二本一組のエアーセル（空気袋）をベッドとマットの間の左右に設置、コンピュータ制御のポンプから自動的に、左右交互にゆっくり空気を入れたり出したりすることによって、寝ている人の体位交換を行うものです。完璧な体位交換はできなくても、介護者の負担軽減、マンパワーの限界をかなり補うことはできます。

その他、身体の一部の床ずれ防止には、サイズも形状もいろいろなシリコンやビーズのマットやクッションがあります。

・エアマット
五〇〇〇〇円以上

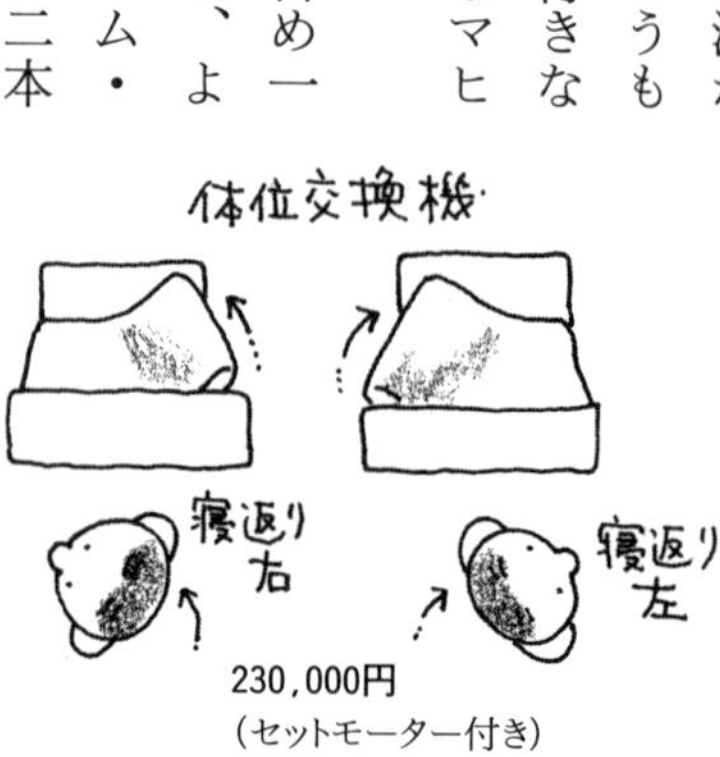

230,000円
（セットモーター付き）

・車いす・ビニールレザー張り
六〇〇〇〇〜七〇〇〇〇円

・車いす・チタン合金
一三〇〇〇〇円前後

・車いす・携帯用
一〇〇〇〇〇円弱

●移動機器・用具

介護と言えば、想像してしまうほど代表的なのが「車いす」。病院や施設で見かけるビニールレザー張りスチール製（二〇キロ前後）から、最近はチタン合金の軽量型。さらに飛行機内にも持ち込めるコンパクト型など種類は豊富です。使用者の体格、身体的特徴、屋外か屋内かなど使用場所によって選べるようになっています。

外国では常識になっている、使用者の身体的状況とか使い勝手に合わせてサイズや形状を一定の範囲内で変更していくことが可能なモジュラータイプも次第に増えてきていますので、ご相談ください。

●住宅改造

機能の低下、体力の低下をきたした場合、基本となるのはやはり手すりの設置です。住宅改造と手すりは最も深い関係にあります。お風呂、トイレ、出入口から段差のある場所など身体の支えを必要とする場所には、必要なものです。材質もイレクターパイプのような簡単なものからステンレス、木製、プラスティック製など、場所、用途によって使い分けられます。ただし、手すりの設置は簡単なようですが、利用者が支えるとなるとそれなりにしっかりと固定することが重要です。壁の裏にしっかりした添え木が入っているかなど、十分に注意して取り付けてください。

手すり設置の工事費は高くないし、公的助成の対象でもあります。専門業者らへ相談してみるのがいいでしょう。

700,000円
（直線式工事費含む）

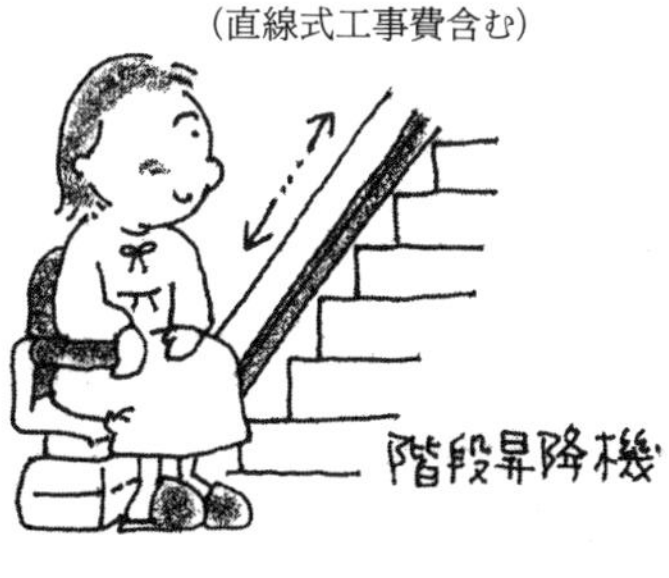

介護用品問い合せ先：販売・レンタルを中心にし、支店網も充実している主な会社。

・有限会社ハートフル
TEL〇九二(八四六)六二六六

・正晃株式会社
TEL〇九二(六一一)五七六一

・アイティ・アイ株式会社　福岡営業所　在宅部門
TEL〇九二(四七二)一八八一

・フランスベッド・メディカルサービス株式会社
TEL〇九二(四一五)二八八八

その他、問い合せは各県の福祉機器展示場などへ。

補助・介護編

知っておきたい、あんなこと・こんなこと。

パジャマ

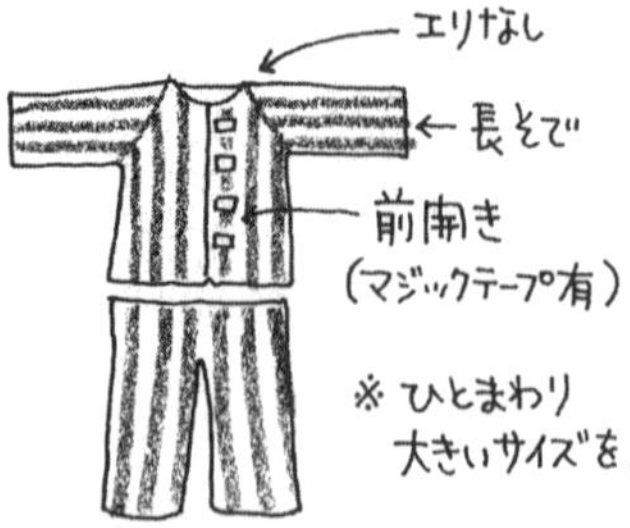

比較的ラクに着脱できるのがパジャマです
（自宅・病院にかかわらず
お見舞品としてもよろこばれます）

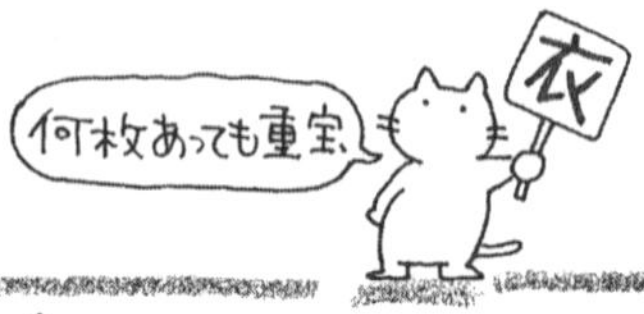

食事

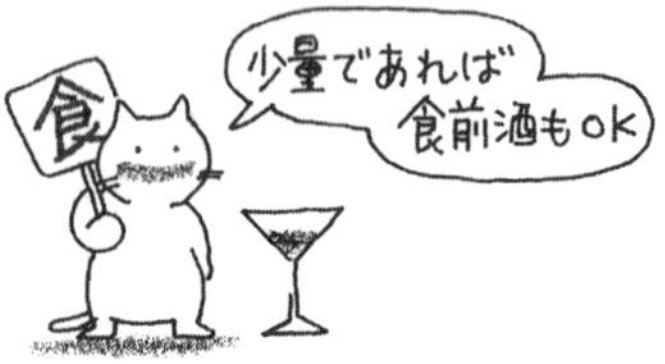

食事が摂れる場合は食器に凝ってみたり、
旬の食材にこだわってみたり、本人の好みを
そのまま受け入れたりして、食事の時間を
楽しく過ごす工夫をしましょう

階段の昇降

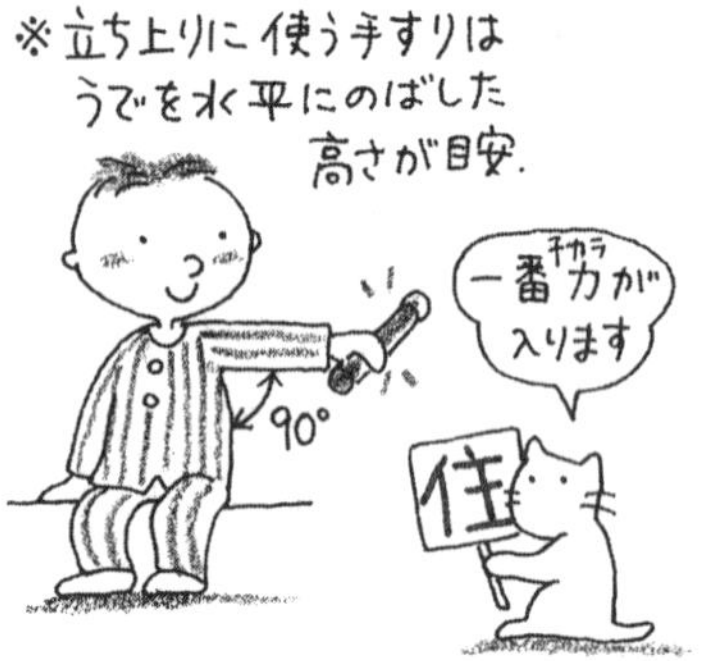

昇る時は健側の足から、降りる時は
患側の足から、が鉄則です
自宅の階段に手すりを取り付ける場合は
降りる方が危険なので利手（自由に動く手）
側に付けます

※ 玄関など段差が1・2段の所は
手すりをタテにした方が安全です

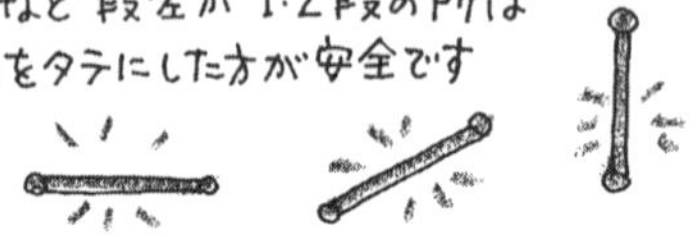

入院生活編

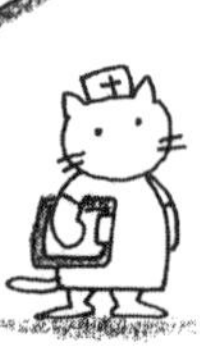

※ 例えば便秘などで
排便困難な場合は
遠慮せずに看護婦に
伝えてください
アナタに一番合った方法を
一緒に考え
処置してくれます

※ 花ビンの水替え、ツメ切りなど
ささいなことでも看護婦にたのんで
みましょう。快く応じてくれるはずです

※ うっかり見落としがちな入院グッズ

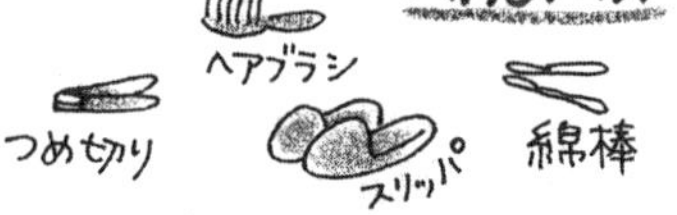

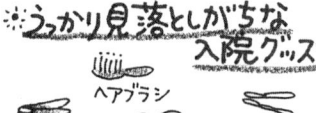

末期がん患者は身体障害者ではない？

「ファイナルステージを考える会」代表世話人　小山ムツコ

どうにか車椅子での生活のメドがたったので三カ月もしないうちに退院、家で暮らすうち、伝い歩きができるようになり、杖を作ってもらいました。

この杖、病院で専門業者が作ってくれるものの、ダサイこと！　確かに「丈夫一番、デザイン二番」が大切なのは理解しますが、あまりにも情けない。自力で外出を楽しめるようになってデパート巡りをして、やっとなんとか「これなら、マ、いいか」という程度の杖を見つけましたし、その後も気に入った品があるときは買っておきます。

介護用品、補助器具など機能はよくなりましたが、「体の不自由な人はオシャレは、あきらめざるをえない」物が多いのです。これからのニュービジネスに、これらの商品の「見た目のよさ」も付加価値ではないでしょうか。

時々、疲れが出て入院しますが、大部屋ですと私の杖がすぐ話題になります。「どこで、そげなシャレたの見つけると？」とか、「車椅子も病院紹介の業者だとあかぬけんもん」などなど、この人たちを対象にすると、洋服に合わせて杖や車椅子など一人当たりの需要が増えていくのは間違いありません。「高齢者、障害者の財布のヒモは固い」と嘆く前に業者の努力不足を申し上げたいですね。

そんな例をもう一つ。

入院初めの頃、主治医の加藤ドクターが看護婦さんへこんな恐い指示を出されました。

「小山さんは寝たきり三カ月、じょく瘡できないよう気をつけてね」と。当然そうなるらしい自信に満ちた言葉に、「エッ、まだ私五〇歳の熟女なのに……。ジョクソウなんて！」。そこでもってる限りの情報の中から必死でじょく瘡防止の対処を考えました。

で、まず思いついたのがエアマット。布団が浮輪状態の物。が、「小山さんの場合は保険の対象外です」とつれないお返事。では、自分で購入してでもと、母に頼んでいたら、これは本気なのだと受けてくださったのか、たまたま空いていたエアマットがあったのか、ともかく待ち焦がれたエアマットに寝ることに。ヤレ、嬉し、これで楽になると思ったのもつかの間。一五分置きくらいに、マットのデコボコがスーッ、ファ～、スーッ、ファ～とデコボコに変化、おおもとの送風機のモーターも、「ハイ、こちらモーターです」という音をたてるので、眠るにはとても悲惨。

寝たきりの人の血液の循環をよくするには、アイデアとしてはグッドだと思いますが、睡眠に関してはどうなのでしょう？　世の中、良いことづくめはないとしみじみ思い知ったのでした。

総合病院では、おしゃれなど皆無。もっとも個室の絵画は一カ月に一度くらい代えてくださいますが。ちなみにわが個室は、プライバシー＋シャワー付きトイレ＋小風呂＝一万五〇〇〇円。ついでに一言、病院内の絵画とか写真、音楽などほこりをかぶったままだったり、聞きあきてしまったり、何年も同じという神経が理解できません。

さて、私はいつものノーが言えない弱気で生命保険に二つ入っており、個室代はなんとか払えますが、ふだんから貯金の配分考えて、イザ家族の入院のときどうするのかも、利子に一喜一憂する前に必要なことですね。しかも、家計の大黒柱が病気になったら……今では、強引だった保険のおばさまに感謝あるのみ。

もう一つ学びました。なんと、がんではどんなに体が不自由で、車椅子を使おうが、杖をつこうが、寝たきりになろうが身体障害者扱いにはならないのです。車いす、医療用ベッドから家の中のてすりや段差工事はもちろん、紙おむつ、人工肛門の使い捨て袋などなど数え上げたらキリがないくらい療養生活には経費がかさみます。

身体障害者として、何故認められないのか？　加藤ドクターが調べてくださいました。

①がんという病気は症状が安定していない（変化する）。

②がんは、一般的に予後が短い（その短い日々のＱＯＬは認めないってこと？）。

③日本人の三分の一というがん患者に対応できる保険資金がない。

以上がお答えでした。なんだか、納得がいきません。

＊補足　胃がん、腸のがんなどの人工肛門用の袋には補助があります。私の場合は、ＱＯＬを高めるための造設なので公的補助が受けられないそうです。

＊追記　ヤリマシタ!!　一九九八年五月、しつこく申請をつづけたところ、末期がんでも歩行困難、両足の長さに五センチも差があるなど、医師が申請書内容に細かに記入、努力してくださった結果、障害者二級の認定を受けました。家の大黒柱が末期がんで収入がなくなったとき、とても役に立ちます。アキラメナイデ！

6

意思表示の仕方

1　リビング・ウィル――尊厳死の宣言書

国立九州がんセンター名誉院長
日本尊厳死協会九州支部長
大田満夫

●日本尊厳死協会西日本支部の発足[1]

本支部は一九八八年に福岡で発足して、今年で一三年となります。発足当時は二七五人でしたが、今は六八〇〇人と約二五倍に会員が増加しています。全国的にみれば、昭和天皇が亡くなられてから毎年一万人の割合で急増し、現在約九万三〇〇〇人で、九州支部はその八％に当たります。会員の平均年齢は男七〇歳、女六九歳で、高齢者が非常に多く、女性会員数は男性の二倍です。西日本支部は、四国支部、中国支部が独立し、愛媛県、その後山口県がはずれて九州沖縄だけになったため、一九九九年より名称を日本尊厳死協会九州支部に改めました。九州支部の会員は六七〇〇人で高齢者が多く、若い会員の増加を期待しています。

日本尊厳死協会の目的は、尊厳死の思想を普及することと、尊厳死できる環境をつくりあげることにあります。「尊厳死」とは、不治の病気で末期になった患者が、自己決定権によって無意味な延命医療を断り自然死を選択することです。もっとわかりやすく言えば、積極的に死を早めることではなく、また人為的に死期を延ばすことでもない。

1　リビング・ウィルの問い合せ先
・日本尊厳死協会九州支部
〒810－0001　福岡市中央区天神3－10－25　森連ビル804号
TEL・FAX　〇九二(七二四)六〇〇八
年会費　三〇〇〇円
・日本尊厳死協会
〒113－0033　東京都文京区本郷2－29－1　渡辺ビル201
TEL　〇三(三八一八)六五六三
FAX　〇三(三八一八)六五六二

本人の自然死を選ぶという意思に基づいて、十分な鎮痛と介護は受けるが、積極的な延命医療を断り、尊厳を保って安らかに自然死することです。

　尊厳死協会の会員で、毎年死亡された方の遺族にアンケート調査をすると、リビング・ウィル（尊厳死の宣言書）を医師に提示して医師が認めた率は九七％とたいへん高く、拒否されたのは三％に過ぎませんでした。医師が、患者の「尊厳死の意思」を非常によく尊重していることがわかります。もし拒否された場合でも、事務局に連絡してくだされば協会より協力を依頼しますし、それでも拒否されれば協力施設[2]に紹介することにしています。

●医療の目的と尊厳死

　医療とは、患者の苦痛を除き、元気に永く生きられるようにすることを目的としています。このため延命医療を中止するには、患者自身の延命医療を断るという明白な意思表示がなければできません。本人の意識がなくなるか、植物状態に陥ったとき、意識のあったときの明示の意思表示がなければ、医療側は延々と治療をつづけなければならないのです。家族の意向で延命治療を中止することは、法律的に困難です。

　尊厳死の宣言書を持っているということは、本人にとって意味のない延命医療を拒否する明白な意思表示となり得るわけです。ですから尊厳死の宣言書「リビング・ウィル」は、大切なものとなるのです。

　日頃の健康管理や病気になったときの医療の受け方は、本人の生き方に直結する問題であり、どのような選択をするかはあくまで本人の希望と意思なのだという自覚が必要

2　九州・沖縄の尊厳死協会協力医師のリストはII―124ページにあります。

協会記入欄	
登録番号	
登録日	

尊厳死の宣言書

(リビング・ウィル　Living Will)

私は、私の傷病が不治であり、且つ死が迫っている場合に備えて、私の家族、縁者ならびに私の医療に携わっている方々に次の要望を宣言いたします。

この宣言書は、私の精神が健全な状態にある時に書いたものであります。

従って私の精神が健全な状態にある時に私自身が破棄するか、又は撤回する旨の文書を作成しない限り有効であります。

①私の傷病が、現在の医学では不治の状態であり、既に死期が迫っていると診断された場合には徒に死期を引き延ばすための延命措置は一切おことわりいたします。

②但しこの場合、私の苦痛を和らげる処置は最大限に実施して下さい。そのため、たとえば麻薬などの副作用で死ぬ時期が早まったとしても、一向にかまいません。

③私が数ヵ月以上に渉って、いわゆる植物状態に陥った時は、一切の生命維持措置をとりやめて下さい。

以上、私の宣言による要望を忠実に果たしてくださった方々に深く感謝申し上げるとともに、その方々が私の要望に従って下さった行為一切の責任は私自身にあることを附記いたします。

平成　　年　　月　　日

自　署

フリガナ 氏　名	印	明治 大正　　年　　月　　日生 昭和
住　所　□□□-□□		

「尊厳死の宣言書」の登録について

この書類は一通つくって協会に送る。協会は登録番号を附して、其の一通を保管し、コピーの二通を返送する。一通は本人が所持し、一通は最近親者(配偶者、親、子、後見人)が所持する。尊厳死の宣言書は、必要が生じたときに医師に提示して下さい。

万一、主治医が理解されない場合は、あなたの会員登録番号と主治医の住所氏名をお知らせ下さい。当協会から主治医にご理解をお願いいいたします。

〒113　東京都文京区本郷2-29-1　渡辺ビル202　☎03-3818-6563　**日本尊厳死協会**

切り取らないで下さい

入会申込書

職業別番号 No.

a 0 0 0 2 5 7 9 0 a

フリガナ 氏　名	印　男・女	職　業 (現・元)
		生年月日　明治 大正 昭和　　年　　月　　日
住　所　□□□-□□ TEL.　　－　　－		

入会したく○をつけた種類に会費をそえて申し込みます。

1．正　会　員　　年会費　3千円　2．ご夫婦で入会される場合　　年会費　2人分　4千円

3．終身会員　　会　費　10万円　4．ご夫婦の場合　15万円

会員カードの交付、「尊厳死の宣言書」登録、会報 (年4回) 配布、研究会出席自由。

日本尊厳死協会　会長殿

＊ご夫婦で入会される場合は、各自別用紙で署名願います。 但し、払込通知は一枚で結構です。

ご入会手続きは、本部 (〒113 東京都文京区本郷2丁目29－1 渡辺ビル202)　☎03(3818)6563宛ご提出下さい。

です。日頃から自分の意思をもつとともに、家族と話し合っておく。とくにがんの告知、末期における延命措置、植物状態、脳死になったときに受ける医療等については、事前の希望、意思を明確にしておくことが望まれます。今後は、文書による「リビング・ウィル」（事前の意思表明）が、ますます重視されるようになるでしょう。

尊厳死協会への入会は、東京の本部に直接尋ねられても結構ですが、日本尊厳死協会九州支部事務局の方でも受け付けております。はがきか電話・ＦＡＸでお尋ねくだされば、手続き申込用紙を送りますので、それに基づいて登録してください。

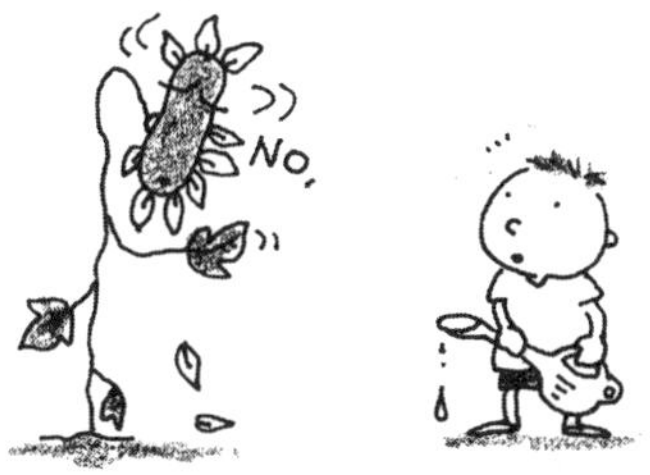

【ファイナルステージ法律相談 3】

事前の意思表示 ── 判断能力を失ったときのために

Q　事前の意思表示は何故大切なのですか？

A　医師が行う治療行為は，原則として患者本人の同意が必要です。

患者の状態に対して複数の治療が選択できる場合には，医師が患者本人に，それぞれの選択肢のメリット・デメリットを説明して，最終的には患者本人がどのような治療を受けるかを決定することになります。このような考え方を「インフォームド・コンセント」といいます。

ところが患者が意識を失っているような場合においては，医師の説明を聞くこともできませんし，もちろん同意することも選択することも不可能です。そして多くの人は，死亡に至る前段階として，このような判断能力を失った状態を経ることになります。

患者が判断能力を失って治療方針を自分で選べない場合，医師は，一般的には，社会通念に従って，患者に判断能力があれば選んだであろう（推定的承諾）治療方針を選択することになると思われます。そして現在の社会通念では，治療行為の第一の目的は患者の生命・健康の維持であり，末期においても可能な限り延命治療をつづけるというのが，患者の希望にかなうと考えられるでしょう。医師としては，延命治療をつづけることは無意味だと思う場合でも，患者の意思が表示されない以上，延命治療をつづけざるを得ないのが現状です。

「リビング・ウィル」や「レット・ミー・ディサイド ── 治療の事前指定書」による意思表示は，このような事態を避けるためになされるものです。無益な延命治療を行わずに自然なかたちで死を迎えたい，自分に意識がなくなっても治療行為は自分の選択した方針に従って行ってほしいと考える人は，元気なうちに書面による明確な意思表示をしておくことが大事です。

（九州合同法律事務所　小林洋二弁護士）

2 レット・ミー・ディサイド（わたしの選択）――治療の事前指定書

福岡レット・ミー・ディサイド研究会代表
にのさかクリニック院長
二ノ坂保喜

●〝わたしの選択〟

人生にはいろいろと決断しなければならない場面が多くあります。私たちはその場その場でいろんな決断を下してきました。……いよいよ余命六カ月、あと六カ月の命、といわれたとき、あなたが決断を下さなければならないことはいろいろあります。

医療については「自分の医療は自分で決める」、これが治療に当たる場合の原則です。実際に家族や親しい友人が意識不明になったとき、その治療法を決める際に「本人は何を望んでいたのだろう？」という思いがわいてくることは多くの方が経験されたことでしょう。本人の希望がわかれば、できるだけそれにそった治療を施すことができるのに……。あるいは、自分のときには事前に家族や友人に話しておきたい……。そこで、前もって医者や家族に自分の希望を伝えておくという「治療の事前指定」という方法が考えられました。その一つが、「レット・ミー・ディサイド（ＬＭＤ）――わたしの選択」という事前指定書です。つまり、重症の病気や怪我などで意識不明の状態となって、治療についての意思決定ができなくなった場合のことを考えて、事前に自分の希望する治療法などを示しておく文書です。

●ＬＭＤの事前指定書の内容

宣言

初めのページに、「この指定書は、私が意志疎通ができなくなったときにのみ効力を発揮する」旨の宣言があり、その下に本人が署名します。

代理人とかかりつけ医

ついで、その下に代理人二人と、かかりつけ医の署名の欄があります。代理人の役割は、本人と終末期医療や生と死について話し合い、お互いの理解を深めること、また本人の選択がより本人にとって真実となるように、協力し支援することです。

かかりつけ医は、医師として指定書を記入する本人、及び代理人へ医療面からのアドバイスをあたえます。緩和ケアとは何か、集中治療とは何かなど本人や代理人が正しい理解のもとに治療法を指定できるように説明します。また、いざというとき治療にあたる医師に、本人が事前指定書を持っていること、及びその事前指定書の内容を伝え、本人の希望にそう治療を要求します。そのような役割を果たすためには、ふだんからの「かかりつけ医」としての役割が欠かせないと思います。

個人用医療チャート・治療法

ここで病気の状態が回復可能か、不可能かに分けてそれぞれ治療法、栄養補給法[1]、心

1　**栄養補給法**：栄養補給の方法も四段階に分けます。原則的に口から食べる方法として、基本栄養と補足栄養、口からの摂取が不可能な場合に管を通して栄養を補う方法として、経静脈栄養つまり点滴と経管栄養があります。

肺蘇生[2]希望の有無を指定します。治療法は、1 緩和ケア→2 限定治療→3 外科的治療→4 集中治療の四段階に分けられます。これらの中から、回復可能な場合と不可能な場合に分けてそれぞれ選択します。

個人的要望

三ページ目に医学用語の説明があり、それにつづいて最後のページには「個人的要望」を記入します。「私は、以下のような状況になれば、私にとって回復不可能な状態であると考えます」。つまり、自分自身がたとえ意識不明の状態から回復しても、このような状態になるのであれば生きていくのに耐えられない、従って、それは回復不可能と考えて欲しい、という声明です。ここでは、例えば「アルツハイマーになったら」、とか「末期のがんになったら」など病名で記述するのではなく、「家族を認知できなくなったら」とか、「コミュニケーションが取れなくなったら」とか具体的な状態を自分の言葉で表現するようにします。

●事前指定書を書く手続き

さて実際に「レット・ミー・ディサイド（ＬＭＤ）――わたしの選択」の事前指定書を書くに当たっては、以下の手続きが必要です。一見面倒に思われますが、大切な命の問題を、しかも自分が意識のなくなったときの治療法を指定する、という一大事を決定するのに、それなりの時間と手間をかけるのは当然ではないでしょうか。ともかく納得できるまで事前指定書を検討し、代理人、かかりつけ医と話し合ってみてください。

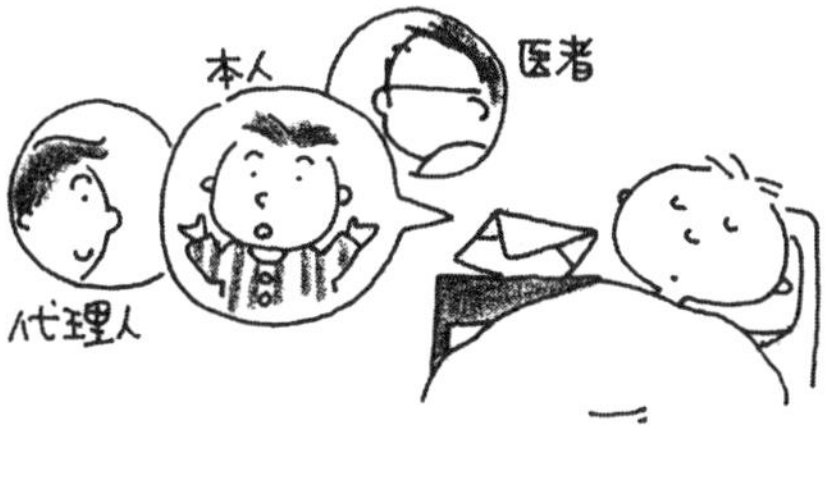

2 **心肺蘇生**：心停止が起こった場合に、心肺蘇生を希望するかしないかも、回復可能、不可能の場合に分けてそれぞれに指定しておきます。

①まず、事前指定書を取り扱っている医療機関・施設に相談します。わが国では、まだ受け入れ施設が少なくＬＭＤを知らない医師も多くいますが、福岡では徐々にＬＭＤを理解し、受け入れてくれる医療機関が増えてきています。ここの医師が「かかりつけ医」となるのが普通です。

②その医師・保健婦・看護婦等の医療スタッフから説明を受けます。「緩和ケア」とは何か、「集中治療」とはどういうことか、本やビデオを使って家族と一緒に見るのもいいでしょう。

③かかりつけ医、家族、友人など（代理人）と話し合い、理解してもらいます。かかりつけ医がいない方は、レット・ミー・ディサイド研究会[3]が受け入れ機関を紹介したり、自分のかかりつけ医にＬＭＤを相談することもできます。

④代理人と一緒に、事前指定書を完成させます。

⑤代理人とともにかかりつけ医のところに行き、署名してもらいます。

⑥これで事前指定書は完成です。本人と代理人（二人）、かかりつけ医がそれぞれ保管します。自分の指定書は、保管場所を明確[4]にしておきます。

●プロセスを大切に――事前指定書を書く意味

日本で多くの場合問題となるのが、「かかりつけ医」のことです。現在のところ制度としての「かかりつけ医」というものはありません。風邪をひいたときやお腹が痛くなったときに駆け込む先が一般にはかかりつけ医と考えられていますが、ここではもう一歩進んで、日頃から本人を含む家族全体の健康や病気についての相談にのってくれる医

3 問い合せ先
・にのさかクリニック
〒814－0171 福岡市早良区野芥4－45－55
TEL ○九二（八七二）一一三六
FAX ○九二（八七二）一一三七
・特別養護老人ホーム日迎の園
〒838－1505 福岡県朝倉郡杷木町大字穂坂59－1
TEL ○九四六（六二）○○○七
FAX ○九四六（六二）一一六六

4 入院が予想される病院に預けておく。在宅ケアの場合、治療にあたる医師に預けておく。

師を「かかりつけ医」と考えていきたいと思います。つまり患者の側から「かかりつけ医をつくる」という考えで医師を探してみてはどうでしょうか。A医院にかかってみて、「事前指定書を作りたいので、かかりつけ医になってください」という話をしたとき、医師がどういう反応を示すかによってあなた自身が、この医師をかかりつけ医とするかどうかを決めることができます。気に入らなければ、Bクリニックを訪ねてみてもいいでしょう。自分の命や健康を預けるのですから、納得行くまでその病院・医院の内容を調べ、医師の中身を十分に吟味してはどうでしょう。もちろんいろんな情報を集めている市民グループや患者グループから情報を得ることも役に立ちます。ともかく、あなたの考えを理解し、支えてくれる「かかりつけ医」を見つけることが必要です。

レット・ミー・ディサイドの事前指定書を考案したカナダのモーロイ医師は、自分の奥さんと、同僚の看護師を代理人に指定しています。私のところで指定書を書いた方のなかには、娘さん二人を代理人としている方もおられます。いずれにしろ、自分の人生観、死生観をよく理解し、場合によっては治療に当たる医師にあなたの考えを代弁することのできる人を選択しておきましょう。

かかりつけ医や代理人との話し合いはとても重要です。話し合うなかで、事前指定に対する考えは深まり、また生と死についての思いもより深いものとなることでしょう。代理人は多くの場合家族がそれに当たりますが、人によっては、親しい友人だったり、信仰を共にする人であったりします。

終末期宣言書

東京在住の医師西村文夫さんが1990年に設立した,「終末期を考える市民の会」で発行しているもの。自分の終末期を人まかせにせず、自分でデザインしましょう,という主旨は尊厳死協会のリビング・ウィルと似ていますが,こちらは選択の余地があるのです。リビング・ウィルは,徒な延命医療を止めて自然死に近い尊厳死をしたい,という市民や患者の意思表示ですが,あらかじめ作成されている書式にサインをする方式です。

終末期宣言書は,例えば,事実を知らせてほしいか否か,延命治療を望むか否か,最期の場所はどこを希望するのか。これは,病院,ホスピス,自宅の中から選ぶようになっています。脳死を自分の死と認めるかとか,臓器提供をするかどうか,などの項目もあります。たとえこの先,法律がどう変わろうと,自分の意思をこのようにはっきり提示しておけば家族も医療者も社会も助かることでしょう。西村さんはこんなふうに書いています。

「これは,日本では現在のところ法で定められてはいませんが,憲法で『人は個人として尊重され,生命,自由および幸福を追求する権利を有する』とされている基本的権利に属するものです」(『私が選ぶ,私の死～終末期宣言のすすめ』同時代社刊行)

会としての活動は,会報,本やブックレットの作成,講演会などさまざまあります。

(波多江伸子)

終末期を考える市民の会　会長　西村文夫

〒113-0022 東京都文京区千駄木28-1

TEL・FAX 03(3823)0887

終末期宣言書

私は精神的に健全な状態で、自らの意思で自発的に、私の終末期および死に備えて、私の家族および医療担当者に、以下の希望を表明し、これを宣言します。

私がこれを破棄するか撤回する意思を表明した場合、またはその文書を作成して関係者に通告しないかぎり、この宣言書を私の最終の意思として尊重してください。

1．私が終末の状態であると診断された時、および3ヵ月以上植物状態が続いた時は

☐ 延命の措置（蘇生術、生命維持の装着または継続を含む）を一切お断りします。

☐ 最期まで最高の医療技術で延命の措置を続けてください。

2．私の死が不可避であり、なお意識がある時は

☐ 肉体的、精神的苦痛を取り除く措置を出来る限り実施してください。そのために、死ぬ時期が早くなってもかまいません。

☐ 苦痛を除去するために生命を縮める恐れのある措置はしないでください。苦痛は忍びます。

3．私の死が不可避であると診断された時は、その病名と性質について

☐ 真実をありのまま告げてください。

☐ 家族にはありのままを告げてください。私にはあからさまに言わないでください。

4．最期の場所は

☐ 家を望みます。自宅で可能な医療と介護だけで結構です。

☐ 病院　☐ 施設　☐ ホスピス　で最期まで看取ってください。

5．私が脳死の状態になったと診断された時は

☐ 利用できる私の全ての臓器を提供します。

☐ 右記の臓器のみ提供を認めます。（　　　　　　　　　　　　　　　　）

☐ 私の臓器の提供は拒否します。

6．その他付け加えたい希望があれば自由に書いてください。

以上の宣言による要望に従って頂いたばあい、その行為の一切の責任は私自身にあります。

日付　　　　年　　月　　日

氏名《ふりがな》＿＿＿＿＿＿＿＿＿＿＿＿＿＿　印

生年月日＿＿＿＿＿年＿＿＿月＿＿＿日

住所＿＿＿＿＿＿＿＿＿＿＿＿＿＿＿＿＿＿＿＿

電話＿＿＿＿＿＿＿＿＿＿＿＿＿＿＿

3　ドナーカード

死生学研究者
波多江伸子

●臓器移植の社会的認知

「臓器移植法案」が国会で可決され、一九九七年一〇月に法施行されました。事実上の移植解禁ですが、実施施設や提供施設は限定されていて、現在のところ国内の提供者はありません。臓器移植は脳死の患者からの提供[1]によるものと、心臓死した死体からもらうものとの二種類があります。前者は、心臓、肺、肝臓、腎臓、膵臓、小腸、皮膚などいろいろ可能ですが、心臓死からの移植となると角膜や膵臓、腎臓に限られてきます。こうした臓器に関しては、個別にアイバンクや腎バンクがありますので、そちらに登録した方がいいかもしれません。

移植医療に関しては臓器不足になるのは初めからわかっているとか、免疫抑制剤を一生飲みつづけなければならないとか、高額の医療費がかかるので……といった反論を押し切っての法制化です。死の定義に関しては、「移植する場合に限って、脳死を人の死とする」という苦しい逃げ道を選びました。

しかし、一方で小さな子供や若者たちが、移植医療でしか助からない病気で苦しんで

1　臓器提供したい人の連絡先：厚生労働省
日本臓器移植ネットワーク
全国共通連絡先
TEL 〇一二〇(二二)〇一四九

いることは確かです。これまでは海外に渡航して手術を受けるしかなかったのですが、言葉の通じる国内で安心して治療でき、滞在費もかからないということとなれば、大きな救いの手となることは間違いありません。その人たちに「ぜひ自分の臓器を役立て」と思われる方はドナーカードの登録をおすすめします。ただし、移植する相手の指名はできません。

臓器提供をしたくない場合、ドナーカードには、私はしませんという項目もありますが、書かなくても今の日本の法律では臓器を摘出されることはありません。

因みに、骨髄移植の場合は元気な人から、白血病などで造血機能が失われた患者さんへのプレゼントですから、本人のはっきりした現在の意思で行われるものです。

●腎バンクとアイバンク

腎臓移植は、腎不全による人工透析患者の唯一の根本的な治療法です。腎臓移植には、死体腎移植と生体腎移植と二つのやり方があります。生体腎移植は患者の親や兄弟などの肉親の一人から生存中に片方の腎臓をもらうものをいい、死体腎移植は事故や急病で死亡した人から、遺族や本人の生前の意思によって二個の腎臓を提供してもらい、二人の腎不全患者に移植するものをいいます。生前に腎バンク[2]に登録しておくと、遺族が決断しやすく問題も少なくなります。現在、死体腎移植はわが国では少なく、提供待ちの患者はたいへん多い実状です。提供登録者はカードを常時携帯しておくこと。

さらに現在角膜疾患のための視覚障害者は、五万人近くいます。この人たちが視力を取り戻すためには、透明な角膜を移植する以外に方法はありません。角膜さえ透明であ

2 **腎バンク、アイバンク問い合せ先**：各都道府県の保健・医療担当課まで。

れば、近視でも乱視でも「そこひ」のある目でも移植には支障ありません。もよりの都道府県のアイバンクに申し込み、近親者の同意を得て手続きをすれば登録カードが送られてきます。ただし、死後六～一〇時間以内に摘出し、保存液に浸す必要があります。

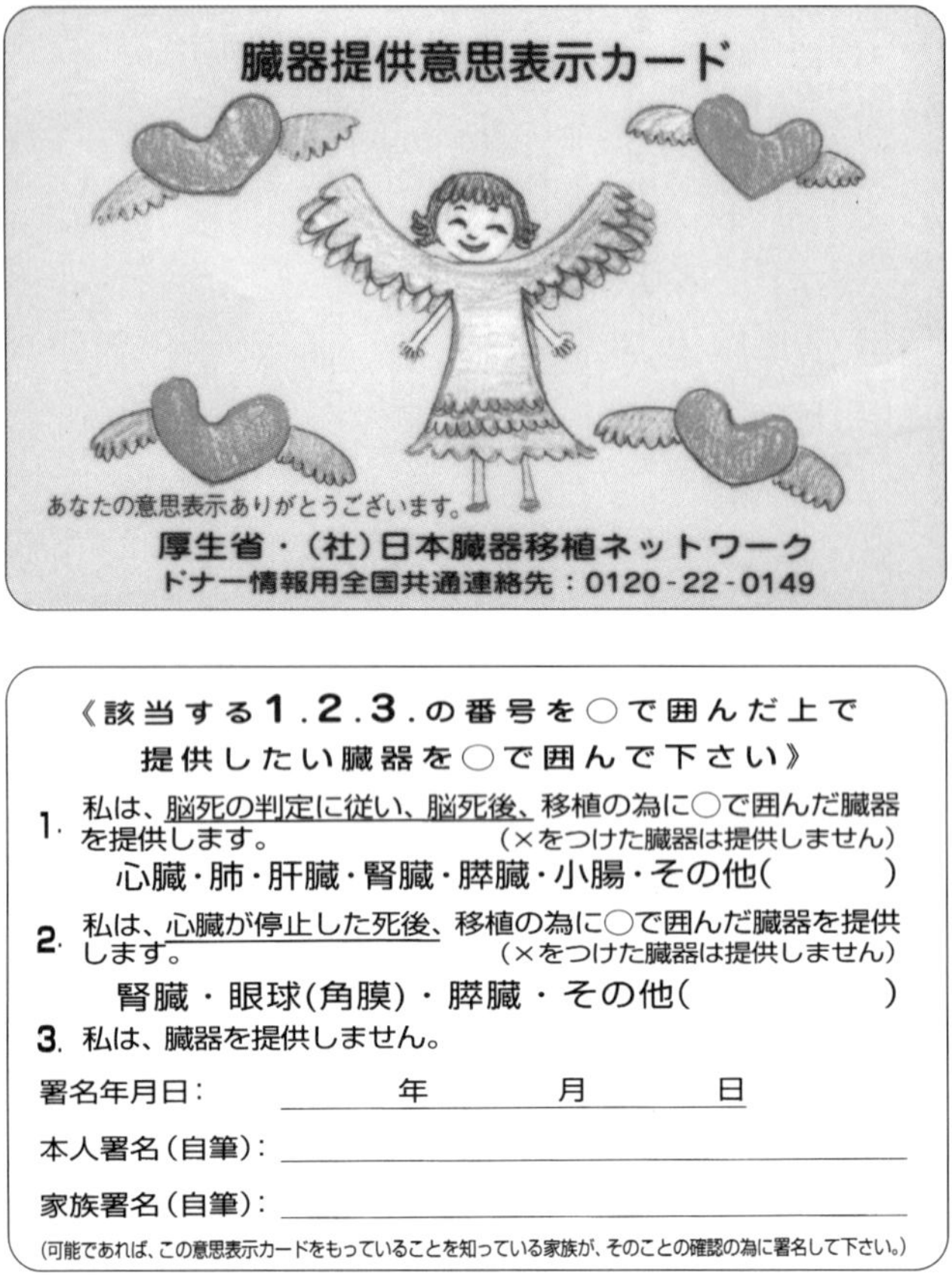

《該当する1.2.3.の番号を○で囲んだ上で
提供したい臓器を○で囲んで下さい》

1. 私は、脳死の判定に従い、脳死後、移植の為に○で囲んだ臓器を提供します。（×をつけた臓器は提供しません）
心臓・肺・肝臓・腎臓・膵臓・小腸・その他（　　　　）

2. 私は、心臓が停止した死後、移植の為に○で囲んだ臓器を提供します。（×をつけた臓器は提供しません）
腎臓・眼球（角膜）・膵臓・その他（　　　　）

3. 私は、臓器を提供しません。

署名年月日：　　　年　　　月　　　日

本人署名（自筆）：

家族署名（自筆）：

（可能であれば、この意思表示カードをもっていることを知っている家族が、そのことの確認の為に署名して下さい。）

臓器提供意思表示カード　表（上）・裏（下）

【ファイナルステージ法律相談 4】

事前の意思表示の法的強制力

Q 「リビング・ウィル」や「事前指定書」には法的強制力があるのですか？

A こうした文書に法的強制力があるかどうかという問題は，現段階でははっきりしていないと言わざるを得ません。

例えばその書面による意思表示に反して医師が自分の判断で無益な延命治療を続行したことに対し，遺族が慰謝料請求訴訟を起こすといった裁判が起こり，その判例が蓄積されるといった過程を経なければ，このような意思表示の法的効果の解釈は定まらないのではないでしょうか。

おそらくはこのような意思表示をどこまで尊重するかは，治療に当たる医師の，医療に対する考え方，生命に対する考え方で大きく異なると思われます。したがって「リビング・ウィル」や「事前指定書」を作成する場合には，単に書面を作成するだけでなく，医師とよく話し合って理解を求めておくことも大切です。自分が意識を失った場合には家族が医師と話し合うことになりますから，家族も交えた話し合いができれば，より望ましいと思います。医師が頑なで，まったく理解を示さない場合には，転医も考えた方がよいと思います。

本人の希望に反して，医師が独断で延命治療を続行する場合，家族としてはまず医師と十分話し合うことが大切です。家族にとっては，無益な延命治療で患者本人の意思に反していると思えても，医師の立場からすれば決して無益な延命治療ではないと考えている場合もあり得ます。医学的に救命の可能性がある場合に，家族が治療を打ち切るよう要求したからといって，医師としてはその要求に従うわけにはいかないでしょう。

（九州合同法律事務所　小林洋二弁護士）

4 献体について

「ファイナルステージを考える会」代表世話人
小山ムツコ

●「白菊会」ってご存じ?

近頃、散骨など自分の遺体の処し方まで考える人が増え、とくに著名人があまり一般的でない方法を実行すると、マスコミを通じて報道されて「そんな方法もあるったいね」とまねる傾向があるようです。

「昔ながらの、地域の風習、大家族時代の慣習は、どこへ行ったのか?」とお嘆きの方には、ご怒りもごもっともです。

しかし、死後、医師から「病理解剖させてください」といわれて、「何のこと?」という家族は、少なくなりました。

でも、事前に登録しておけば、臓器提供、正常解剖など（人体の部分提供、あるいは医学生の解剖実習のために遺体を全部）、世のため、人のためお役に立たせたいとの思いは実現します。

私は、九州大学の献体の会「白菊会」に入会し、入会当日にたまたま理事長夫人が知り合いだった関係でアッという間もなく副理事長の大役を仰せつかりました。

中枢にもぐりこめば、ホントの情報をいち早く知ることができる！　この知りたがりや精神でお引き受けし、理事会時の座長などお手伝いに努めております。

「白菊会」が発足したのは、一九七一年。発足当初五四名だった会員も、現在は福岡県を中心に佐賀県、大分県、山口県などに住む二五〇〇名を越す人が会員として登録しています。会では、三年に一度総会を開く他供養にも参加できますが、これは生と死を考えるよい機会でもあります。この他、年に一回会報「白菊」を発行しています。

また毎年秋、九州大学医学部の中央講堂で無宗教で慰霊祭を開きます。これには、会員はもとより学生、教官、看護婦、職員などたくさんの関係者が出席し、芳名簿を奉納した後、追悼の辞、参列献花などが行われます。

会の性格上高齢者が多く、五〇代の私なんかまだ青臭い部類ですが、進行役としては、サッサと大声で（元アナウンサーがこんな所で役立つ？）すませるので変にありがたがられ、まだ役に立つこともあると実感します。なんせ林吉廣理事長は八二歳、理事の平均年齢もかなり高いのです。でも、順番通りいかないのが人の世の習い。

私も、姑や母、夫より早くあちらの岸に行きそうです。せめて先立つ親不孝の代わりにと、これから巣立つ医学生のお役に立とうと申し込んだのです。夫には、末期告知のドサクサ紛れにムリヤリ同意を取り付けましたが、子供はショックを受けるし、親には親不孝と嘆かれたりと、死後の自分の体の処し方さえもなかなか思い通りにいきません。

当然ではありますが、献体の申し込みには、肉親の同意が必要なのです。

無条件、無報酬で次世代をになう医学生のための系統解剖に提供することですが、同意はなかなか取れそうで取れないのが、この会の悩みです。

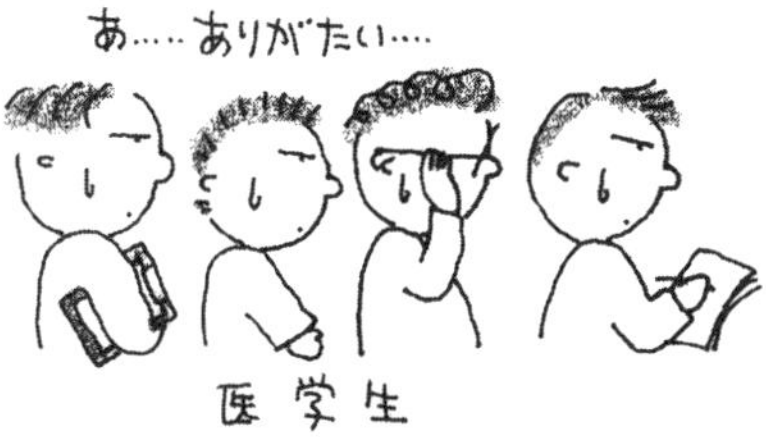

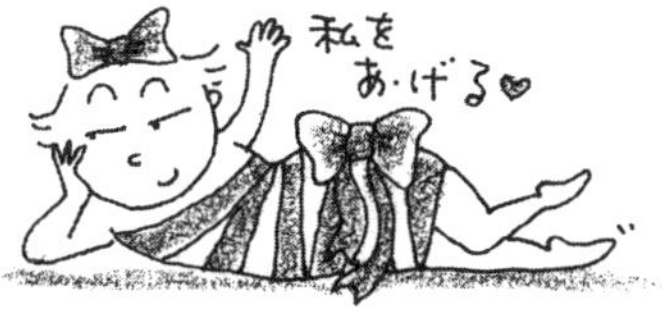

●病気の人でも献体できます

　さて気になるところですが、会員が亡くなられたら（「成願者」と呼びます）、まず白菊会に連絡してください。霊柩車は葬儀終了後に火葬場に向かわず、九州大学附属病院に直行します。遺体は防腐処置を施された後、解剖学実習がすむまで遺体安置所に納められます。その後大学側で火葬に付され、遺骨として戻されるわけです。

　ここら辺のところを家族には、「遺骨は帰ってくるよ。お葬式も普通通りできるけど、解剖まで遺体の養生が必要なので、二、三年ステンレスの引き出しに防腐剤を施され整然と収められているらしい、昔みたいにホルマリンのプールにぷかぷかなんかじゃないのよ」など丁重に扱われることを話しておくとよいでしょう。

　ところで病気の人でも献体はできます。ただし、アイバンクや腎バンクに登録している人は献体できません。詳しくは、九州大学医学部庶務課に問い合せ[1]てください。

1　**白菊会問い合せ先**
九州大学医学部庶務課気付「九州大学白菊会」
〒812－8582　福岡市東区馬出3－1－1
TEL　〇九二（六四二）一三一四

7

余命6カ月からの楽しみ

tasty okayu・・・CHIZUE YAMAGIWA

おいしい粥・・・コトコトコトコト気長に炊いて

料理研究家 山際千津枝

●食欲はわがまま

人の味覚は保守的で、わがままです。音楽や服装は流行のものを柔軟に受け入れられても、まったく経験したことのない色や香りや味がするものを口に入れるのは、勇気が必要です。食べ物は身体の中を通り、粘膜から吸収されて血や肉になるものですから、特別に警戒心が働くのかもしれません。

食欲は味だけでなく、食べる場所や相手によっても影響を受けます。健康体であってもなかなか気難しい味覚が、病を得てさらにわがまま、かつ個性的になっているところに、量や食品の種類が制限されるとなると、末期がんの人はいったい何が食べたくなるのでしょうか。まったくの余談ですが私は、つわりが最もひどかった数日間、正露丸のにおいだけで過ごした経験があります。

食欲が記憶の中に残っているということもあります。少し離れた台所で人の気配がして、菜を刻む音や鍋のふたのカタカタと鳴る音がします。そういえば子供の頃、同じようなことが、いいえ、もっとずーっとさかのぼれば、母が私の初めての食事のために重湯を炊いていました。病んだ人の食欲は、こんな思い出の中で蘇ってくるのかもしれません。

病み疲れている人に、いちばんやさしい食べ物・お粥の炊き方を紹介します。

●粥の炊き方――基本とトッピングとヴァリエーション

おいしい粥の炊き方は、まず米と水を吟味することです。鍋も厚手で火の当たりのやわらかなたっぷりしたものを。小さ過ぎると、いちばんおいしいところを吹きこぼしてしまいます。土鍋がおすすめです。

好みにより、[1]米の五倍から一〇倍の水を加え沸騰させて火を弱め、ふたを小さくずらして一時間くらいやさしく炊き上げ、火を止め、ふたをかぶせてしばらく蒸らすと出来上がりです。途中で水を足したり、かき混ぜたりするのはタブーです。

粥はどんなトッピングとも相性がいいのですが、その中でピカ一は天然の塩です。最近は旨味のある塩が、いろいろと市販されています。その他、浅漬け、古漬け、みそ漬けなど漬物ならなんでも。梅干しにつくだ煮、塩辛、海苔におかかにゴマにポンズ醤油に卵黄。もう少し変化をつけて、水の代わりに番茶で炊いて茶粥はいかがでしょう。

芋粥や小豆粥もなかなかのものです。出し汁に吸いものくらいの味をつけ、クズでとろみをつけたものをショウガやワサビでいただくあんかけ粥も身体を芯から暖めます。

粥入り茶わん蒸しは、器に粥を入れ、倍量の吸いものの出し汁でのばした卵液を注いで蒸したもので、柚子の香がぴったりです。もっとパワフルなのは、玄米や赤米を炒って六～七倍の水で炊き、塩をひとつまみ加えたもの。香ばしくって消化がよいので看病疲れの方にもぜひ食べてほしいものです。

書いているうちにえらく食欲のある病人になってしまいましたが、しかし、病院で粥と偽って出される糊だけはお断りです。

1 米1：水5＝全粥
米1：水10＝5分粥
米1：水15＝3分粥
よほど大食漢の患者さんでない限り、お米は半カップずつ炊くのがちょうどよい量です。

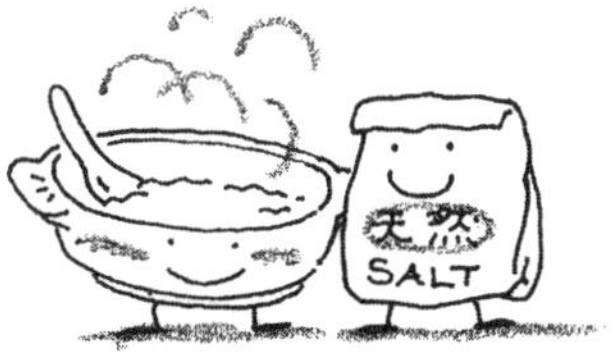

that special trip・・・MUTSUKO OYAMA

旅に出よう・・・あたえられた寿命を楽しむ

「ファイナルステージを考える会」代表世話人
小山ムツコ

●ずっと行きたかった旅

「末期がん」という言葉は、黄門様の印籠のようなもの。「心おきなくあの世に旅立ちたい」とため息まじりに言えば、たいていのことは医師も家族も認めてくれます。そのなかの一つに「旅」があります。

時間はあるのにお金がなかったり、あるいはその逆だったり、家族をおいて自分だけが旅（それも海外旅行！）に出たいなんて言い出せなくて、ずっとテレビの旅番組で我慢していたあなた、「余命半年」と告げられたらシメタものです。

もっとも告知以来さんざん泣いて、運命を呪い、絶望の淵をさまよった揚げ句の今ですから、そう晴れ晴れとした気分ではないでしょうが、あたえられた寿命は楽しもうではありませんか。

「末期がん」と告げられてから、私はドイツやタヒチや香港、ハワイの旅に出ました。乳がんの骨転移で下半身が不自由ですが、タヒチでは海中の熱帯魚と遊んだりもしました。三途の川を渡る前に少しでも体調をもち直したら、可能な範囲でかねてから行ってみたかった候補地をあげ、パンフレットを取り寄せてみましょう。そのときからあなたの心は弾んでくるはず。

同行者もこの際、いちばん一緒に旅したかった人にさっさと決めてしまいましょう。

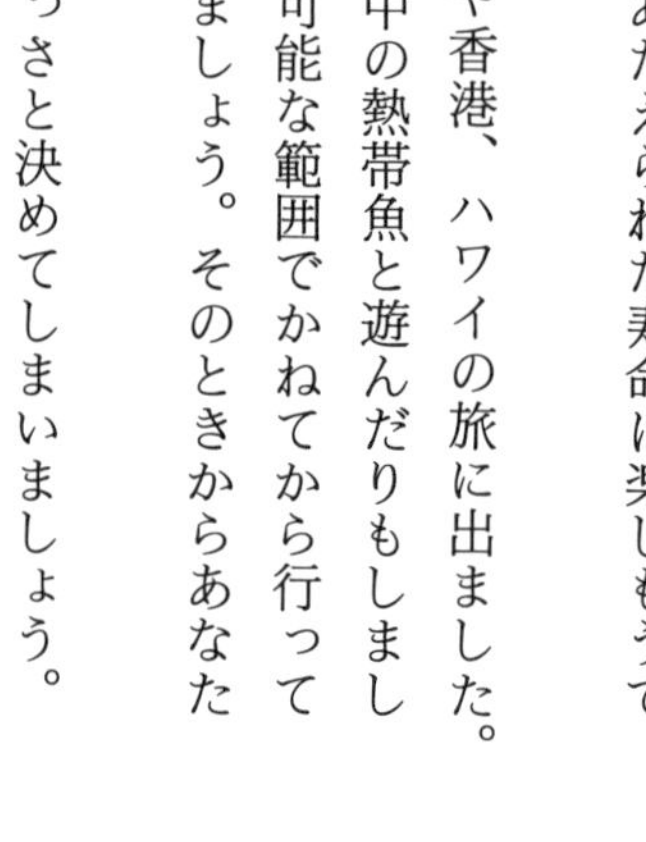

●計画は周到に

生命保険のリビング・ニーズ特約に加入していたら、よほどのぜいたくをしない限り安心して旅立てます。費用のめどがついたら、健康体ではないのですから、旅行社とよく相談して無理のないスケジュールを立てます。

一般ツアーのハアハア、ゼイゼイの強行日程に参加するのは、本人もつらいし同行者の迷惑になります。近頃では一カ所滞在型の高齢者向きの旅も企画されていますから、そちらなら楽かもしれません。船旅もおすすめです。とにかく自分の身体の状態をしっかり把握して、薬をはじめ必要なものを調べておくこと。

旅先で車椅子の手配ができるか、空港、航空機、バス、ホテル、列車など車椅子対応可能かどうか、旅行社を通じて調査し依頼してもらうと安心です。

また海外旅行の場合、モルヒネなど麻薬扱いの薬が必要な方は、申請が必要です。厚生労働省各地方厚生局麻薬取締部から申請書[1]を取り寄せ、医師の診断書（病名、麻薬名と量を明記）を付けて送り、携帯許可書を発行してもらうことが必要です。

出発前に、医師に英語で処方せんを書いてもらうといいかもしれません。きちんとした手続きを踏んでいないと麻薬犬にかぎつけられてさんざんな目にあうかもしれません。

欧米では身体障害者も堂々と外出し、旅を楽しんでいます。周囲の人々も目が合うと「メイ　アイ　ヘルプ　ユー」と、ニコニコ声をかけてくれるのがなんともうれしい。乗り物も人も身障者の動きに合わせて、ゆったり待ってくれます。

可能性はひろがります。それでは、どうぞよい旅を！

1　**麻薬携帯輸出許可申請書**：出国日の約二週間前までに厚生労働省各地方厚生局麻薬取締部に申請者（または代理人）が直接郵送します。許可書は申請者の住所へ返送されます。地方厚生局麻薬取締部は、北海道、東北、関東、東海、近畿、中国、四国、九州がある。

九州厚生局麻薬取締部

〒812－0013 福岡市博多区博多駅東2－10－7
福岡第2合同庁舎
TEL ○九二(四七二)二三三一

問い合せなどは、厚生労働省医薬局監視指導・麻薬対策課
TEL ○三(三五九五)二四三六

my own hat・・・SHIGEKO TANAKA

帽子をかぶる・・・脱毛時にも帽子で元気

帽子デザイナー　田中重子

●病院でかぶる帽子

抗がん剤の副作用に頭髪が抜けるということがあります。女性にとって髪の毛が抜けていくのは、たとえ一時的なことであろうともたいへん悲しいことです。私は一〇年程前に、そういう方からのご相談を受けたことをきっかけに、その後もときどき依頼を受け、病院でもかぶれる帽子を作ってきました。

「病院でも、ベッドの上でも、かぶっておしゃれな帽子[1]」。長年帽子を作る仕事に携わってきましたが、これは私にとって新しいテーマとなりました。

髪の毛はもともと頭を保護するためのものですから、まずその代わりをするものでなければなりません。頭髪のない不安を解消するために柔らかく頭を保護し、肌に心地よく決して圧迫しないもの。軽くて通気性のよいことも大事です。

肌に直接当たる部分にはシルクや柔らかなローンを素材に使い、場合によっては内側に薄く綿も入れます。外側の素材は、オーガンディ、ソフトチュール、ベールなど。

でも注文なさる方にとっていちばん大切なこと――それはネグリジェの延長やナイトキャップに見えないこと。おしゃれであることです。日本人の顔は平板ですから、帽子の下から髪の毛がのぞいていないと形がとりにくいものですが、すっぽりかぶっても、くちゃくちゃにしてかぶってもかわいいものを、楽しい色づかいで、と心がけています。

1　**シャポー・ド・ヴィヴィアン**：フランス語で「帽子で元気」という意味。注文のときは「シャポー・ド・ヴィヴィアンお願いします」とおっしゃってください。

連絡先：田中重子製帽専門学院
院長・田中重子
〒810－0074　福岡市中央区大手門2丁目4－4
TEL　○九二（七一二）一四九四
FAX　○九二（七一二）三五五六

●帽子のプレゼント

ご注文くださるのはもちろんご本人が多いのですが、病院で寝ていらっしゃる義理のお母さんを励ますためにお嫁さんから依頼されるということもありました。また年配の男性から病床の奥様に贈るためのご注文を受けたときなど、しみじみと心温まる思いで作りました。かぶっていただくご本人には、かつらにはちょっと抵抗があるけれど、帽子だったらかぶってみようと思われる方も多いようです。

最近は、女性ばかりでなく男性からの注文もあります。男性は、寒いからとか、傷口が痛むからという主として保護を目的にした注文が多いのですが、やはり「外側は普通の帽子と変わらないように作ってください」とおっしゃいます。

幸い、かぶっていただいた方の評判はよく、たいへん具合がいいからとすぐ追加注文をいただいたり、病院で評判になり、他の患者さんたちから注文が殺到したりということもあります。

●一つ一つ手作りで

私の作る帽子は一つ一つが手作りですので、ご注文いただいてもすぐにはできません。お値段の方は素材によっても違いますが、一～二万円くらい。普通の帽子に比べて時間と手間はずっと多くかかりますが、これは私にできるささやかなお手伝いです。帽子をかぶるということを通じて、病床にいらっしゃる方の生活が少しでも明るく楽しいものになれば、と考えております。

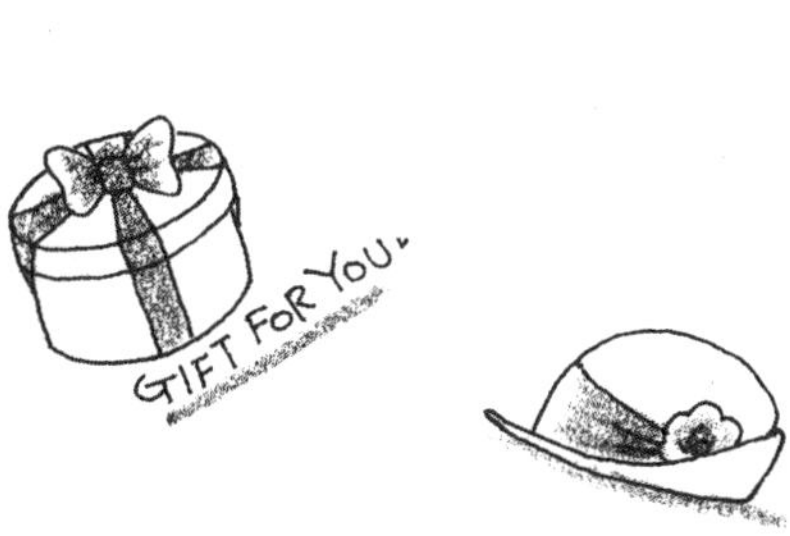

胸を張って歩く・・・乳がん手術後の補正用パッド

put up a good front・・・SUMI MITSUYASU

マンマアドバイザー[1]
「ファイナルステージを考える会」会員
満安スミ

1 **マンマアドバイザー**：乳がんなどで乳房切除後の補正用パッドの採寸を行ったり、喪失感に悩む女性の相談役をつとめる人。

●乳房をなくす悲しみ

胸部補正用のパッド使用のための採寸のお手伝いを始めたのは、アメリカの「ニアリーミー社」の製品を使ってみてたいへん具合がよかったこと、そしてそれを作った女性、ミセス・ルース＝ハンドラー女史のことを知ってからのことでした。ハンドラー女史は、あの有名なバービー人形を作っていらした方ときいていますが、引退後乳がんになり、両方の乳房をなくされてからこの矯正用シリコンパッドの開発に取り組まれたのだそうです。

女性にとって乳がんは、たいへん残酷な病気です。がんそのものの恐ろしさももちろんのこと、手術後が問題です。乳房がなくなる……その喪失感は、やはり失ったものにしかわからないとしか言いようがありません。とくに若い女性、未婚の女性にとって心の傷は深く、手術でできた傷以上に癒し難いものとなります。もともとバストサイズの大きなアメリカの女性にとっても、つらいものだったに違いありません。ミセス・ハンドラーは、苦しんでいる女性に対して、おざなりな矯正具だけですませることは到底できないことだったようです。

彼女が開発したニアリーミーは、乳房のかたちを整えるための補正用のパッドで、それまで使用していたブラジャーをそのまま使うことができます。肌触り、重さ、質感な

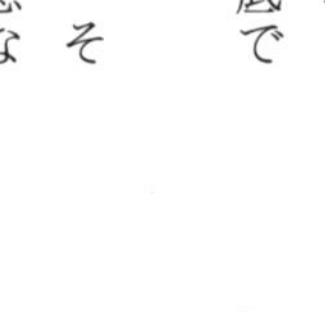

どすべてがたいへんナチュラル、体に心地よくフィットするようにできており、同じ痛みをもった女性だからこそできる配慮がすみずみまでとどいています。

●痛みを分かちあう

私のお手伝いは、その人に合うシリコンパッドのサイズを決めるための採寸です。[2]仕事ではありません。ですが、最近は病院に呼ばれて遠方まで行き、術後の患者さんたちの採寸をすることもありますし、話を聞いて家にみえる方も多くなりました。私自身が一四年前に手術をし乳房をなくしたものですから、まず上着を脱いで下着になってようすを見ていただきます。そうすることで、相手の胸を実際に見て、触り、その人に合ったサイズを見つけることができるからです。私が採寸してさしあげた人が、元気に前向きに胸を張って生きていくことができたら、それは同じ悲しみをもつ私にとっても大きな力になり、彼女の笑顔は私の感謝と元気のもとになるのです。

「何もニアリーミーを使わなくてもいいんですよ。でもブラジャーは用がなくなったなんて悲しいこと考えずに、捨ててはダメ！　ブラジャーはいつも付けていてください。たとえ中に台所のスポンジを入れていたっていいんです。そうしたら背筋も伸びるし、胸をかばうことで猫背になることも防げる。ブラジャーをあなたが付けて、胸を張るということは、あなたのご主人に対する心遣いでもあるのです。今までいっぱい心配してくれた家族に対する、あなたのやさしさなのですよ」

最近ニアリーミーに限らず、下着メーカーや医療機器のメーカー[3]が補正用のブラジャーやパッドをいろいろと作っています。あなたに合ったものがきっと見つかるはずです。

2　**満安スミ問い合せ先**
〒811－2307　福岡県糟屋郡粕屋町原町46
TEL　〇九二(九三八)二二〇〇
ニアリーミー・タナベ問い合せ先
〒154－0003　東京都世田谷区野沢2－7－12－113
TEL・FAX　〇三(三四二一)六二八五

3　**ワコール・リマンマ課・福岡店**
〒812－0016　福岡市博多区博多駅南1－9－12
TEL　〇九二(四七五)四五七七(直通)
最近、好評な（人工乳房）ヴィーナスの製作所
㈱大井製作所LMCセンター
〒602－8004　京都市上京区下長者町通新町東入ル西鷹司町4
TEL　〇七五(四四一)二一七七

think green・・・JUNKO FUKUZAWA

病室に草花を・・・ファイナルステージを花で飾る

スタジオパル・フラワーデザイナー
「ファイナルステージを考える会」会員
福沢順子

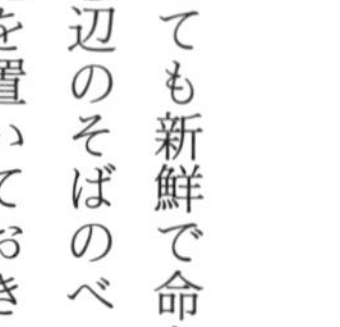

●花を生ける

全体に白っぽい病院に寝ていると、草や木の葉の緑がとても新鮮で命を直接語りかけてくれるように思えることがあります。できれば大きな窓辺のそばのベッドで過ごしたい。それがかなわなければ、ベッドサイドに何かしら草花を置いておきたい、自由が制限されるなかであればあるほど、人は自由を求め、自然とつながっていたいのかもしれません。お見舞いにいただくお花はうれしいものです。

人にはそれぞれ花との歴史（思い出）があります。自らのファイナルステージは、大好きな花で飾りたいと考えている人は多いように思えます。

さてあなたの花好きはみんなの知るところで、お見舞いに来る人は皆さん花束をかかえてみえます。個室や自宅であればいいのですが、複数の人たちと一緒の部屋であればお花とはいえ、そうそうあちこちに生けておくわけにはいきません。限られたスペースで草花を楽しむには少々工夫が必要となってきます。花を生けるのは花ビンと決めつけずに、好きな花を気に入った器、小鉢やマグカップ、面白い形のガラスビンなどに自由に生けてみましょう。とは言っても看護婦さんの邪魔にならないように置いておくには、やはり安定性のある器がいいでしょう。この頃は花屋さんも心得ていて、可愛らしいバスケットにアレンジしてくれますが、花が枯れたあと、中に敷かれたオアシスをとっておくと自分の好きな花を自由にさして楽しむことができます。

●ミニ・ガーデンを作る

口が広い少し深み（三センチ位）のある器に、オアシスを器と同じ高さに切って敷き詰めます。次にオアシスを小石、苔、落ち葉などで隠します。その上を小枝や草花、石、木の実などでアレンジしていきます。散歩ができるとき、材料を集めておくといいですね。

●リースを作る

お見舞いにいただいた花のなかにカスミ草やカスピアなどがあったら、それを輪にします。これで小さなリースの出来上がり。これにミニバラやスターチス、紅花など簡単にドライになる花をさしていきます。壁にいくつも連ねて飾っても可愛いでしょう。小さな花のリースは、いただいた花のやさしいメモリアルになります。

●香りを残す

病気の種類や重軽度によっても違いますが、大きな華やかな花束の香りのつよい花は、ときに疲れを覚えることがあります。贈る側としては気を付けておかなければならないことです。いただくことの多いバラなどは散りはじめる前に花びらを外してカゴや新聞紙の上にのせて乾燥させます。そうすると色がきれいに残りますから、色別にガラスびんにつめて、市販のローズエッセンスなどを一～二滴落とすとポプリの出来上がり。

お見舞いに来てくださった方に、お礼に差し上げてもいいですね。

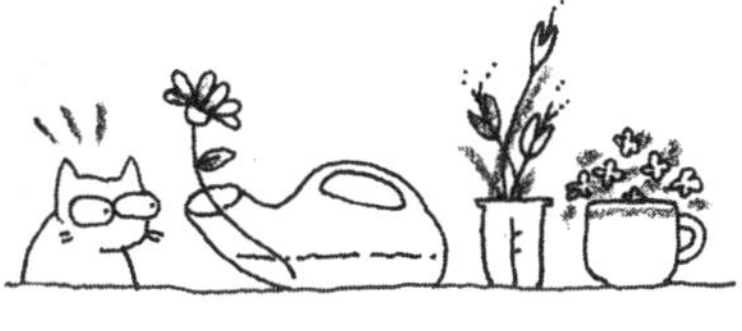

final dress・・・〈talk〉YŪKO ŌHARA／〈report〉NOBUKO HATAE

最期に着るドレス・・・旅立つときは空を飛んで

波多江伸子

●すてきなロングドレス

亡くなった人に着せる衣装は故人の愛用した服が多いようですが、最後の日の装いを特別にデザインし、仕立ててくれる人がいます。福岡市に住む大原羑子《おおはらゆうこ》さんは、日本でおそらくただ一人の死装束デザイナーです。その大原さんを訪ねてお話をうかがい、なんと帰りに私は自分のための死装束を注文してしまったのです。ワードローブに掛かっていたのは二〇～三〇着の素敵なドレスで、白や黒ばかりでなくカラフルなものもありました。取材に同行した仲間たちも「まあ、きれい」とか、「わっ、これ面白い」とか叫びながらさわっています。全部ロングドレスで、袖もうんと長く、身体をすっぽり覆うようなデザインです。

●自分の死をデザインする

波多江　デザインするときに、気をつけてらっしゃることは？

大原　人は衰えて死にますから、できるだけ首筋も手も足も全部覆い隠し包むということをデザインの基本にしています。たとえ亡くなった方であっても肌触りのいい生地や縫製をこころがけます。身体のラインを出さない、ゆったりとしたものですからサイズはあってなきが如しです。

波多江　カラフルなものもあるようですが、中心は白なんですか？

大原　この前みえたお嬢さんたちは、お母さんが露草がすごく好きなので、露草色の何かがありませんか、とおっしゃっていました。でも、基本は白ですね。青光りするような白ではなくて、きなりの白です。

波多江　なぜ、こういう服のデザインを思いつかれたのですか？

大原　私は長いこと婦人服のオーダーの仕事をしてきました。ずっと着るものの仕事をしてきて、人の服にこだわり、自分の服にこだわってきたのに、死ぬときにいったい何を着るんだろうと。そう思ったとき、これは自分で用意しなくっちゃと自分のための死装束を作ることから始めたんです。

波多江　まあ、一種の「死の準備教育」ですか。

大原　そうですね。これまで東京と大阪で個展をしたんですが、二〇代から三〇代の若い女性が何百人もみえて、メディアの反応もすごかったので、こちらの方がびっくりしたくらいです。

波多江　それは、やっぱり東京や大阪でなさったからじゃないでしょうか。福岡はまだ死の問題では、遅れていますからね、死装束と聞いただけで〝うわっ〟という感じで。ところでお値段の方はいかがですか？

大原　ウェディングドレスくらいのものです。一四〜一五万から二〇万程度ですね。もっとお安いものもありますけど。

波多江　ウェディングドレスにはお金を惜しまない人が多いんですがね。ところで、注文をするときはどんなふうにすればよろしいんですか？

大原　お電話してくだされぱいいんですよ。出来上がりまで、最低一カ月はいただきたいところです。二〜三カ月の猶予をいただければ、きちっとお話し合いをして、布を選んで作り始めることができます。本業の婦人服の仕事の合間の作業ですから、忙しいときはなかなか時間がとれなくて……。お金を持ち出すことばかりですが、すごく楽しいのでやっているんです。

●旅立ちのドレス

波多江　福岡でも死装束のファッションショーができたらいいですね。

大原　ほんとうに。よろしくお願いします。私はこの服を最終的な旅立ちの服というか、旅行着という風に考えています。ＳＦが大好きで宇宙に憧れていましたから、長い裾を翻して飛んでいくという感じで作っているんですね。飛ぶ服なんです。

大原さんのお話を聞いて、実際にドレスを拝見し試着させてもらっているうちに、私も一着欲しくなってきました。私が選んだのは、「地平の殻」と名づけられたまっすぐに流れるラインのとてもシンプルなものです。白いロングドレスと、それよりもっと裾の長いガウンの組み合わせ。生地がちょっと厚くて重かったので、タフタで作ってもらうことにしました。このドレスを私は生きているうちにパーティーに着ていくつもりですから、軽くて動きやすくないと困ります。シミがついたり白が似合わなくなったら、好きな色に染めて最後のドレスにしたいと思っています。

（お話・大原美子／聞き手・波多江伸子／取材協力・阿部繁子）

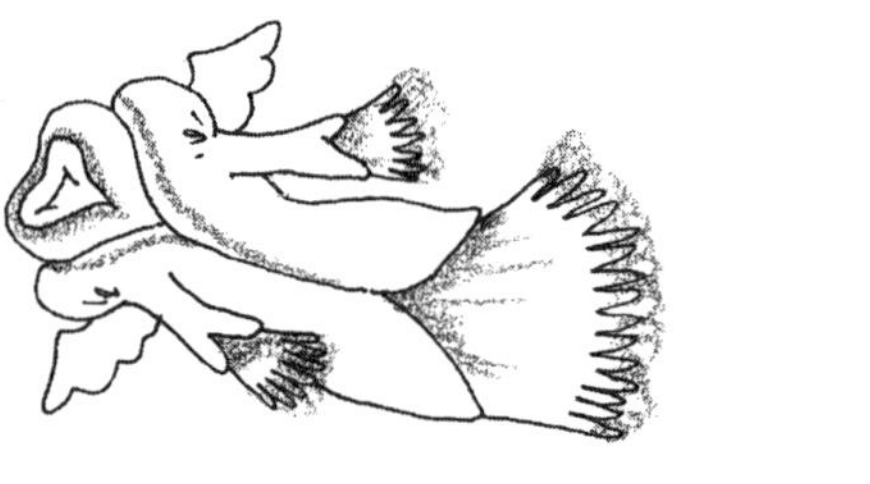

悲しかった言葉・うれしかった言葉 ── 看護師から

■末期がん患者に言われて悲しかった言葉

「苦しい，早く死なせてください」

「この痛みはわからないでしょうね」

「きつい，苦しい，痛い」

「自分のことをわかってくれない」

「死ぬのがこわい。まだ死ねない」

「どうせ死ぬのだから，何もせんでいい」

「家に帰りたい」

無言返事をしてもらえない。

「何もしてくれないなら，いろいろ聞かないでくれ」

「病気が全然よくならないなあ」

「どうしてよくならないの？」

「もう，死ぬんでしょう？」

「なんで自分だけがこんなになったのか」（真面目に生きてきたのに……）

「こんなことしたってムダよ」

この他，「この病気では私の自由な時間がない」，「あなたたちではわからない。先生を呼んで」，「注射もロクに打てないのか」，（家族から）「あんた達が殺した」，「私はまだ30歳よ」，「結婚して子供を産みたかった」，「迷惑をかけないようにぎりぎりまで我慢していたのに，どうして本当に痛いときに痛みを止めてくれないの」。

■末期がん患者に言われてうれしかった言葉（こちらはなぜか数も種類少ない）

「ありがとう」

「あなたの顔を見るとホッとする」

「ここに入院してよかった」

「楽になった。気持ちいい」（ケアに対して）

「また来てくださいね」（雑談後）

この他，「お世話になったね」，「自分の病気を知ってよかった」，「話すと気が紛れる」，「あなたの夜勤の時に死ねてうれしい」。

（看護師300名のアンケートから）

Indulge your vices・・・KOJI MIKI

たばこやお酒はいけませんか?・・・嗜好品について

小倉記念病院精神科主任部長
日本死の臨床研究会世話人　三木浩司

●病院でたばこやお酒が嫌われるワケ

がんの進行に伴い、生活にさまざまな制限が生じてくることがあります。そういうときに嗜好品は、生活に精神的な豊かさを提供してくれる大切な道具になります。しかし一般的には医療の場面では嗜好品は嫌われものになっています。

アルコールやタバコを病室で用いることを許可している病院はまずありません。これは、病気の治療に害を及ぼすものが嗜好品の中に含まれているためです。

●精神を豊かにする効果と依存性

けれども治療より病を得た人の生活の質を重視しなければならなくなったとき、こうした規制はあまり意味がなくなります。適当な量の嗜好品を用いて、単調になりがちな生活に変化をつけることは生活の質を高めてくれるでしょう。

末期がんという理由だけで、用いてはいけない嗜好品はありません。主治医と相談をして自分に合った量や使用法を見つけ出してください。

例えば、肝臓の機能が低下していると、少量のアルコールでもひどく酔ったり、その状態が長くつづいたりします。また酸素を使用している部屋での喫煙は、爆発的な燃焼を引き起こし大事故につながり危険です。

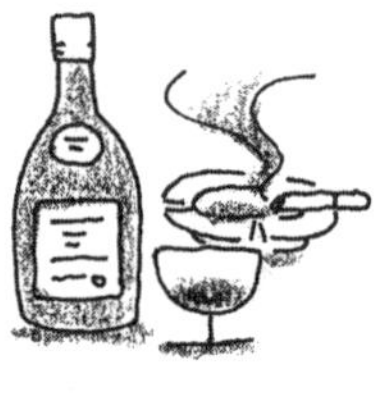

もう一つ、嗜好品が医療の場面で嫌われている理由は、ときに依存や嗜癖といった状態を引き起こすことがあるためです。嗜好品は精神的な豊かさをあたえてくれますが、これは嗜好品を用いる人が豊かな精神をもつ能力があったためです。嗜好品そのものが豊かな精神をあたえてくれたり、幸せにしてくれたりはしません。依存を起こしてしまった人のなかに、この点を勘違いしている人をしばしば見かけます。違法とされている薬物（いわゆるドラッグ）のなかには、きわめて依存を引き起こしやすいものが多く含まれています。依存を起こすと逆に生活は単調になり、その人らしい生活ができなくなってしまいます。

●生活の質（QOL）を高めるための嗜好品

ただ病院で勤務してきた私の経験からすると、末期がんになったことで依存を起こした例を知りません。自分の人生を真剣に考えなければならない環境が、こうした落とし穴を生じにくくしているのでしょう。

アルコール、タバコ、コーヒーなどの嗜好品はそれぞれに個性的で豊かな文化と結びついています。それは書店にワインだけで一つのコーナーが作られていたりするのをみてもわかります。病を得る前から親しんできたものはもちろん、病を得た後に新しく出会った嗜好品によって、生活のなかに新たな世界を作り出すことができるかもしれません。

a personal diary・・・DAIGO BEPPU

自分を記録する・・・本づくりのすすめ

編集者　別府大悟

●一人一人に物語がある

九年程前に母が逝った時、遺品の中にそれぞれほんの少し書いただけのノートが数冊ありました。ノートの内容は、糖尿病と高血圧の治療のために入院した際のメモや日常の細々とした覚え書きなどでした。もはや何の意味も持たない文字の羅列を見るたび、せっかく遺してくれるのなら、せめて昔の思い出だとか自叙伝的な文章だったらよかったのに、とは思いますが、肉筆の文字にはなぜか母の体温のようなものが感じられて、未だに捨てきれずにいます。

福岡生まれの小説家福永武彦は、ある長編の中で登場人物に「人は二度死を迎える。一度目は自分の死、二度目は自分を知っている者の死」と語らせていますが、母のメモ書きは、いわばその〝二度目の死〟に自分が深く与《あずか》っていることを私に自覚させます。すなわち、母の生はまだ終わっていないのです。——では、私は母についてどれほどのことを知っているだろうか。

よく言われることですが、人は誰しも様々な物語を持っています。たとえば、母より七年前に亡くなった父が一九二一（大正一〇）年、母がその翌年の生まれで、二人は青春期がそのまま日本社会の激動期と重なる世代でした。生い立ち、戦争、そして戦後の暮らしなど、今思えば聞いておきたいことはたくさんありましたが、きれぎれな話は頭

＊原稿を用意する

ここではおおまかに二つのケースが考えられる。①詩・歌・句集やエッセイ、自分史、投稿文、旅行記、研究論文など、これまで書いてきたものをまとめる。②新たに自分史や回想記などを書き起こす。

①の場合に肝心なのは、本人にしか分からないことや決められないことがあるので、原稿の整理や取捨選択をした上で、全体の構成を決めること。その後、文章細部の推敲に取りかかりたい。また、いつ書いたものか、何かに掲載されたものかどうかも分かれば記しておく。

②の場合、自分で原稿を書けるのなら、それが望ましい。無理なら、誰かを相手に話し、録音をもとに原稿を作ってもらう。聴き手としては、第一に身内の人間。細かいことを説明する手間が省ける。逆にしゃべりにくいという時は、客観的にまとめ

の中に残っていても、相手が語りたい時には当方に聞く耳がなく、こちらが聞きたい時には相手がもういなかった、という親子関係における皮肉な事情は、きっと私だけのものではないと思います。

その時、私たちの前には本というものがあります。私には自己のルーツ（家系）探しといったことに特別な関心はありませんが、誰にでも今現在自分が存在していることの背景と経緯があります。たとえば、戦前－戦後の世相を記述した本、当時のことを描いた小説などを読むことで、私は父や母が生きた時代の様子をおおよそ知ることができ、それに自分が耳にした話の断片を重ね合わせることで、二人がどのように生きたか、私なりにそのイメージ（物語）を作り上げることができます。

そして、いわばそういった〝親子関係と物語のリレー〟において、今は私がそのバトンを受け取っているわけです。

●自分だけが書き表せることがある

「個人史を記録する」ということで言いますと、最近は、社会の動きをとらえた既存の8ミリ映像に当人の静止画像（写真）を組み入れて、ビデオ・テープによる自分史づくりを行う仕事も登場してきています。これは――よく観光地にある、顔だけ差し替える記念写真のセットを連想させますが――きっとドラマティックでしょうし、文字どおり家族みんなが寝転んで楽しめるものでしょう。

けれど、言うまでもないことですが、人一人の一生は、戦争や事件や時代風俗など社会的事象の中に埋め込めば、それですべてが表現できるというものではありません。フ

てくれるライターなどに依頼する。いずれにしろ大事なのは、あらかじめ全体の構想（目次構成）を立てておくこと。無駄が少ないし、全体の流れ（ストーリー）もイメージしやすい。

＊本づくりの概要

・本の大きさ。一番ポピュラーなのがB6判（四六判）サイズ。手に持って読むにはこの大きさが適当。やや大きめなのがA5判。一ページの収録文字数は、B6判で六〇〇～八〇〇字、A5判で八〇〇～一〇〇〇字。

・製本の状態。堅い表紙の上製本（ハードカバー）と柔らかい表紙の並製本（ソフトカバー）がある。上製本は表紙の芯紙に布もしくは紙を貼ったもので、見栄えがいいし堅牢。一方、重くなくて楽に読めるということで、最近は並製本を好む人も増えている。

・製作部数について。年賀状などの送付枚数が一つの目安になるだろう。仮に一〇部でも構わないのだが、出版の場合、印刷－製本前までの費用の占める比重が大きいので、たとえば一〇

ランスの作家フロベールは、「彼女はドアのノブを回した」といった単純な描写を小説に持ち込むな、と言ったとのことですが、そこまで微細な話ではないにしても、人生には、のどかな秋の午後、ただ縁側でお茶を飲んでいるだけといった、なんでもない場面ながら当人には掛けがえのない情景や、その時に感じ、考えたことがその後の人生を大きく左右したと言えるような経験が、それこそ無数にあるはずです。

そのような、自分だけが書きしるすことのできる体験や思いをまとめ、残された時間で本づくりを、あるいは少なくともその準備をされることを、私は一人一人の方に考えてみていただきたいと思うのです。

本というものがいかに人生を豊かで味わい深いものにしてくれるかは、誰にでも心当たりがあると思います。本の中では数百年、数千里を隔てた人と出会えます。全く見知らぬ世界に身を置いてみることもできます。別の人生を味わうことだって可能です。また、たった一行の文章から人生が変わってしまった、ということもあるでしょう（そういった本を手がけたい、というのがこの仕事に携わる私の変わらぬ夢です）。本はいつも、私たちに想像力とみずみずしい感性とを要求してきます。

「書く」という立場から考えれば、本には、初めにふれたような〝二度目の死〟をも乗りこえて、ある人間が存在したということを、いわば「共同的な記憶」（すなわち歴史）の世界へと解き放つ力（役割）があります。「余命六カ月」という時期がどういう心身状態か、当然今の私につぶさな推測は叶わないのですが、私自身に訪れる場合にも、そういった可能性へ自己を懸けることのできる平静な時間と、そしてなお涸れることのない想像力と感性とを、切実に欲しいと思います。

〇〇部との出版費用の差は思ったほど大きくない。

・製作期間。完成原稿から取りかかれば、二〇〇ページ程度の本で通常三～四カ月位。原稿作成から依頼すれば、少なくともそれに二カ月は足しておく。

・装丁について。通常は最終段階近くで決めることが多いが、気持ちに余裕がある時期に、使用する紙の柄や色などを含めて、装丁についても考えておきたい。

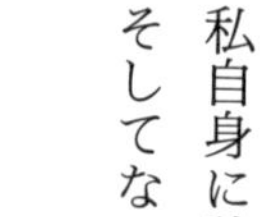

fun in the tub・・・SUMIKO ASOSHINA

お風呂に入る・・・身近な楽しみあきらめないで

九州看護福祉大学教授　阿蘇品スミ子

●熱が下がったらお風呂に入ってさっぱりする

毎日の生活の中でお風呂の楽しみは大きいものです。しかし病気になると大事をとりすぎてか、腫物《はれもの》にでもさわる感じで、何日もお風呂に入らないで過ごしている方も多いのではないでしょうか。

病気になっても体の中は活動しています。汗や垢で汚れています。熱が下がったら、お風呂へ入ってさっぱりしてください。気分が爽快になるでしょう。

がん末期で体が弱ってくると、お風呂などには入れないとあきらめている患者さんやご家族も多いでしょう。人工肛門（ストーマ）があっても、ＩＶＨ（中心静脈栄養）をつけていてもお風呂に入ることはできます。また体力が弱っているからとあきらめないで、短時間でもお風呂に入ってはいかがでしょうか。いくつかの例をご紹介いたします。

●ストーマをつけている場合・ＩＶＨをつけている場合

人工肛門（ストーマ）がある場合のお風呂

人工肛門[1]に装着するストーマ装具はたいへん進歩していて、使いやすくなり、日常生活に支障なく付けていられるようになっています。装具は三〜七日に一度のわりで交換します。ストーマ装具の使い方や生活の仕方は、手術後に退院までに習得して自宅に帰

1　人工肛門（ストーマ）：これだけはつけたくないという人が多いとか。経験者（小山）から言えば、寝たきりでも下の始末が自分でできるし、介護者もおむつの交換より腰を痛めずにすみ楽。ただし種類が多いし、使い方もいろいろなので「日本オストミーの会」に入り、経験者の話を聞いてみると参考になる。

・日本オストミー協会
〒124−0023　東京都葛飾区東新小岩1−1−1−901
TEL　○三（五六七○）七六八一
FAX　○三（五六七○）七六八二

ることになります。

「毎日の入浴」は装具をつけたまま入ることができます。温泉も大丈夫です。ただ、お風呂から出たあとは、装具についた水分をしっかりふきとってください。

ＩＶＨをつけている場合のお風呂

ＩＶＨは経静脈的に栄養を投与するもので、手術後にしばしば行われます。がんの場合は経口的に食事摂取が困難なときに、栄養を維持するためにＩＶＨを行うことがあります。

その方法としては、鎖骨下静脈にカテーテルを入れますが、その部位は感染を起こしやすいので刺入部および周囲の清潔を保つことが必要です。

入浴したり、シャワーにかかるときは、刺入部をカテーテル固定用パットで覆います。終了したら刺入部の消毒をします。

●体力が弱くなった場合のお風呂

膵臓《すいぞう》がん末期のＫさんの場合を例にとります。

五五歳のＫさんは四回目の入院で体力が落ちていました。「主人がお風呂に入れたらなあと言っております」と奥様から話がありましたので、なんとか希望をかなえてあげたいと考えまして次のようにしました。

①入浴前三〇分位に浴槽にお湯をはる

お風呂場の空気を柔らかく、浴室の温度を暖かくして、患者さんが浴室で裸になっても寒くない温度にします。

②温度を確認して浴槽に入る

浴室の温度と浴槽の温度の確認をしてお風呂に入っていただきます。

ゆっくりと足先からお湯をかけて、体全体にお湯をかけます。体全体を軽く洗います。その後湯舟につかります。初めは短時間ですませます。

③患者の不安や疲労を少なくする

患者さんの側で看護者（または家族）がついて、体を洗ったり、お湯をかけたりします。患者さんの体は軽い場合が多いので、浴槽の中では側について支え、声をかけながらお世話をする。

Kさんは「あー、生きた心地がする」とほっとしたような表情をされ、奥様からは、「すやすやと、とても穏やかにやすみました」と喜んでいただきました。今も患者さんの表情や言葉を思い出します。その後も亡くなる一週間前に奥様がお世話をなさってご一緒にお風呂に入られました。

Kさんは「お風呂に入れたら」と口にはされたものの、本当にお風呂に入れるとは考えていなかったようです。今にも壊れそうに思えても、人間の体は意外にしっかりしたものです。人間その気があると結構なんでもできるものだと思ったものです。

とくに注意を要するケースについて述べましたが、ご自分の病状に合わせて主治医に相談しながら好きなお風呂を楽しんではいかがでしょうか。

●身近な楽しみ・入浴

最近は全国の温泉の「湯のはな」が市販されていますから、温泉気分を味わうことができるでしょう。また、花や果物の香りの入浴剤もありますし、ご家庭の庭やベランダのハーブを入れるとアロマテラピーの効果もあり、たいへんリラックスすることができます。

きついときは無理に体を洗わなくても、湯舟に浸かるだけでも充分、一度やってみると、自分流の入浴の方法や時間がつかめるものです。一人でお風呂に入るには不安のある人は、誰かと一緒に入ったり、声が届く近くに誰かいてもらうと安心でしょう。

お風呂は、身近な楽しみです。がんだからとか、「命が短い」とあきらめないで、自分の楽しみを実現できるように、そして生きていることの実感ができるように、元気を出して挑戦してください。

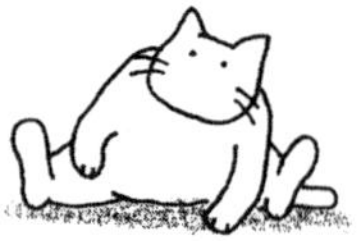

8

心のなぐさめ

1 がん末期のノイローゼ

小倉記念病院精神科主任部長
日本死の臨床研究会世話人
三木浩司

●死と向き合う不安

死は、人間に強い恐怖を引き起こす現象です。人生に限りがあることがはっきりとし、死を直視して生きていかなければならなくなったとき、「死の恐怖に耐えていけるだろうか」、「頭がどうにかなってしまうのではないだろうか」という不安は、誰にでも起こってくるものと思います。ノイローゼは、そんな不安を意味しているのでしょう。

実際、病院で診療にあたっていて「ノイローゼ」という言葉が、同じような意味で使われる場面に出合うことがありますが、精神医学の専門用語としての本来の意味とは違っています。専門用語としての「ノイローゼ」は「神経症」と訳され、心理的な問題から、身体には異常がないのにさまざまな症状が生じている状態をいいます。神経症の人では、周囲の人々とまったく違った状態になったという感じは一般には起こってきませんし、適切な治療が行われると再び以前のような、ときにはそれ以上に快適な生活を送れるようになります。

一方がんの末期に起こってくる不安、自らの命に限りがあることから起こってくる不

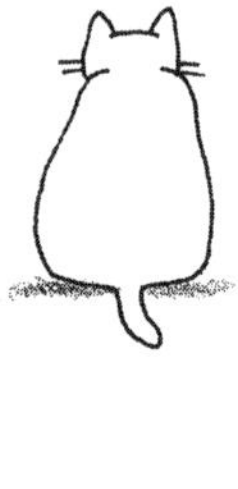

安は、ずいぶんようすが違っています。以前の生活にもどることを目標にすることはできず、周囲の健康な人々との間に埋めることのできない溝を感じることもあるでしょう。自分自身を失う不安、そしてそれを周囲から理解してもらえないかもしれないという不安はときに、自分が普通の人から決定的に違ってしまったとの感じさえあたえるものです。おそらくこうした不安の解消は、神経症の解消に比べても難しいもので、最も難しい心の問題だと思います。

この難問をどうしていけばよいのかを、ハンガリー出身のイギリスの精神分析医マイケル・バリントの著書[1]を参考に考えてみましょう。

●信頼できるパートナーを得る

まず初めに、この問題の解消には一人だけでは取り組めない、他の人との共同作業によらなければならないということが挙げられます。あなたが本当に理解し合えるパートナーをすでにもっておられるならば、もう問題を解消する基礎はできていることになります。しかしパートナーがまだ見つからない人、見つけることができない人には、カウンセラーや精神科医がパートナーとなって作業を進めていくことができます。最近では、「リエゾン・コンサルテーションサービス」といって、外科や内科など精神科以外の科に入院中の人を往診することを専門にした精神科医も増えてきています。カウンセリングの専門家の臨床心理士を配置している病院もあります。

またこうした専門家とネットワークを作ったり、さまざまな社会資源を紹介してくれる医療ソーシャルワーカーのいる施設はかなり多くなってきています。

1 『治療論からみた退行――基底欠損の精神分析』M・バリント著 中井久夫訳 金剛出版 一九七八

●不安を共有する

次に、パートナーと不安を共有し、そして再出発のきっかけをつかむ道程がつづきます。自分自身が失われるのを認めた上で先に進んで行こうと思えるようになるまでには、難しい道程があります。このため途中にいくつもの落とし穴があります。そこに落ち込まず共同作業を進めるためには、注意しなければいけない点があります。

もしあなたとパートナーが、親と子、年長者と年少者、医師と患者、というような関係にあったとしても、この作業を進める上ではなんら優劣はなく、互いに平等な関係にあるということです。この平等性を保っていくことが共同作業の基本になります。いつもの生活でも大切なことなのでしょうが、見失われやすい事柄です。

この平等性に基づくと、パートナーが病を得た人を指導することは望ましくありません。また、パートナーが言いなりになってしまったり、関係を断ってしまうことも問題の解消にはつながりません。二人で同じように問題を抱えていくことが、結局はいちばんよい解決につながっていきます。

ずいぶんと回り道で時間のかかりそうな方法ですが、末期がんの人にかかわっていると、他の原因で同じような難しい不安を抱えた人に比べ、問題が解消されていく過程が速く進んでいくことを感じます。そしてほとんどの方が、その人に合った方法を見つけて再出発していきます。とは言え、病を得た方、パートナー、いずれにとっても大きな負担であり、難しい道程です。二人の間だけで問題がかかえられそうにないと感じたときには、専門家に相談してください。

●薬を使って抑える不安

さて今までに述べた主に心理的な問題以外にも、ノイローゼに対して精神科医がお役に立てる場面があります。息がつまる、動悸がする、気が変になるのではという症状が急に起こるパニック発作。気分が沈み食欲もなくなり、便秘や口が渇くなどの自律神経失調症状を伴ううつ状態、不眠などは、薬を使うことで安全に治療することができます。

昔に比べ精神科の薬の安全性はずっと高くなり、使いやすくなっています。不安に伴う症状が現われたときは、こうした薬の使用は、たいへん助けになってくれます。

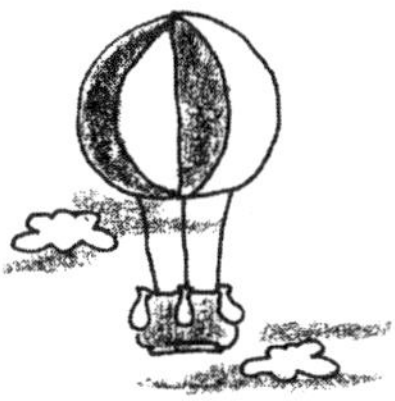

2「傾聴力養成講座」とは何？

「ファイナルステージを考える会」代表世話人
小山ムツコ

●話したい。でも、誰に……？

「口は一つなのに耳は二つ」。もともと人間は、聞くより話す方が好き、人の話はじっくり二倍は聴きなさい、との戒めの言葉です。

とくに末期の患者の心は、心情的にも状況からいってもとても複雑で、毎日揺れ動くし、話したいけれど誰に話せばよいのかそれすら悩んでしまう。医師には、よい患者と思ってもらいたいし、家族には心配かけたくないし、悶々としているうちに気難しい、どこかそっ気ない態度になってしまう。周りは「扱いにくい……」と、いつのまにか敬遠気味になってしまう、こんな雰囲気のなかで、ますます淋しく、情けなく、心細くなっていくことが多いのです。

お金の有る無しでなく「大部屋の方が気がまぎれる」患者さんが結構いらっしゃるのも、むべなるかなの現実です。

しかし、末期の苦痛や処置のたいへんさからプライバシーを優先させると、どうしても個室となります。病院では、夜間が長く、つらく感じられ、外の燈に涙がにじんでしまう……と、故遠藤周作さんはじめたくさんの文学者ががん患者の心情を綴っています。

　そんなとき、なんの利害関係もない温かい人柄のまったくの他人が、心からの共感をもって、ただひたすら患者さんの気持ちを聴いてくれるとしたら……。そして、決して他言せず、カウンセリングでもなく、アドバイスでもなく、そっとあなたの気持ちに寄り添ってくれるとしたら、どんなにか慰められるのではないか。自分の揺れ動く気持ちを全部受け入れてもらうことにより、徐々に気持ちの整理がついていくとしたら……、どんな医療を選び、どんな最後を望むのかが自覚できる糧となるとしたら……。忙し過ぎる医療者、家族に代わって、そんなことを仕事としてシッカリ受けとめる「人」が必要と、自分の経験や周囲の患者・家族をみていて感じたのです。

●人の話を共感をもって聴くために

「傾聴力養成講座」では、約半年間の間に死生学から精神腫瘍学、宗教観、ホスピスボランティア、痛みのコントロール・ケアなど、末期の状況や人間関係、介護などに関する専門の先生の講義を受けます。また、この講座の基本になる考え方は、TA（人間交流分析）という心理学の分野で、一九五〇年代アメリカで始まった学問です。

　心理学というと難しそうですが、このTAの底に流れている考えは、「あなたもOK、わたしもOK、我を捨て、我慢もしない。至福をともに」ということです。TAを柱として自分自身の在り方に気づき、よりよい人生態度の形成に研鑽を積み、人の話を共感をもって聴く傾聴力を身につけていくことは、他人のためのようですが、何より自分自身の自己実現への第一歩という気がしています。

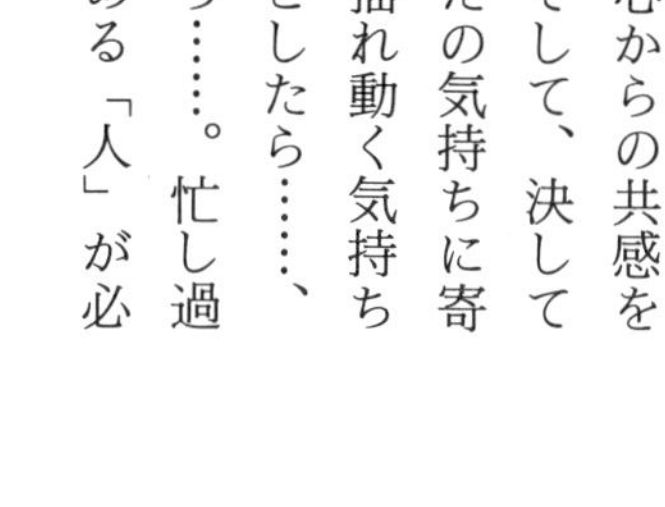

ホスピス・セクレタリーへの試み

日本交流分析協会顧問
人間関係教育研究所所長
井原《いはら》伸允《のぶみつ》

死と向かいあう日々、夜眠れないこともある。一人でいろいろ悩むことも多い。医師や看護にあたる人も多忙な業務のなか、一人の患者に心ゆくまで時間をとるゆとりもない。家族も四六時中そばにいるというわけにはいかない。

そういう現在の医療の環境に、聴くということを専門的に研究し、身につけた聴き手がボランティアとして存在してもよろしいのではないか？

今の職業名にはないけれど、例えば「ホスピス・セクレタリー」とでもいえるような、ボランティア。

ボランティアの成瀬さん、来てくださった。いつも冷静で抑制力のある方だから、わたくしは主人にもうちあけられぬ悩みや心の秘密を洩らしてしまった。

「わたくし、もう駄目だろうとわかっているんです。主人には黙っているけど……」

成瀬さんはうなずいてくれた。口先だけの否定や慰めもしないのが彼女らしかった。

「成瀬さん、生まれ変わりを信じますか」

「生まれ変わり……」

「人間は一度、死ぬと、またこの世に新しく生まれ変わるって本当」

成瀬さんはこの時、一瞬、わたくしを直視したが、うなずきはしなかった。

「わたくし、生まれ変わって、もう一度主人に会える気が、しきりにするんです」

成瀬さんは黙って窓の外に眼を向けた。毎日、毎日、見なれた風景。大きな銀杏の樹。成瀬さんは呟いた。

「わたくしにはわかりません」

そして食事のトレイを持って部屋を出ていった。彼女の背中が固い冷たいもののように見えた。

（『深い河』より）

これは遠藤周作著『深い河』に出てくる、末期がんの女性とボランティアの成瀬美津子との対話場面です。

「背中が固い冷たいもののように見えた」という患者の気持ちは、この話題をつづけることへの成瀬美津子の拒否、あるいは抵抗を察したということでしょう。

対話の最初は、患者の女性のもうだめだろうという訴えに黙ってうなずくような成瀬美津子の対応、ここでは交流分析の対話分析では相補交流で順調なのですが、後段、「わたくしにはわかりません」という、しかもトーンが冷たいつぶやきは、交叉交流というおさえつけるチグハグな対話になったわけです。患者の聴いてもらいたい胸の内はシャット・アウトされました。なぜ成瀬美津子は聴けなかったのでしょうか。

> 彼女は磯辺の妻がなぜ、そんな質問をするのか、即座に痛いほどわかった。質問する声音のなかに磯辺と死後もまた再会したい願いがこめられていた。（中略）
>
> 「死ねばすべては消える。と思った方が楽だわ。色々な過去を背負って次の世に生きるよりも」（同前）

患者の想いを否定する人生態度には美津子の価値観が関与していて、あなたもＯＫ、私もＯＫという交流分析で最終的に大事としている人生態度につながっていません。

愛とは何か。その人に自分の時間をあげることといえば簡単すぎますが、傾聴の大事な柱だといえます。対象となる人の心のなかが、心の痛みがわかることが大事な柱です。

3 宗教による癒し

死生学研究者
波多江伸子

●多宗教の国で迎える死

日本は多くの宗教が重なりあって存在する国です。

伝統的なキリスト教や仏教や神道、そこから派生した新宗教、アニミズム的な民間信仰、あるいは新新宗教と呼ばれるカルト的な集団まで混在しています。ひとりの人がいくつかの宗教を信じていたり、信仰はないのに結婚式や葬式といった人生の節目の儀式だけは宗教に則って行うのはごく当たり前です。受験生の神社への合格祈願は大流行り。一般に、「困ったときの神頼み」的な現世利益を望む傾向が強いようです。常日頃、生き方を支えるものとして信仰をもっている人が少ない日本人ですが、生死の境に立たされて、人間以上の大きな力の支えを望み、安心立命の境地を求める人もいます。

●ホスピスの起こり

終末期医療と宗教ということに限っていえば、いちばん深い関係があるのは、やはりキリスト教です。現代のホスピス運動のルーツは、ヨーロッパ中世の修道院だといわれています。ホスピスという言葉は「もてなしの場」を意味します。

現代のホスピス運動はイギリスで始まり、アメリカやオーストラリアといったキリスト教圏でひろがった終末期医療の改革運動です。これに共鳴したわが国のクリスチャンの医師たちによって、日本で最初のホスピスが浜松につくられました。以後、設立されたホスピスはキリスト教系のものが多く、医師がクリスチャンであったり、病院付きの牧師（チャプレン）がいて、人は死後霊的存在となって神の国で生きつづけるという、キリスト教的死生観に基づいた心のケアを提供してきました。

最近では、浄土真宗の若手の仏教者たちが中心となった「ビハーラ活動」も盛んになってきて、各地に会がつくられ始めました。新潟県長岡市には、日本で唯一の仏教ホスピス・長岡西病院ビハーラ病棟があります。

また徐々にではありますが、県立病院や市立病院に緩和ケア病棟を、という市民運動も興ってきて設立への動きも見え始めました。公的ホスピスでは宗教的ケアはできませんが、患者の信仰の自由は保障されています。

●信仰の力と死

私たち「ファイナルステージを考える会」では、特定の宗教をすすめたり否定したりすることはありませんが、末期がんといわれた患者や家族の弱みにつけこんで、あざとく商売をする宗教家まがいの人たちには警戒していただきたいと思います。

また、「奇跡を起こしてがんを治す」という素晴らしい話にも要注意。藁をもすがる思いの患者や家族は、たいてい一度は「奇跡が起こってほしい」と民間療法や健康食品

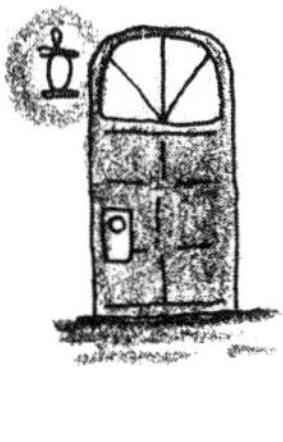

などにすがろうとします。残された日々を、奇跡を信じてあれこれ試しながら過ごすのも一つの選択ですが、たとえ今、本当に奇跡が起こって末期がんが治ったとしても、人間の寿命は限られています。いつか必ず死が訪れます。

死後生があるかないかは、信仰によってしか確信できないものなのです。死が人生にもたらす意味や死後の世界についての確かな教説をもち、死にゆく人に感謝と安らぎをあたえうる宗教でなければ「この〝私〟が死ぬ」という圧倒的な実存的苦痛に対応できないでしょう。

発病前から信仰をもっていた人であれば、死を前にして自分の信仰が試されていると感じたり、神や仏の愛や慈悲に支えられていることを実感したり、信仰の仲間に助けられたりできるのでしょうが、病を得てから宗教の支えを必要とする人もいると思います。そんな方のために、「ファイナルステージを考える会」が知り得た、終末期ケアに関心と経験をもつ宗教者と団体をいくつか紹介します。

●キリスト教

「小さい星伝道所」[1]

福岡市早良区西新で大木松子さん（プロテスタント牧師）が「小さい星伝道所」を開いています。お連れ合いを亡くしたあと、五〇歳を超えて牧師の資格を取った人。病院でのボランティア活動や、「バングラデシュと手をつなぐ会」といったNGO活動にも熱心に関わっています。一九九七年には六〇歳で単身渡米し、シアトル市でホスピスマインドと英語をしっかり勉強してきました。型にはまらない自由な発想とパワフルな実

1　小さい星伝道所連絡先
〒814−0002　福岡市早良区西新5−4−20
TEL・FAX　〇九二（八四四）一三六九

行力の持ち主です。

毎週水曜日を在宅日としているので、連絡したい方はその日に。


「福岡・生と老い、死をみつめる会」[2]

一九九二年、福岡市のカトリック大名町教会で上智大学のアルフォンス・デーケンさんが講演したのをきっかけにできた会。デーケンさんの「生と死を考える会」は、配偶者や子供を亡くした家族の悲しみの分かち合いの会として始まったものですが、この会もどちらかというと遺族の慰めに向いた雰囲気です。

もちろん生死の問題を考えたい一般の人、患者さんも歓迎。メンバーのなかには精神科医もいます。例会は月に一度教会で開かれますが、宗教色は強く出さない方針です。

「北九州がんを語る会」[3]

代表・浜口至さん（プロテスタント牧師）。浜口さんは牧師になる決心をするまで、多くの人生の辛酸をなめ尽くしてこられました。子供の病死、別れた妻の自殺、浜口さん自身の自殺未遂……、そうした苦悩の淵から蘇り、穏やかな力強い信仰の人生を見出した人です。この会も、会で行っている電話相談「リンクス」も宗教色はありません。

しかし牧師としての援助を望む人には個人的に応じてもらえると思います。

会の活動内容は、電話相談以外に緩和ケア病棟の設置運動、がん患者や家族、死別体験者の交流、市民や医療者に対する啓発活動などです。

2 **福岡・生と老い、死をみつめる会**
会長　鬼木保之
連絡・申し込み先（事務局）
大山：〇九二(七一三)八五二三
村尾：〇九二(六〇七)六九九二
年会費二〇〇〇円・定例会費五〇〇円
定例会：偶数月の第三日曜日、大名町教会で。
・大分・生と死を考える会連絡先
会長・原口勝（国立病院九州ガンセンター勤務）
TEL 〇九七(五五六)二一八七
〒870-0161 大分市明野東2-8-1 小野寺勉方

3 **北九州がんを語る会連絡先**
〒824-0003 行橋市大橋3-12-3 浜口代表
TEL 〇九三〇二(四)七三五六
「北九州がんを語る会」事務局
〒803-0851 北九州市小倉北区木町2-12-34
玉水：〇九三(五六一)五三二〇

●仏　教

「がんを語る集い」[4]

福岡市中央区桜坂の南福寺で、渡辺弘敦さん（住職）が毎月一回「がんを語る集い」を開いています。まだ若い住職ですが、じっくりと謙虚にこちらの話に耳を傾けてもらえるので、落ち着いた気分になります。この会の参加者は特定の思想や宗教をもち出さないという約束で、参加は自由。自己紹介するもよし、黙って座っているもよし。渡辺さんもまったく説法をしません。そうすると、仏教者としての生死観など聞いてみたくなるのが不思議です。本堂での集会には、小さなお子さんも顔をのぞかせたりして、アットホームな暖かい雰囲気。渡辺さんは、また「ホスピスボランティア養成講座」を、仲間たちと一緒に開いています。

ビハーラ活動

ビハーラとは梵語で「安住の場所」の意。人々の心の支えとしての役割を失い、葬式のときだけ必要とされる現代日本の仏教に、生老病死の苦悩からの救済という本来の役割を取り戻そうと、浄土真宗系の若い僧侶や仏教に関心をもつ医療者たちが中心となって始めた仏教界のホスピス運動が、このビハーラ活動[5]です。

月に一度の例会、福岡市南区の那珂川病院でのボランティア活動、大小の講演会など開いています。

4　**がんを語る集い連絡先**
福岡市中央区桜坂3－3－20
南福寺
TEL 〇九二(五三一)五六九五
例会・月一回、参加費三〇〇円。

5　**ビハーラ福岡連絡先**
本願寺福岡会館
〒810－0055 福岡市中央区黒門3－2
TEL 〇九二(七七一)九〇八一

4　民間療法もいいかもしれない

「ファイナルステージを考える会」代表世話人
小山ムツコ

●話をきいてくれる医師にホッ

病院でがん患者同志とても盛り上がるのは、なんと言っても民間療法のあれこれです。何やら「薬百科辞典」のような本を片手に、結構詳しく、ときには自己流解釈付きで解説に熱っぽい患者さんがいます。しかも、元薬剤師（?）と思うくらい妙に説得力があったりして。

フムフム感心しているうちに話は、絶妙なタイミングでがん特効薬へと移行していく……。

医療現場では多忙とか、患者に説明しても理解できないだろうと、インフォームド・コンセントがちゃんとなされていない隙間を埋めてくれるのがこんな人たち。誰でも、自分の命に関わる話だと不思議に理解力がアップするもののようです。

私の主治医加藤ドクターは、おおらかで心の広いお人柄ですから、コソコソ隠れて民間療法しなくてすみ、感謝しています。医師が理解してくれなくて、民間療法を相談したら無視というか、鼻先であしらわれた感じの患者さんの怒りと医師への不信感は、恐いほど。

「プラシーボ効果」といって、本当は効く薬でないのに信じきって服用していると、驚くべき効果を示す場合もあるそうですから、よほど怪しい民間療法でないかぎり「効くといいネ」の一言ぐらいケチらないでくださいましネ、センセ。

私も、初めのうち愛を告白する気分で、胸はドキドキ。

「あのう、野菜スープを母ががんに効くと毎日一升くらいずつ作ってきますが……」

「フム、大根、にんじん、ごぼう、しいたけ、大根葉菜？　それを煮詰めて飲むの？　いいんじゃない。体によいものばかりだし……。ただ、食欲ないようだから栄養剤だけは飲んでね」

と、気抜けするほどやさしいお返事。こんな医師に出会った方は生命延びますよね。とにかく、患者の話をとりあえず受けとめてくださるのですから安心して話せます。

ただ、なんでもＯＫでは困ります。なんだか変ダナと感じたら、患者が納得するように説明、否定していただきたい（勝手ですが）。

ただ最近は、西洋医学一辺倒というばかりではなく、東洋医学や「気」などにも理解を深めている医師も増えてきているようです。

●民間療法、私流の基準

よく「末期なのにどうして元気なの？」と聞かれます。で、私なりに基準を決めて「本人のやる気次第。痛みに効くと思って実行中です」というものをお伝えしています。

①原料、素材がわかって、なるべく自分か、家族が作れるもの。

野菜スープ

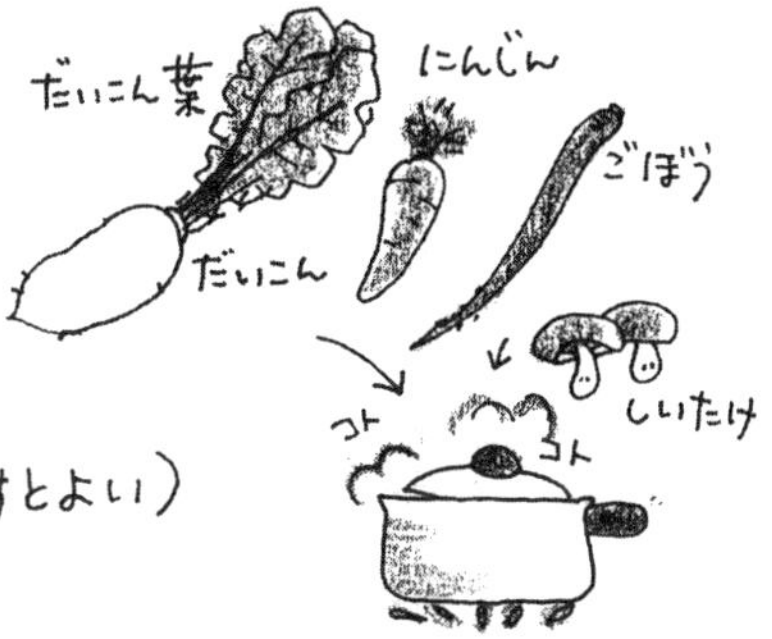

材料

- 大根 ……… 1/4本
- 人参 ……… 1/2本
- ごぼう ……… 1/4本
- しいたけ ……… 1〜2枚

(天日干しのもの、なければ再度干すとよい)

- 大根葉 ……… 100グラム

作り方

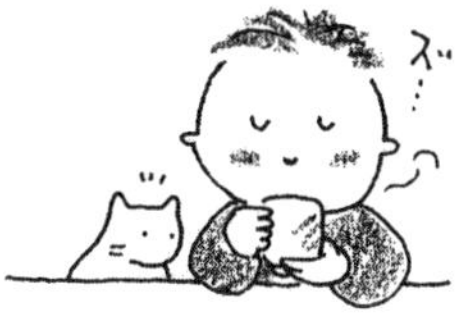
ズ…

1、洗って、皮のまま大きく切る

2、耐熱ガラスか、アルミの鍋に
野菜と3倍量の水を入れ、沸騰させる

3、沸騰後、弱火にして、1時間煮込む

4、スープをお茶代りに飲む

里芋パスタ

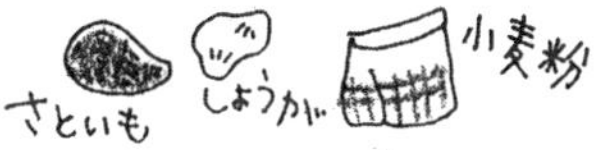
さといも
しょうが
小麦粉

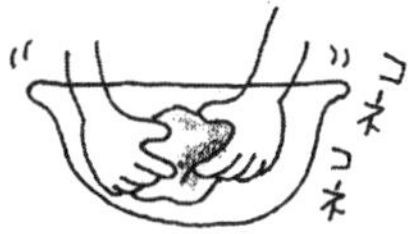

材料

- 里芋 ……… 一山
- 小麦粉

(里芋と混ぜて耳たぶくらいになる量)

- 生姜 ……… 1かけ
- 塩 ……… 小さじ1杯程度

○ だいこんおろし器

作り方

里芋・生姜をすり、塩・小麦粉を入れ、
耳たぶ程度の固さになるまで、よくこねる

使い方

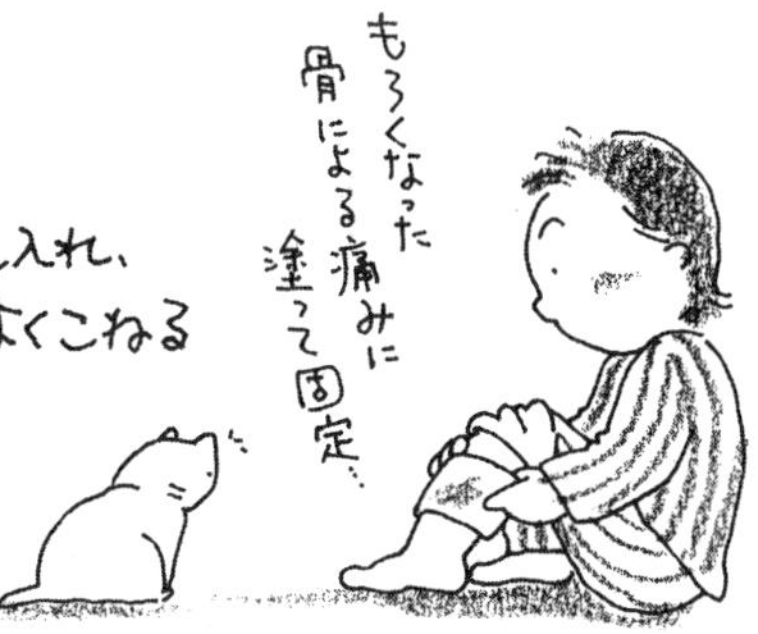
もろくなった
骨による痛みに
塗って固定…

布や紙に塗りつけ、患部に貼る
1ヵ月程で効果がのぞめる

※ かぶれやすいので患部に和紙を1枚あてた上に貼る

②ほどほどの値段で、手に入れやすいもの。

③副作用に自分で対処できるもの。

以上の結果、野菜スープ、里芋パスタ、琵琶の葉、緑茶が一応のおすすめ。

でも、直接のお問い合せは、お許しを！　何故か、本人に確かめないと気がすまない方も多く疲れ果てております。こっそりとレシピをご紹介しておきます。効くと感じた人はつづけて実行なさってください。継続は健康なり、です。

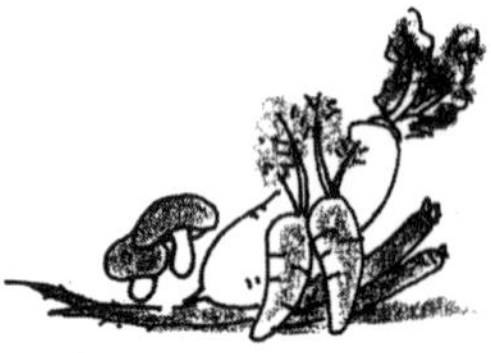

5 遺された人のために

死生学研究者
波多江伸子

●死別後の悲嘆の経過

愛する人との死別の悲しみ苦しみは、人間の苦悩の中で最たるものの一つでしょう。とくに長い間、苦楽を共にしてきた伴侶を失うこと、最愛の子供を亡くすことは、人生最大のストレスになります。配偶者を失った場合でも、年齢や死に方、これまでの関係などで苦しみや悲しみの質が変わってきます。若くして相手に先立たれるのは、七〇代八〇代で死別するよりも、はるかにたいへんなものがあります。二〇代、三〇代、四〇代ですと、離別は多いのですが、死別は珍しいケースになりますから、自分だけがとんでもない不運に見舞われたようで、恨みや怒りや無念さが強烈です。

とくに夫を亡くした妻は、経済的な心配と、一人で子供を育てられるかしら、という不安感でいっぱいになります。男性は再婚しやすいのですが、子持ちの女性にはなかなか相手も見つかりません。

逆に年を取ると、理性では諦めがつきやすいのですが、長く一緒にいた分、身体に染みついた慣れのため、自立が難しく、子供や孫に依存しやすくなります。また、急死の場合は最初のショックが大きく、呆然自失の状態が長くつづきます。心の準備ができていなかったので、「なんで、私を置いて死んでしまったのよ」と、死んだ相手に怒りを覚えることもあります。

遺影や仏壇に向かって話しかけたり、遺品に触って泣いたり、何もする気になれず、一日中ボーッと座ったきりの無気力な日々がつづきます。心身のバランスを崩して、不眠になったり痩せたりもします。

悲しみのピークは、死別後一～二カ月。六カ月を目安に、たいていの人は一〇カ月程で落ち着くようです。一年経った頃「命日反応」と呼ばれる抑鬱のぶり返しがあって、その後ようやく普通に近い生活に戻るようです。これは、伴侶を失った場合の一般的な悲しみの経過ですが、幼児や未成年の子供を失った親は、もっと絶望的な苦しみを味わいます。「死んだ子の年を数える」という言葉がありますが、親は一生、折にふれて「生きていたら、今年が成人式だったのに」などと、失った子供のことを思い出しつづけるものです。

●でもまた再び、笑える日がくる

愛する人を亡くして悲しみの淵に沈んでいるときには、誰もが、二度と再び心から笑える日はこないだろうと感じます。もう自分の人生は終わった、という気分です。

そんなとき「今はつらいでしょうが、時間が薬ですよ」と慰められても、かえって反発したくなります。

「いくら時間が経っても、死んだ人が生き返るはずがない」

その通り、死んだ人は生き返らないのですが、自分の方が生き返るのです。

愛する人との死別は、自分の大切な部分とも死別したということです。そう簡単に立ち直れるはずはありません。しかし、ふと気がつけば、いつしか食べ物に味が戻り、風景に色彩を感じ、そして以前と同じように、他愛もないことに笑えるようになった自分がいます。もう終わったはずの人生の暗闇の向こうに、なんだかほのかな光が見え隠れするようです。

それは、自分自身の蘇りの兆しなのですが、ここで自然に光に向かって前進する人と、後ろを振り向いて行きなずんでいる人とに分かれます。

幼い子を手遅れの病気で亡くしたり、愛する人に自殺されたりしたような場合には、罪悪感も手伝って立ち直ることを拒否してしまうこともあります。笑ったり楽しんだりすることが、死んだ相手を忘れ去ることのように思えて、いつまでも鬱々と泣き暮らす人もいます。あまりに長引く悲しみは、カウンセラーや精神科医の助けを借りた方がいい、と言われています。家族や友人知人に話すと、相手の反応にかえって傷つくこともありえますので、訓練された専門家に相談されることをすすめます。

また、少しずつではありますが、遺族が悲しみを分かち合うための会もでき始めています。そういうところで、同じ立場の人々の話を聞くのは、自分の感情を客観的に見直すためのいい機会になります。

それから、あまりにも大きな心労や過労は免疫力を低下させます。普段よりも病気になりやすい状態になっていますから、身体の変調には十分気をつけ、ときどき医師から健康チェックをしてもらってください。

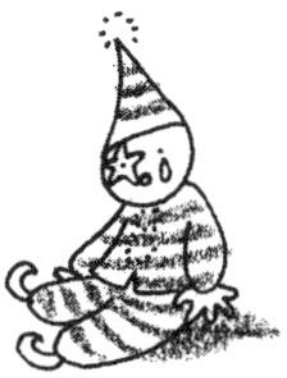

ホスピスで歌う

ホスピスボランティア
傾聴力講座第一期生　諸隈幸子

ホスピスで療養している人は、皆さんそれなりにご自分の病状を受け入れていらっしゃるようですが、愛する家族や友人に囲まれていても、死を前にする孤独は、なかなか払拭することはできないもののように思えます。他人とは如何にしても、分かち合えないもののように思えるのです。

私のホスピスボランティアとしての仕事は、そういう患者さんとともに歌うことで少しでも不安を和らげる、そんなお手伝いをするところにあります。

もちろん、いきなり病室に入っていって歌うわけではありません。「歌なんかうたわんでいい」、「うるさい」と言う人や、口に出さないまでも迷惑そうにする人もいます。ですから初めはまずお話をうかがうことから始めます。話をきいている内に段々に心を開いてもらえ一緒に歌えるようになったり、聞いていただけるようになったときは、本当にうれしくなります。

歌うということは、人の心に入っていきやすい行為のように思います。歌いながらよく泣いている患者さんがいますが、「悲しいからではなく、うれしくて涙が出るのよ」と言われるのです。病のため感情がからからに枯渇し、何ものも受け付けなくなっている患者さんの心に、歌は柔らかな雨のように作用し、ナイーブな感情が芽吹いてくるのが見えるような気がします。それは直接身体にも作用し、生きる力を取り戻されることがあります。

また歌うことによって呼び覚まされる幼い頃からの思い出は、やさしい感情と結びついて、歌っている間は、さし迫った死への思いを停止することができるもののようです。

心に残る出来事がありました。女優の熊谷真美さんのお母さんとお別れしたときのことです。まだ若く、明るくてたいへんきれいな方でした。真美さんもお忙しい女優業のかたわら献身的に付き添われ、歌が好きなお母さまとよくご一緒に、いろんな歌をうたいました。

お母さまにいよいよ最期のときが迫り昏睡状態に陥られると、真美さんが、「人は最期の時まで聞こえるといいます。一緒に歌ってください」。そしてお母さまに「お母さん大丈夫よ。今から歌うから聞いていてね」と耳打ちされました。私たちは大きな声で大好きでいらした讃美歌を歌い、それから間もなくお母さまは、安らかに召されました。忘れられない情景です。

どんな人にも「心の歌」というものがあるようです。童謡、唱歌、若い頃流行った懐かしい曲、また信仰を越えて讃美歌もよく歌います。

人が死を前にしたとき、周りの者には何ができるのでしょう。肉体的、精神的苦痛を少しでも緩和して、数えられるほどの余命を安らかに過ごしていただくために……。

私はホスピスボランティアとして、音楽療法――ご一緒に歌うこと――でお手伝いをしていますが、ターミナルケアとは、医学の進歩が私たちに示した最大の課題だと思います。

〈音楽療法〉

音楽療法は、アメリカで今世紀の初頭に始まりました。初めは精神病院に対する音楽慰問であったものが、二つの世界大戦を経験する内に、精神の病気や身体の病気を扱うようになり、また対象も子供から老人に至る幅広い医療活動となりました。

この音楽療法が日本に一九五〇年代の終わり頃に伝わり、精神病院の患者さんや障害をもった子供たちを対象とした領域で活動が行われ、最近は社会の変化とともに、老人施設やホスピスでの音楽療法も盛んに行われるようになっています。

（村井靖児著『音楽療法の基礎』より）

家族の風景写真

テレビディレクター　井上かなこ

私の愛する父・井上幸生は平成二年九月、当時、大濠公園に隣接していた国立中央病院に入院しました。間もなく末期の肝臓がんと診断され、一カ月後に五六歳四カ月の生涯を終えました。

まず主治医から母に告知がなされました。岡山の病院に勤務していた脳神経外科医の兄も飛んで来て話し合った結果、兄が本人に真実を告げることになりました。

翌朝、母、兄とともに病院に向かいながら、私の中に

「これから家族の歴史の中の最も重要なページがめくられる……私は力の限り、父の終末期を支えるぞ！」という決意がみなぎるのでした。

そしていよいよそのとき、兄は父と向かい合い、口を開き、なんと「お父さん、深刻な肝硬変やけん相当がんばらんと治らん」と言ったのです。

私は心の中で叫びました。

「オイオイ兄ちゃん！　そりゃ、嘘だろが！」

でも、ベッドの上に力なく横たわる父に真実を告げられなかった兄の気持ちは、とてもよく理解できました。今でもこの選択が正しかったのかどうかわかりません。

とにかく私たちは父が亡くなるまでの一カ月間、嘘をつき通しました。父も、きっと本当のことをわかっていたと思うけれど、だまされたふりをしつづけて私たちにつめよるようなことは一度もありませんでした。

一カ月の入院生活は前期・中期・後期という三段階に分けられます。「前期」は大量の腹水を抜いて意識が混濁した一〇日間。うなされ、暴れ、意味不明の言葉を叫ぶ父をかき抱き、母と二人ひたすら泣きました。

が、しかしある日、「中期」に入りました。突然父の意識が戻ったのです。そして広島弁で（父は広島出身です）、「わしは死によるんか？」と聞きました。私は呼吸が止まりそうになりながらも、「何言いよるんね！　腹水を一気に抜いたら意識不明になったんよ。もう、心配したー」と必死で明るく言い放ちました。父は「そうか……死んでたまるか」とつぶやきました。

そうやって始まった一〇日間は、本当に回復するのかと錯覚するほど父は落ち着き苦痛も少ないようでした。父は「かんこ（私のこと）、お父さんな、隣の個室の男性はどうもおつとめ帰りじゃなかろうかと思う。朝、早起きしてベランダを几帳面に掃除するのがあやしいし、ときどきケイタイ電話で若いもんに指示しよるみたいなんじゃ」と目をキラキラさせていました。

日頃のユーモアを取り戻した父に、私たちも精神的に安定していました。しかし夜になると私は自宅で夫に「泣いてくる」とことわり、納戸にこもってワァワァ泣きました。そして父の病室に向かうエレベーターの中では鏡に向かってニッコリ笑う練習をしたものです。

父の方はどうだったのでしょうか。

父の主治医は当時の私と同じ二六歳でした。申しわけないけれど、父が彼に対して頼りなさを感じ、不信感を抱いていたのは彼の若さだけが理由ではなかったと思います。

それにひきかえ看護師さんたちの頼もしかったこと！　すべての処理を手際よくやってのけ苦痛を最小限にとどめてくれるばかりでなく、父に必ず敬語を使って接し（ときどき子供に言って聞かせるような言葉を使う看護師さんを見かけますが）、父のサラサラのストレートヘア(?)をうらやましいなどとさりげなくほめてくれたりしました。

やがて意識不明の後期がやって来ました。

早朝、けいれんが始まり、病室はにわかに慌しくなりました。すると母がカメラを持ってベランダに出ました。そして夜が明けようとする大濠公園の風景をパチリとおさめたのです。今、その写真を彼女は額に入れて飾っています。父と私たち家族にとって、こんなに大切な風景写真は他にありません。

兄が連絡を受けて岡山から到着するまでの三時間だけ、父への延命処置が施されました。最期は兄が人工呼吸器を操作し、父が自発呼吸をしていないのを見て母と私にそのことを説明し、「もう、いいな？」と確認してから操作の手を止めました。

父が入院して永眠するまでの一カ月間は本当によく泣きました。でもいつも、「お父さんは今、生きてるんだ。今しかできないことをしよう」と思って涙を拭ったのでした。

最大の「執着」を失った「自由」

人間の研究塾主宰
元「ファイナルステージを考える会」会員　西野益司

波多江伸子様

お便りありがとうございました。

NHKテレビの列島ニュースで、小山さんとファイナルステージを考える会の面々を観ることができました。小山さんのがんばっている姿を拝見して胸が熱くなりました。

転勤して三年になろうとしていますが、私の方はまったく鳴かず飛ばずの状態のままです。小さな支社のライン課長として支社経営の中枢に組み込まれてしまいますと、日常ほとんど自由な動きも取れず、金太郎アメのような仕事人間に変身してしまいました。土曜は家事雑用と休息。日曜の午前中は福岡時代から続けていた瞑想をかろうじて継続しているのみで、対外的なボランティアや勉強会、講演などの情報も皆無状態です。

ご依頼の「残された者の心情」をつづる私の状況は、以上のようなものです。

とくになんの不足もなく夫婦仲良く暮らしていた頃、私にとってこの世での最大の執着が妻の存在でした。親よりも、子供たちよりも、もちろん会社やカネ、地位など論外であり、何よりも最も失いたくないものだったのです。おそらく妻にとっても似たようなことだったと思います。

四年前、目に見えない大きな力で妻を失ってしまいましたが、その結果として最大の「執着」も同時に失い、まるで〝つきもの〟が落ちたような「自由」を手に入れることになりました。高松での単身生活が始まって、なおさらそれは加速され、何一つ束縛のない解放感がこれほどのものであろうとは以前の私には想像もつかないことでした。

周辺では「まだ若いのだから再婚を」などと言ってくれる声もチラチラ聞こえてきますが、はからずも手中にした「自由」を今さらどうして手離すような愚挙を為すだろうか、と鼻息の荒い私です。

ところで、私たちの人生につきまとう最大の問題は「恐怖心」にあります。クリシュナ・ムルティ著「恐怖心なく生きる」等の書を何冊か読んでみました。まさに「我恐怖す故に我あり」とも言えるほど、恐怖という観念は私たちの日常のあらゆる場面に顔を出し、乗り越えたかに見えても決して終わることなく、また、逃げても逃げても影の如く離れず、我々を金縛りにしてしまいます。

その中でも最大のものは死に対する恐怖でしょう。恐怖の問題を直視し克服することなく、いかなる自由も存在しないし、恐怖心を秘めた愛などもあり得ない、とK・ムルティは断じています。とすれば、日頃私たちが求めたり得たい、と思っている愛や希望、自由などは決して真のそれではなく、〜のようなものにすぎないのでしょう。何故なら常に恐怖が内在しているものだから（多くの人は、恐怖心がすべての根底に横たわっていることにすら気づいていないでしょう）。

ともあれ、ターミナルケアにおけるフィジカル面のケアに勝るとも劣らないほど重要なものがメンタルケア、一言で言うと「死に対する恐怖の克服」、もしくは「最大限の緩和」であると思っています。難しいテーマであることは申すまでもありませんが、本当に重要な事項です。それは、私の残りの人生の大きなテーマでもあります。

一昨年末から新年にかけて一〇日間のスケジュールで二

度目のインド行きを敢行いたしました。あえて敢行としたのは、その休暇取得の難儀さにありました。仕事も完璧にこなした上でのたった連続四日の休暇なのに……。

一二月二四日はマザーハウス（本部修道院）にて、数度の死の淵から奇跡的に回復したばかりのマザーテレサに面会し、スピーチを聴くことができました。施設でのボランティア活動のあと、仏跡巡りの旅に出ました。そして以前からの念願であったヒンドゥーの聖地ベナレス（バーナラス）を訪問し、聖なる河ガンガー（ガンジス河）にて沐浴を果たしました。同行した次男益弘も親父につき合って河に入りましたが、あまりの寒さに亡妻へのメッセージを失念してしまいました。肉親を失った人や傷心の人など一五名のメンバーは、いずれも心の旅を志向した方たちばかりで、文字通りの印象深い旅となりました。遠藤周作の「深い河」の西野バージョンはかくして完結いたしました。

インドではとてつもない人口の多さの故か、ケタ違いの貧困のせいか定かではありませんが、生と死がものすごく身近な感じがします。何でもあり的な、生き抜かんがための強烈なバイタリティーに圧倒されつつも、実にあっけなく路上で人が死んでいく現実に肌をさらしながら暮らしていると、日本と少し離れた場所（国）で生を受けただけでこの違いはいったい何だろうと考え込まない人はいません。

やがて仕事をリタイアし、もう一段の自由を得たとき、再び哲学者になるためにインドに行こうと思っています。形あるものすべては土に還り、灰となって悠久のガンガーの泥水と一緒に流れ去っていくのみ……。箱庭のようなセコセコした日本で、毎日毎日シコシコと暮らしているのみでは決して実感できないあの不可思議な感覚を求めて……。

西野光恵さん　夫・西野益司さんの仕事の関係で、福岡市在住の平成四年、子宮がんを発病。一年半後に肺と骨に転移する。夫妻に依頼され、「ファイナルステージを考える会」のメンバーが寺沢病院での看取りに参加した。告知も行われ、静かな二人きりの最後の日々を過ごすことができた。享年四四歳。

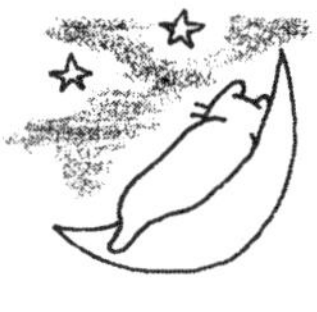

ファイナルステージを考える会
連絡先＝清水クリニック内
福岡市南区横手２－８－７　〒811-1311
電話092(502)6767
http://www3.ocn.ne.jp/~final/

改訂版
末期がん情報・余命６カ月から読む本
■
1998年８月18日　第１刷発行
2001年５月７日　改訂版第１刷発行
2003年９月15日　改訂版第２刷発行
■
編者　ファイナルステージを考える会
発行者　西　俊明
発行所　有限会社海鳥社
〒810-0074 福岡市中央区大手門３丁目６番13号
電話092(771)0132　FAX092(771)2546
印刷・製本　有限会社九州コンピュータ印刷
ISBN 4-87415-350-X
[定価は表紙カバーに表示]
http://www.kaichosha-f.co.jp

II　福岡発 病院調査・もくじ

福岡発・終末期のあり方に関するアンケート

福岡県・末期がん 病医院リスト

福岡版・末期がん 病医院ガイド

II

福岡発　病医院調査

岩崎　瑞枝
大学講師
田浦りつ子
フリーライター
立花亜希子
フリーライター

終末期のあり方に関するアンケート

結果と分析

たいへんに進行したがんで，もう残された時間の余裕がないという場合の過ごし方が，今変わろうとしています。「ホスピス」，「がん性疼痛のコントロール」，「ＱＯＬ」など耳慣れない言葉が増え，映像や活字のなかでは，残り少ない限られた人生を有意義に生き，安らかに生を終わる生き方が，少しずつ提案されつつあります。

しかし，いざ自分の周りを見まわした時，入院した病院がどんなケアをしてくれるのか，痛みはちゃんと取ってくれるのか，自宅で静かに余命を暮らすことができるのか，など見当もつきません。

本調査は，患者側から医師や看護婦（士）[1]に，末期医療[2]に関して本当に知りたいことを質問し，医療関係者の告知や痛みについての考え方と実態・医院や病院の施設の現状・往診の有無などを調査しています。そして，そのデータを基に“告知”“痛み（ペイン）”“往診”という３つの部門で，それぞれ関心が高く熱心に取り組んでいる医院・病院を紹介しています。

現在，全国の各分野の優良病医院[3]の紹介本は出版されていますが，地元福岡の詳細な情報はありません。本調査は，末期医療に関して福岡県下（九州・山口地方のホスピス含む）で実施しました。身近な情報を得ることで，患者自身が医療者任せにしない主体的な終末期が過ごせると考え，そのためのガイドブックを作ることがこの調査の目的です。

1　看護婦（士）＝以下，看護婦に統一する。

2　現代的ホスピス施設，セント・クリストファー・ホスピスを創立した女医・シシリー・ソーンダースによれば，「死が確実に接近している患者で，積極的な治療法をとらない方向に医療態勢が向いていて，症状を軽減させ患者と家族双方を支えることが必要とされるケア」と言われています。

3　病医院＝以下，病院に統一する。

福岡発

終末期のあり方に関するアンケート

結果と分析

【調査の概要】

医師調査

①調査地域	福岡県全域と九州・山口のホスピスケア実施病院
②調査対象	内科・外科・麻酔科の医師
③標 本 数	350人
④回収状況	有効回答数115（有効回答率32.8%）
⑤調査方法	郵送調査
⑥調査期間	平成９年９月から同年11月まで

看護婦(士)調査

①調査対象	福岡県看護協会研修会出席の看護師
②標 本 数	310人
③回収状況	有効回答数301（有効回答率97.1%）
④調査方法	集合調査
⑤調査期間	平成９年９月４日

1．末期がんの告知

末期のがんの患者やその家族にとって，最初の関門といえる「告知」。告知については，医療関係者の間でも問題にされてきました。告知する立場にいる医師，直接告知はしないが現場にいて患者により近い存在の看護婦は，末期がんの「告知」をどのように考えているのでしょうか。

①末期がんの患者に告知をしたことがあるか？

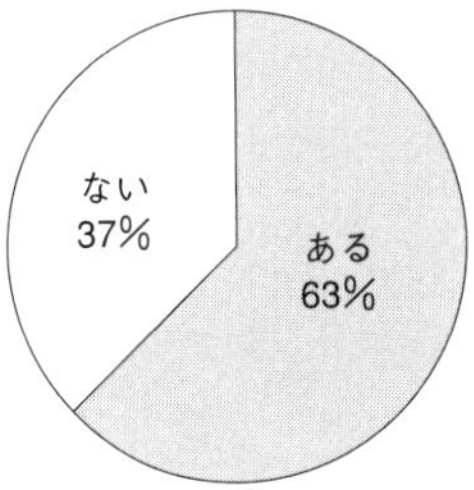

②告知する頻度

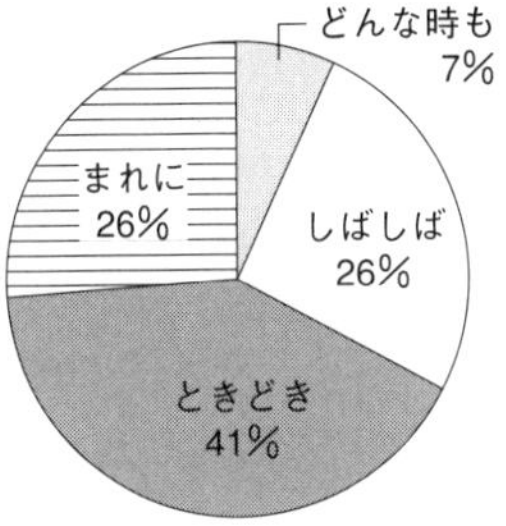

アンケートに答えた医師の63%が，**告知の経験**がありました（図①）。**告知する頻度**は，「ときどき」，「しばしば」を合わせると優に6割を超えます（図②）。
医師は，患者のケースによって告知をしたりしなかったりしているようです。

③告知する手順

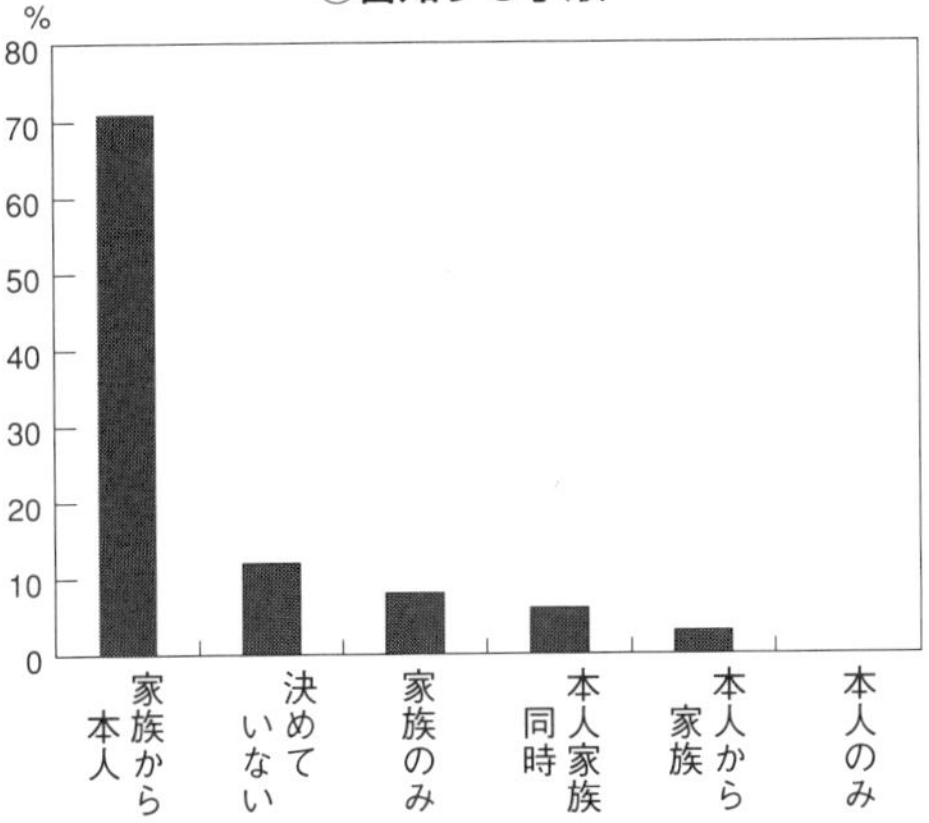

告知する手順は，「まず家族に伝えてから本人に」が71%と最も多い（図③）。患者本人のみの告知は皆無でした。

告知がケースバイケースであることに家族が大きく関わっていることが推測できます。

④末期がんの告知の時期

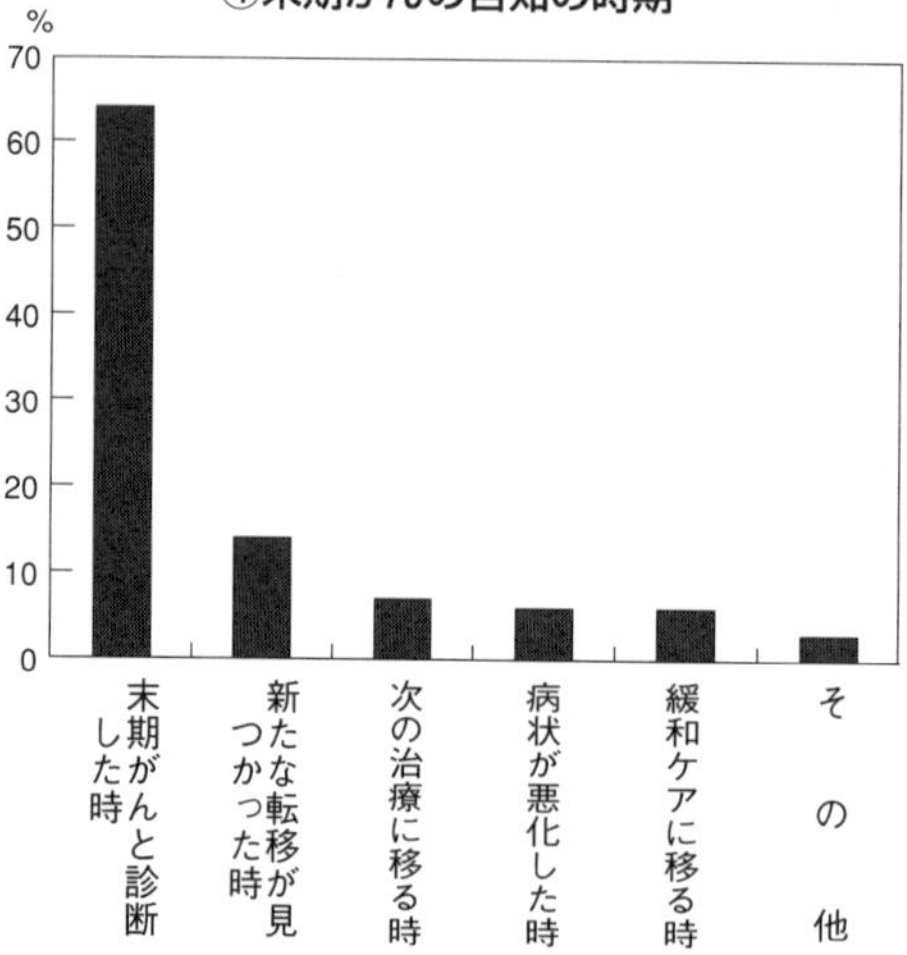

告知の時期は，6割以上の医師が「末期のがんと診断した時」と答えていますが，それ以外の意見にはかなりばらつきが見られ，告知について思いめぐらしている医師の悩みが感じとれます（図④）。

⑤末期がんの告知の方法

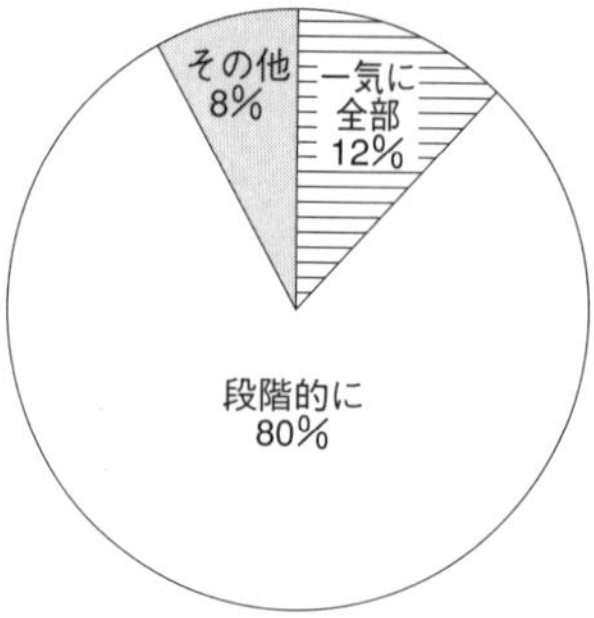

告知の方法は，「段階的に」が8割を占め，告知がその場限りのものではなく，継続的な作業であることを裏付けています（図⑤）。

⑥告知に要する時間

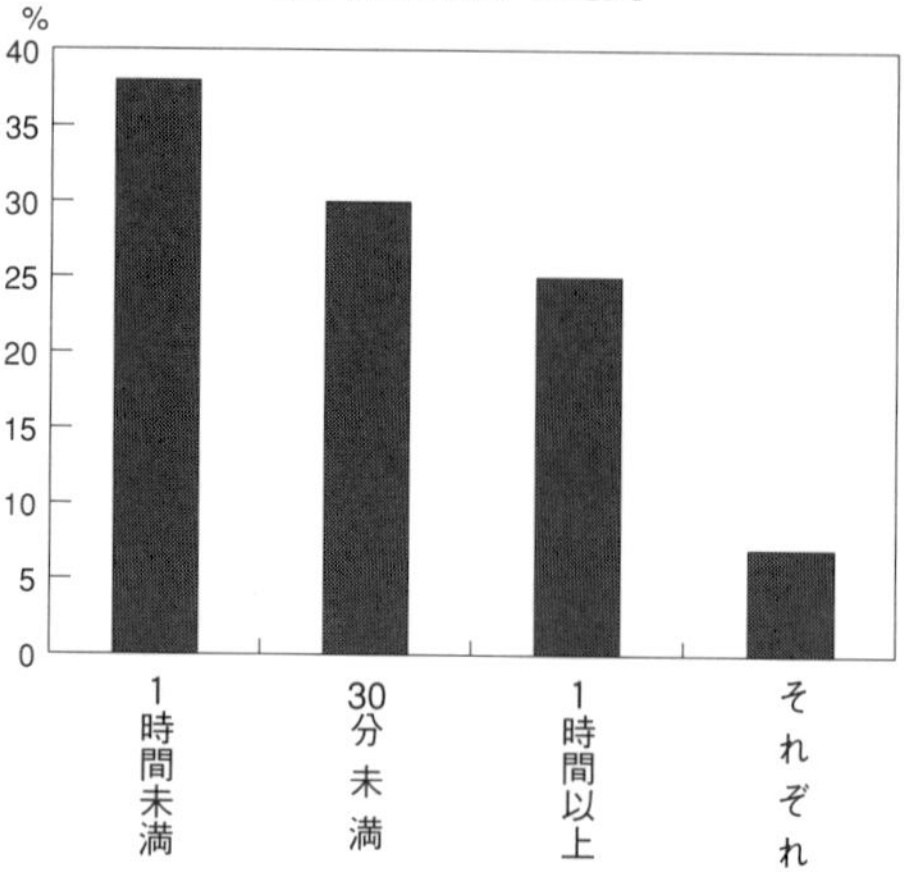

告知に要する時間は30分～1時間が最も多く（38%），1時間以上かけるという医師も少なくありません（25%）（図⑥）。段階的に時間をかけて……という結果から分かるように，告知を慎重に考え，丁寧に対処している医師が多いようです。

⑦余命を告知するか〈医師〉

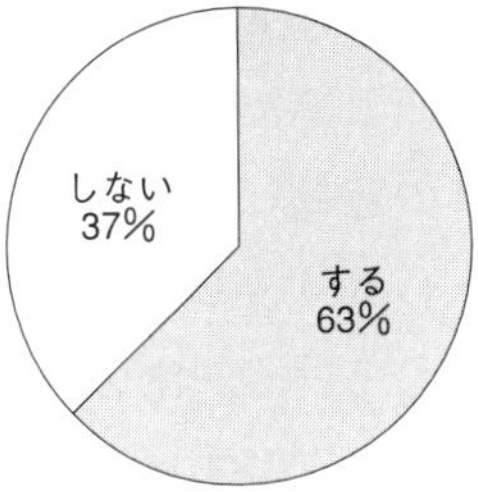

⑧余命を告知すべきか〈看護婦〉

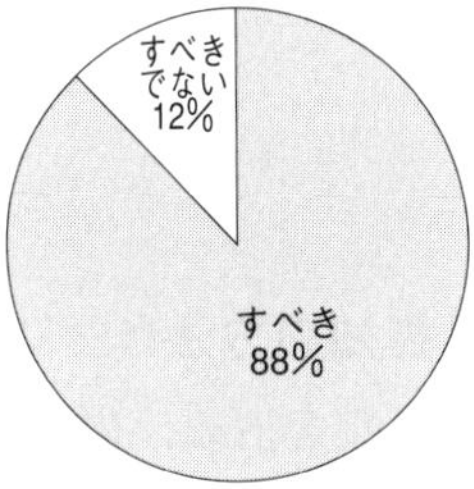

⑨告知後の精神的ケア〈医師〉

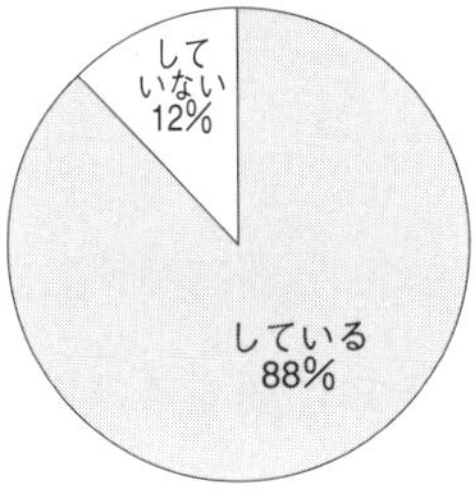

⑩告知後の精神的ケア〈看護婦〉

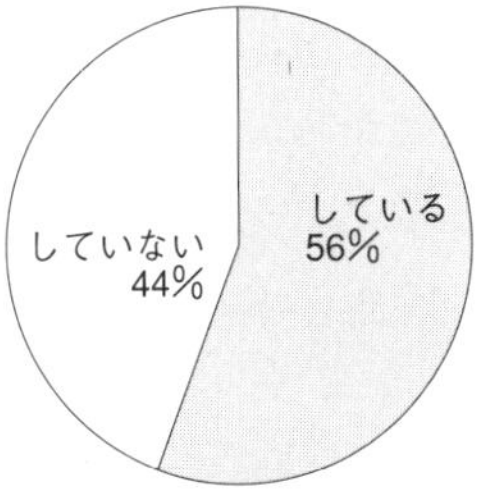

余命を告知するかの問いに医師の63%が「する」，37%が「しない」と答えています（図⑦）。看護婦に余命を告知すべきかと問うと，88%の看護婦が「すべき」と回答しています（図⑧）。

余命告知は今後医療スタッフ間で議論すべきテーマでしょう。その際，何故「余命告知をすべき」と多くの看護婦が考えるかの検討が必要です。

告知後の精神的ケアをしている医師は88%，していない医師は12%でした（図⑨）。これに対し，医師が精神的ケアをしているかどうかを看護婦に尋ねたところ「している」56%，「していない」44%でした（図⑩）。この結果は「精神的ケア」に対する医師と看護婦の意識のズレを表しています。医師が行っている精神的ケアが，必ずしも患者にとって満足のいくケアではないということが，より患者に近いところにいる看護婦の数字に見ることができます。医師は看護婦の意見にも耳を傾けることが肝要でしょう。

⑪何故,末期の告知をしないのか〈医師〉

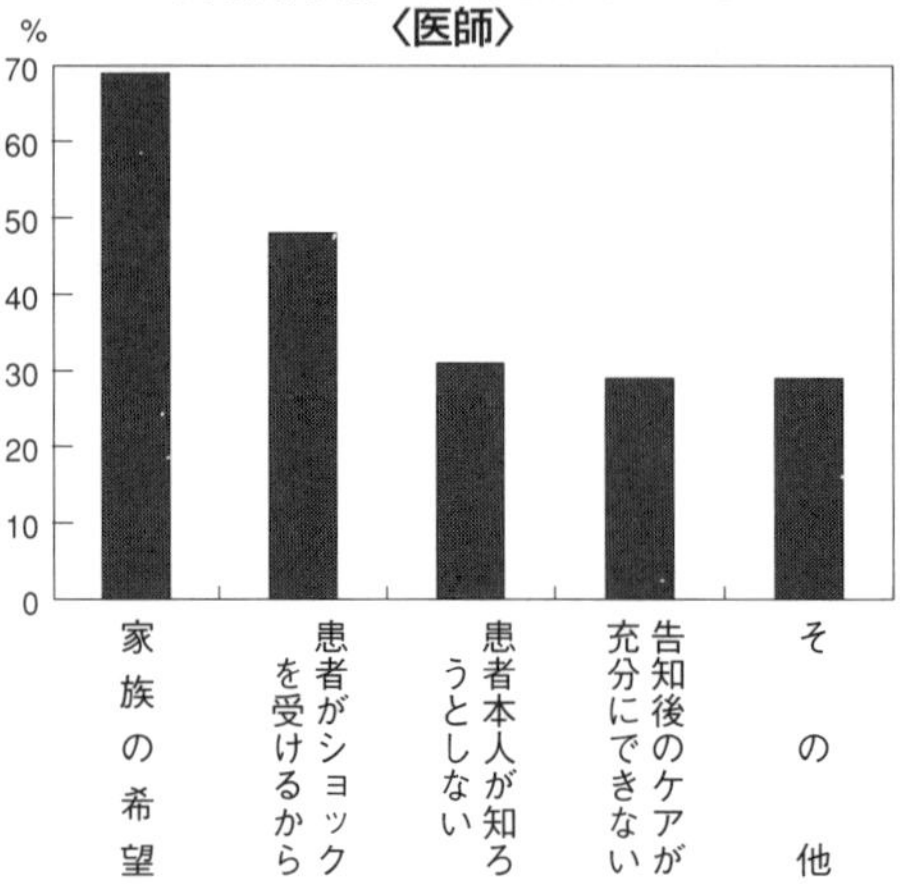

⑫何故,医師は末期がんの告知をしないのか〈看護婦〉

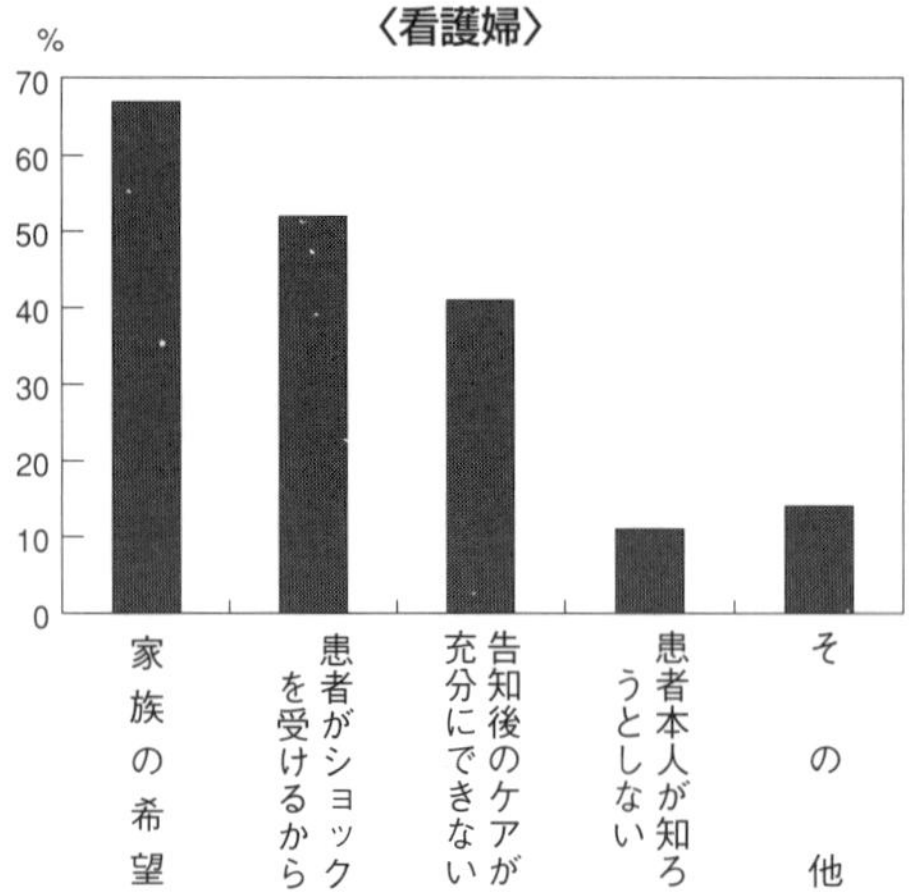

告知をしていない医師に「**何故，告知をしなかったか**」をきくと，「家族の希望だから」69%，「患者がショックを受けるから」48%（図⑪）。告知する判断の責任を患者側に転嫁しているようにも思えます。

気になるのが「家族の希望」が約7割も占めること。告知の問題が医療者側だけでなく，患者とその家族の意思に大きく関与していることは明らかです（看護婦データも同様）。

医師が告知をしない理由は，他に「患者が知ろうとしない」31%，「告知後のケアが充分できない」29%など。

これに対し，看護婦のデータは「告知後のケアが充分できない」41%，「患者が知ろうとしない」11%という結果でした（図⑫）。

ここでも「告知後のケア」について，医師と看護婦の意識に大きな開きがあります。看護婦は，告知後の精神的ケアの不充分さをより強く感じているようです。

2．末期がんの痛み（ペイン）

末期がん患者やその家族が一番心配していることは，「痛み」なのではないでしょうか。痛みを取り除くことができなければ，決して快適な生活は得られません。がんによる痛みの９割が，安全に解消できるといわれている（Ｉ－P. 40）にもかかわらず，がんの痛みに苦しみながら死にゆく人が，あとを絶たないのは何故なのでしょう。患者の最大の苦しみである痛みについて，医師や看護婦はどのように考えどのように対処しているのでしょう。

⑬モルヒネの使用

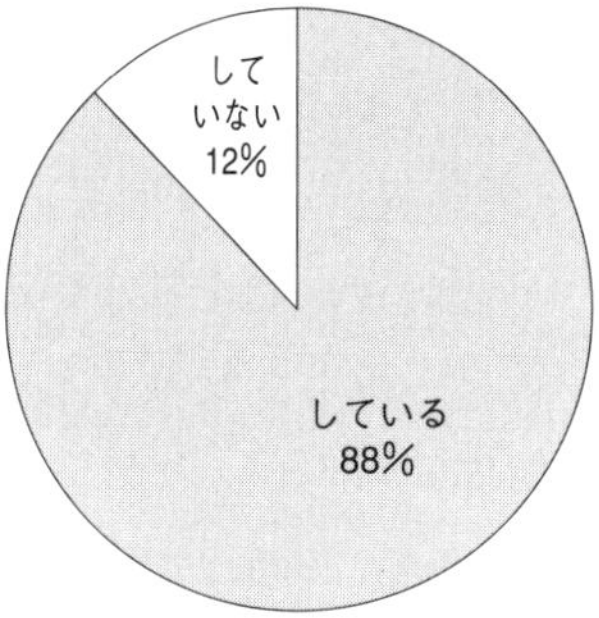

モルヒネを使用している医師は88％（図⑬）。**モルヒネの投与の仕方**は，経口と直腸内投与が一般的のようです（図⑭）。一方で，硬膜外注入（Ｉ－P. 44）や持続皮下注入（Ｉ－P. 55）のような特殊な方法を，2割から３割の医師が行っていることも注目すべき点です。

⑭モルヒネの投与の仕方

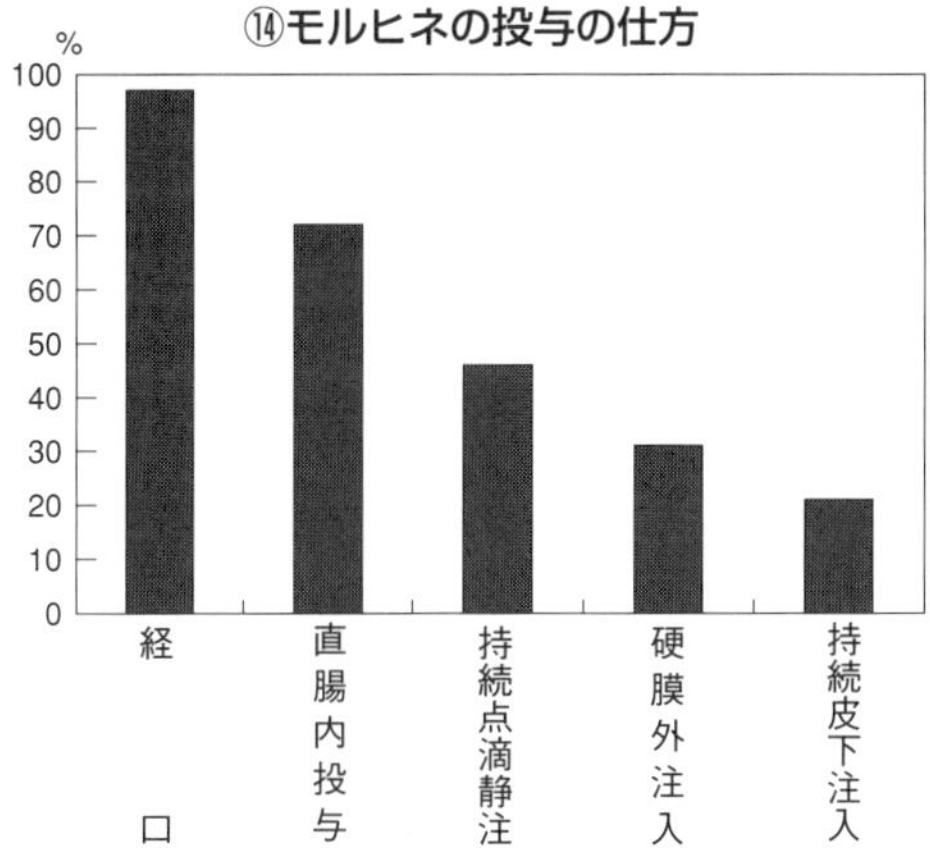

モルヒネを使用する前に，約８割の医師が**その効用・副作用・投与方法**について説明しています（図⑮）。しかしその医薬品名つまりモルヒネであることを説明している医師は40％にとどまっています。告知をしていない患者にモルヒネであることを説明できないという理由が考えられますが，それ以上にモルヒネに対する医師の理解のバラツキが気になります。また，医薬品名のみならず効用・副

⑮モルヒネの使用前の説明

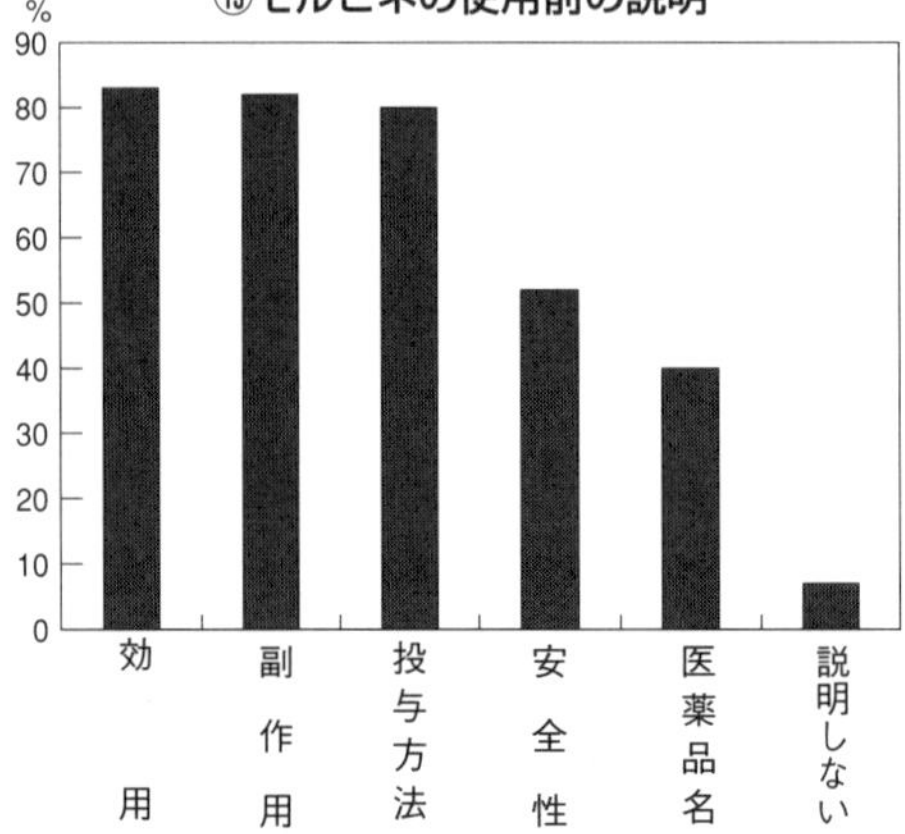

⑯WHO方式を知っているか

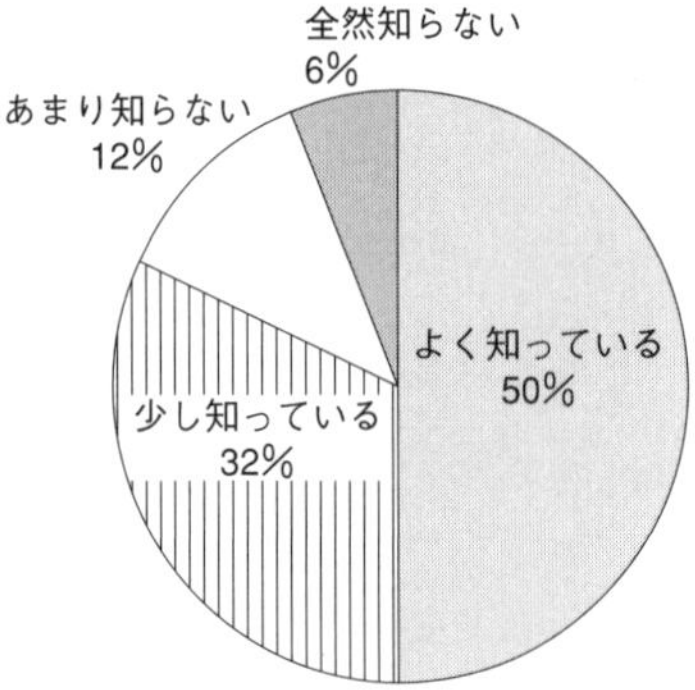

⑰患者の痛みが最も分かっている人は誰か
〈医師〉

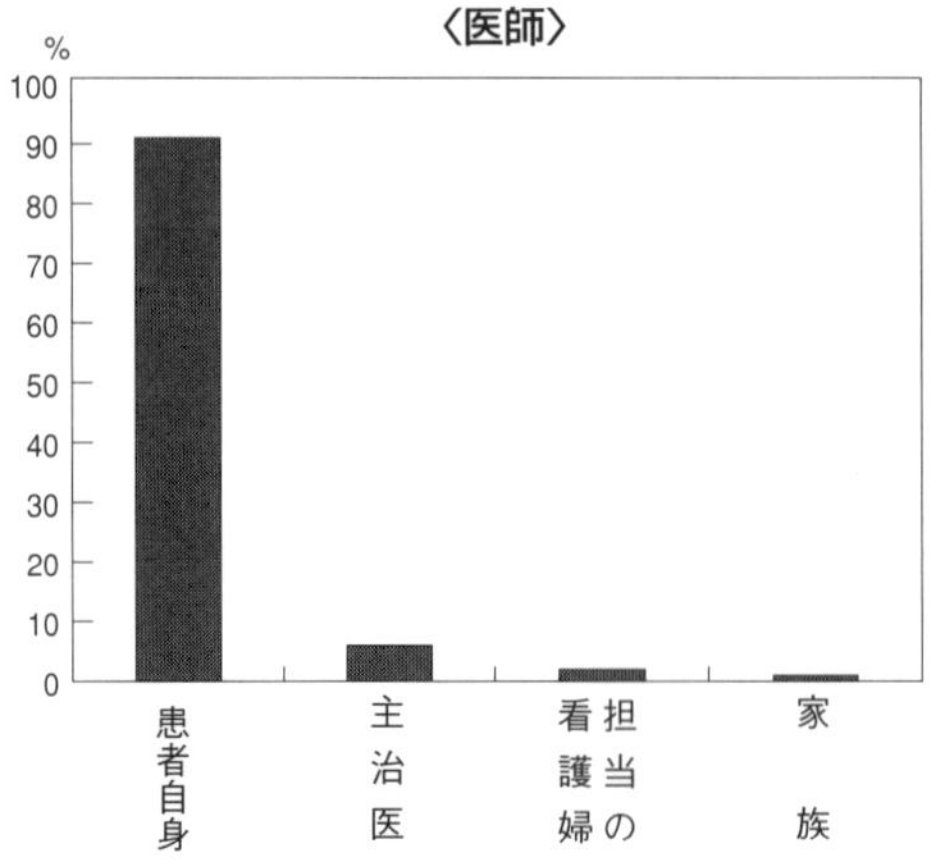

作用などを説明しない医師が7％という現状が分かります。

WHO方式（Ⅰ－P. 40）**を知っていますか**という問いでは「よく知っている」，「少し知っている」を合わせると80％を超えていました（図⑯）。しかし，WHO方式を採用すれば痛みの約9割が除去されるにもかかわらず，それを「知らない」と答えた医師が約2割もいることを問題視しなければなりません。

患者の痛みを最もよく分かっている人は誰か，という問いに，多くの医師や看護婦が「患者自身」と答えています（図⑰⑱）。ここで注目したいのは，「自分たち」と回答している医師や看護婦がいる点です。特に看護婦は医師よりもその意識が高いようです。いずれにしても本人以上に痛みが分かるという医療関係者の存在は気がかりです。

痛みはできる限り取ってほしい。しかし中毒になるのではないか，意識が薄れるのではないかなど，痛み止めに対する不安感をもつ人

⑱患者の痛みを最も分かっている人は誰か
〈看護婦〉

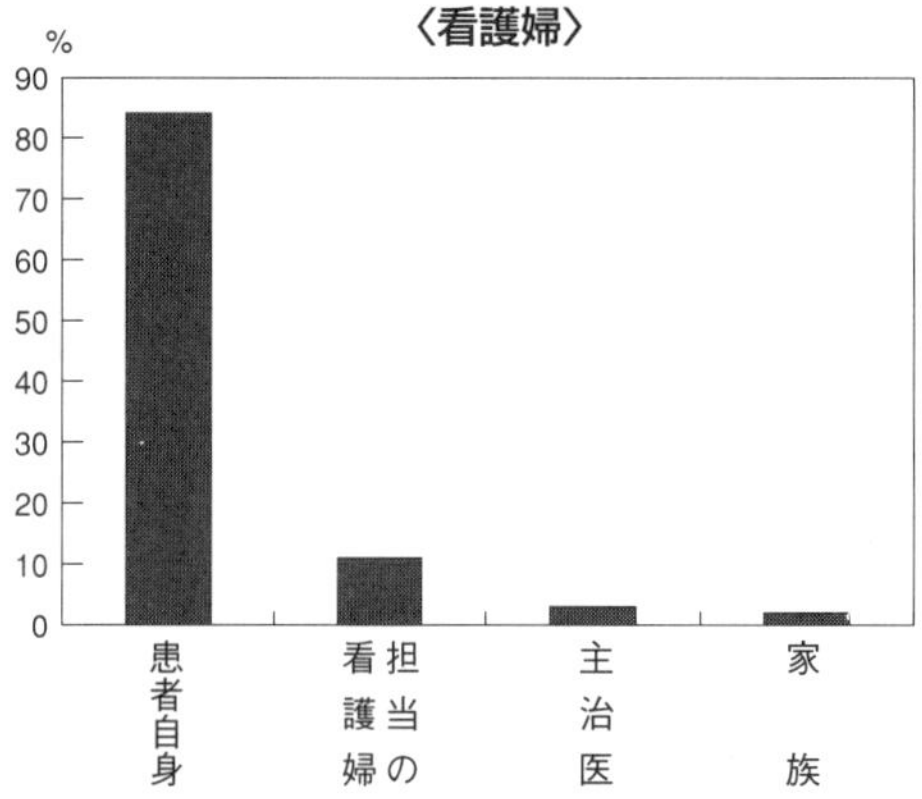

⑲痛みをどのくらいまで取り除くか

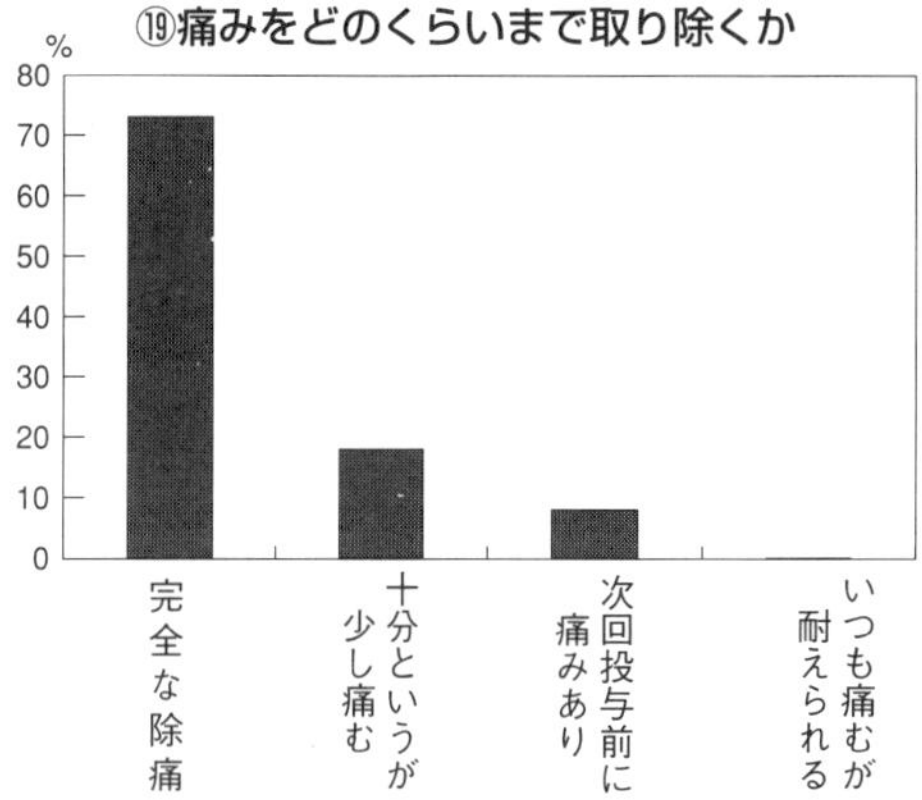

⑳モルヒネの副作用の軽減対策

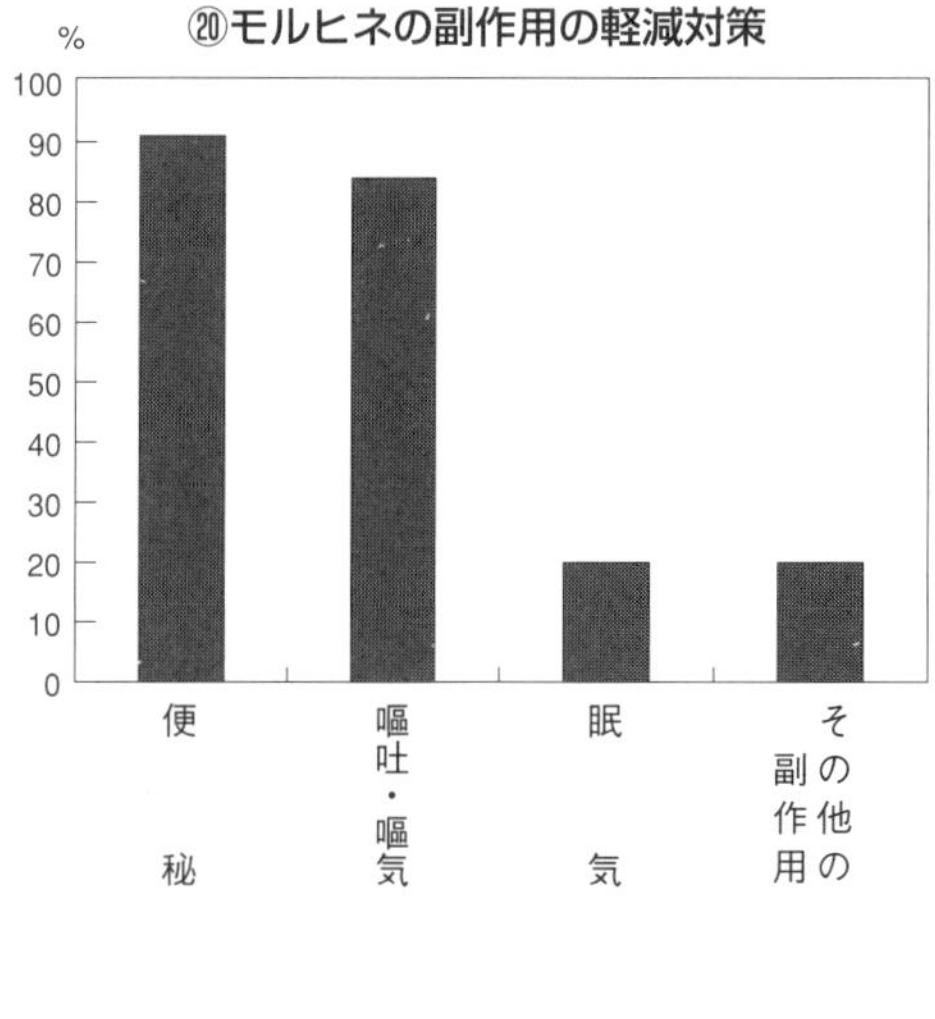

は少なくないようです。原因は，モルヒネに代表される痛み止めへの充分な説明が不足しているからではないでしょうか。

現在**がんの疼痛治療**をする上で，「完全な除痛」を目標とする医師は73%しかいません（図⑲）。患者側だけでなく，医師側も痛みに関して充分な理解や対応がなされていないことがデータから読みとれます。

痛みは解消されても，他の不快な症状が現われては，快適な生活を送ることはできません。**医師はモルヒネの副作用対策**をどのように行っているのでしょうか。なんらかの副作用対策を講じている医師の約８～９割が，便秘や嘔吐・嘔気への対策をとっていました。しかし，眠気やその他の副作用に関しては約２割の医師しか考慮していないという結果でした（図⑳）。眠気やその他の副作用そのものが症状として頻度が少ないと考えられますが，あらゆる副作用に対してその対策・ケアを望まれます。がんの痛みも副作用による症状も患者にとって不快なものには変わりありません。

3．末期になってからの往診

「往診」とは，医師が病人の家に行って診察すること。この当たり前の意味が新鮮にさえ感じられます。人生のファイナルステージをいつもの，住み慣れた自宅で過ごすために，「往診」は欠かせません。「家で死にたい」という患者の希望をかなえるには，往診の現状を知っておく必要があります。医師は往診をどう考えているのか。そして今後，在宅ケアはどう位置付けられていくのでしょうか。

㉑往診をしているか

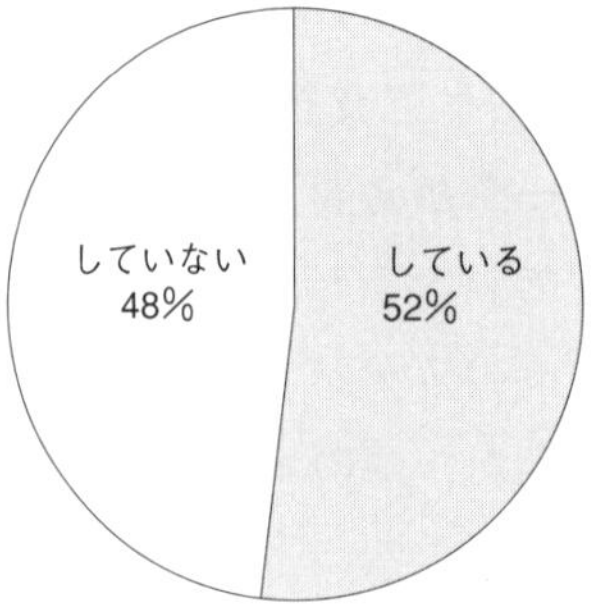

㉒ 往診を始めたきっかけ

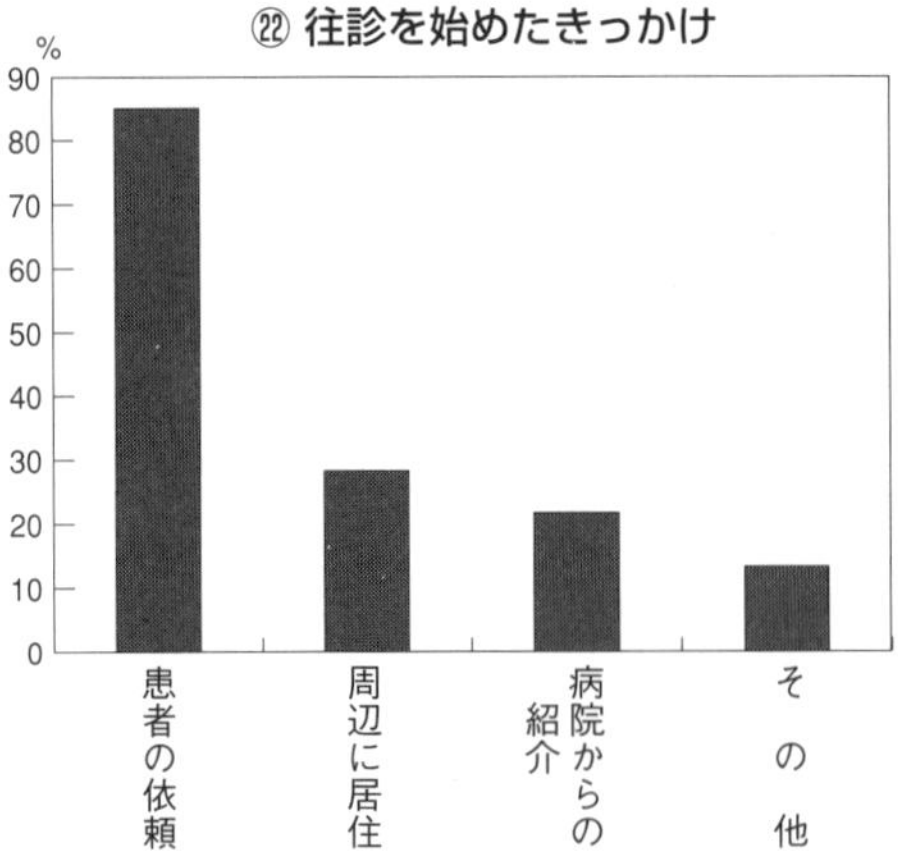

末期がんの往診をしていると答えた医師は，予想を上回り52％と半数を超えていました（図㉑）。**往診を始めたきっかけ**は，患者の依頼が85％と最も多い（図㉒）。ということは，頼めば往診してくれる医師が数多くいるということになります。まずは自分の住んでいる地域で，往診してほしいと医師にアプローチしてみることが大事でしょう。

往診同様，在宅ケアの重要な役割を担うのが「**訪問看護**」。病院独自で訪問看護を行っているところも増えていますが，今のところ各地域の「訪問看護ステーション」が主流です。このステーションは地域によって規模や内容に違いがあり，現段階の68％という訪問看護はそれぞ

㉓訪問看護を行っているか

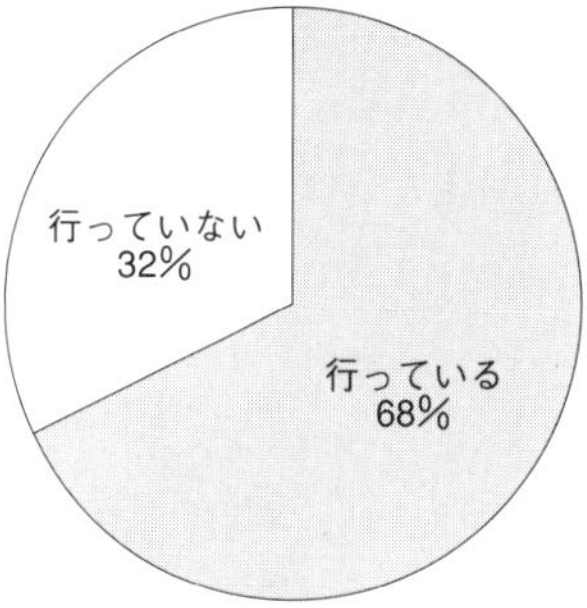

㉔在宅ケアのネットワークが必要か

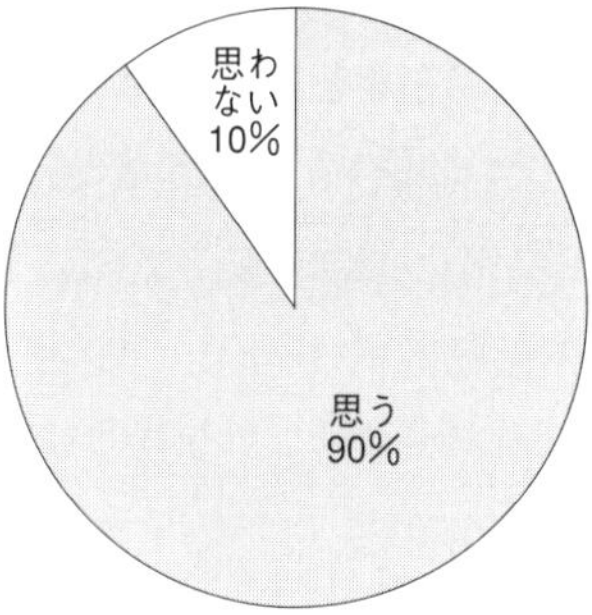

㉕条件が整備されたら往診できるか

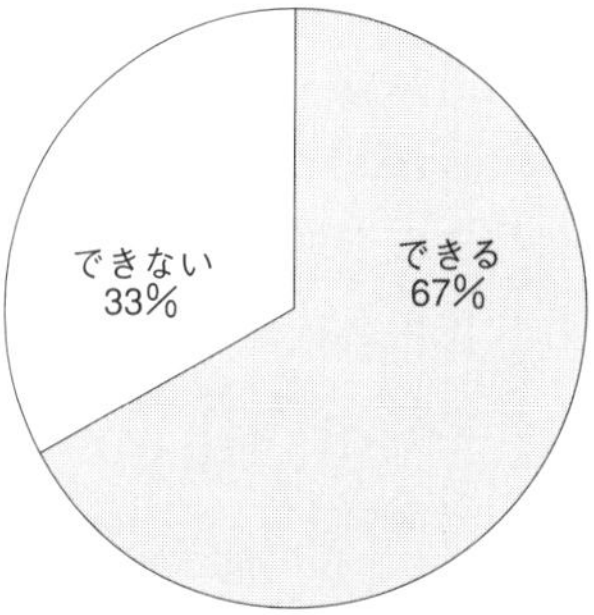

れの施設の工夫によって行われているようです（図㉓）。早急に統一した体制作りが望まれます。

医師だけでは在宅ケアを完遂することはできません。訪問看護ステーションとの連携が特に重要ですが，さらにケースワーカーやホームヘルパーなどさまざまな職種の人たちの役割が求められ，ボランティアにも期待がかかります。**「在宅ケア支援の地域医療ネットワークが必要」**と90％の医師が答えていることから分かるように，種々のスタッフが患者の状態を考慮した一つのネットワークとなって機能することが，今後大切になっていくでしょう（図㉔）。

往診していない医師の67％が「条件が整備されれば往診できる」と答えています（図㉕）。整備しなければならない問題の検討はこれからの課題ですが，医師たちが通常の往診とは内容が大きく異なる「末期のがんの往診」に積極的に対応しようとしている姿勢が感じられます。在宅ケアの必要性を，多くの医師たちが考えているのも確かのようです。

4．末期における入院生活

現在，末期のがんの患者の大部分が医療施設で生活を送っています。患者やその家族が残りの人生を有意義に過ごしたいと思っても，病院のさまざまな規制の中では思うように実現できないこともあるのではないでしょうか。入院生活を快適に過ごすために大事なポイントは……。以下16項目を想定して，入院施設をもつ医療機関にその実態と今後の方針をきいてみました。

末期の入院生活を快適に過ごすために大事なポイント・16項目（ゴチック体はグラフにおける項目名）

面会時間の制限がありますか（有・無）**▶自由な面会時間**

外泊（2日以上）と外出の制限がありますか（有・無）**▶自由な外泊・外出**

ペットのお見舞いはできますか（可・不可）**▶ペットのお見舞い**

病院食以外の食事をとることはできますか（可・不可）**▶病院食以外の食事**

プライバシーの確保（時間的・空間的）はありますか（有・無）**▶プライバシーの確保**

宗教の自由はありますか（有・無）**▶宗教の自由**

飲酒の自由はありますか（有・無）**▶飲酒の自由**

喫煙の自由はありますか（有・無）**▶喫煙の自由**

イベント開催（音楽会，寄席，演劇等）の自由はありますか（有・無）**▶イベントの開催**

入浴時間の制限はありますか（有・無）**▶自由な入浴時間**

民間療法を取り入れることは許可されていますか（可・不可）**▶民間療法**

化粧・マニキュア・服装の自由はありますか（有・無）**▶化粧・マニキュア・服装の自由**

シャワー付きトイレはありますか（有・無）**▶シャワー付きトイレ**

カウンセリングはありますか（有・無）**▶カウンセリング**

家族の付き添い，あるいは宿泊はできますか（可・不可）**▶家族の付き添い・宿泊**

消灯時間の制限はありますか（有・無）**▶自由な消灯時間**

「**医師にたずねた入院生活の実態**」（図㉖）。

○ 7割以上の施設で規制されていない項目

宗教の自由，病院食以外の食事，

家族の付き添い・宿泊，自由な外泊・外出，プライバシーの確保

○ほとんどの施設で規制されている項目

自由な消灯時間，自由な入浴時間，飲酒の自由，

ペットのお見舞い，イベントの開催

○規制が施設によってまちまちだった項目

化粧・マニキュア・服装の自由，喫煙の自由，

自由な外泊・外出，民間療法

㉖ 医師にたずねた入院生活の実態

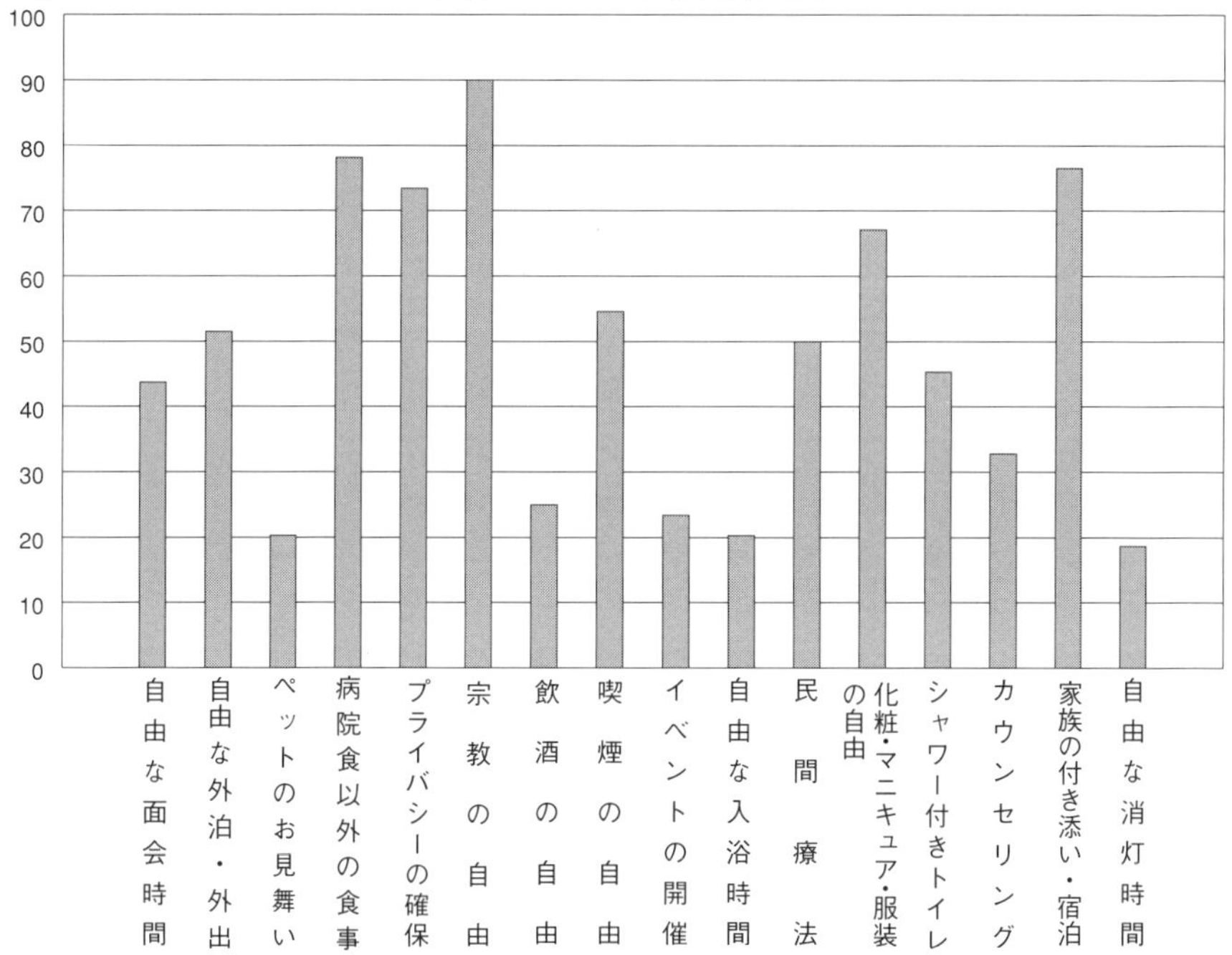

「看護婦の考える入院生活を快適に過ごすために大事なポイント」（図㉗）。

○７割以上の看護婦が大切だと思う項目

　病院食以外の食事，自由な外泊・外出，プライバシーの確保，

　自由な面会時間，カウンセリング

○あまり大切だと思っていない項目

　民間療法，飲酒の自由

㉗ 看護婦の考える入院生活を快適に過ごすために大事なポイント

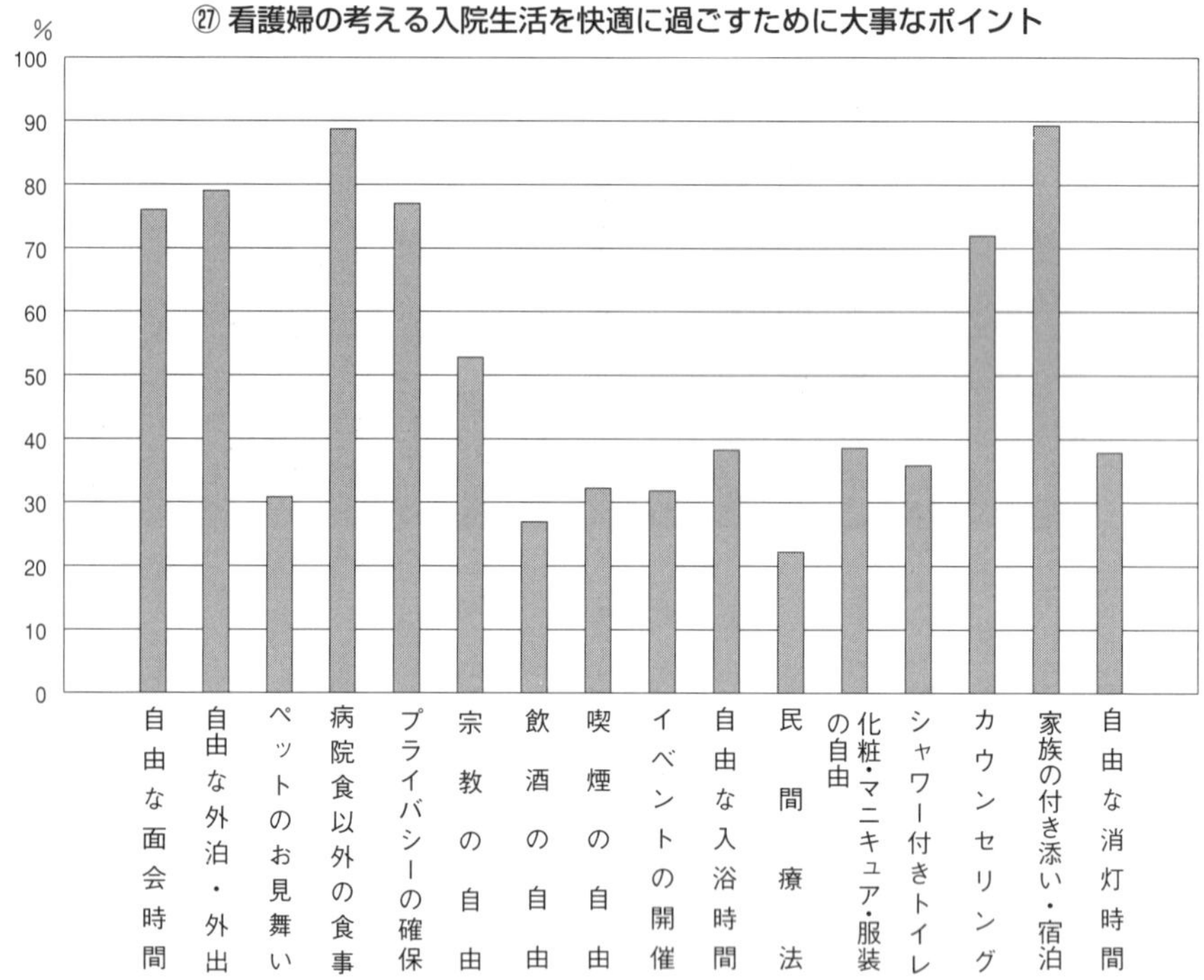

「医師にたずねた入院生活を快適に過ごすために大事なポイント」今後の方針，図㉗との比較（図㉘）

○現状（図㉖）より割合が大きく伸びているもの

　カウンセリング，自由な消灯時間

　医師の今後の方針ではあまり関心が得られなかったのに，多くの看護婦が大切だと答えている項目は，「自由な外泊・外出」と「自由な面会時間」でした。

逆に医師の関心は得られたが看護婦はあまり重要視していない項目は，「化粧・マニキュア・服装の自由」，「喫煙の自由」，「民間療法」，「宗教の自由」でした。

㉘ 医師にたずねた入院生活を快適に過ごすためのポイント〈今後の方針〉Ⓐと看護婦の考える入院生活を快適に過ごすためのポイントⒷの比較

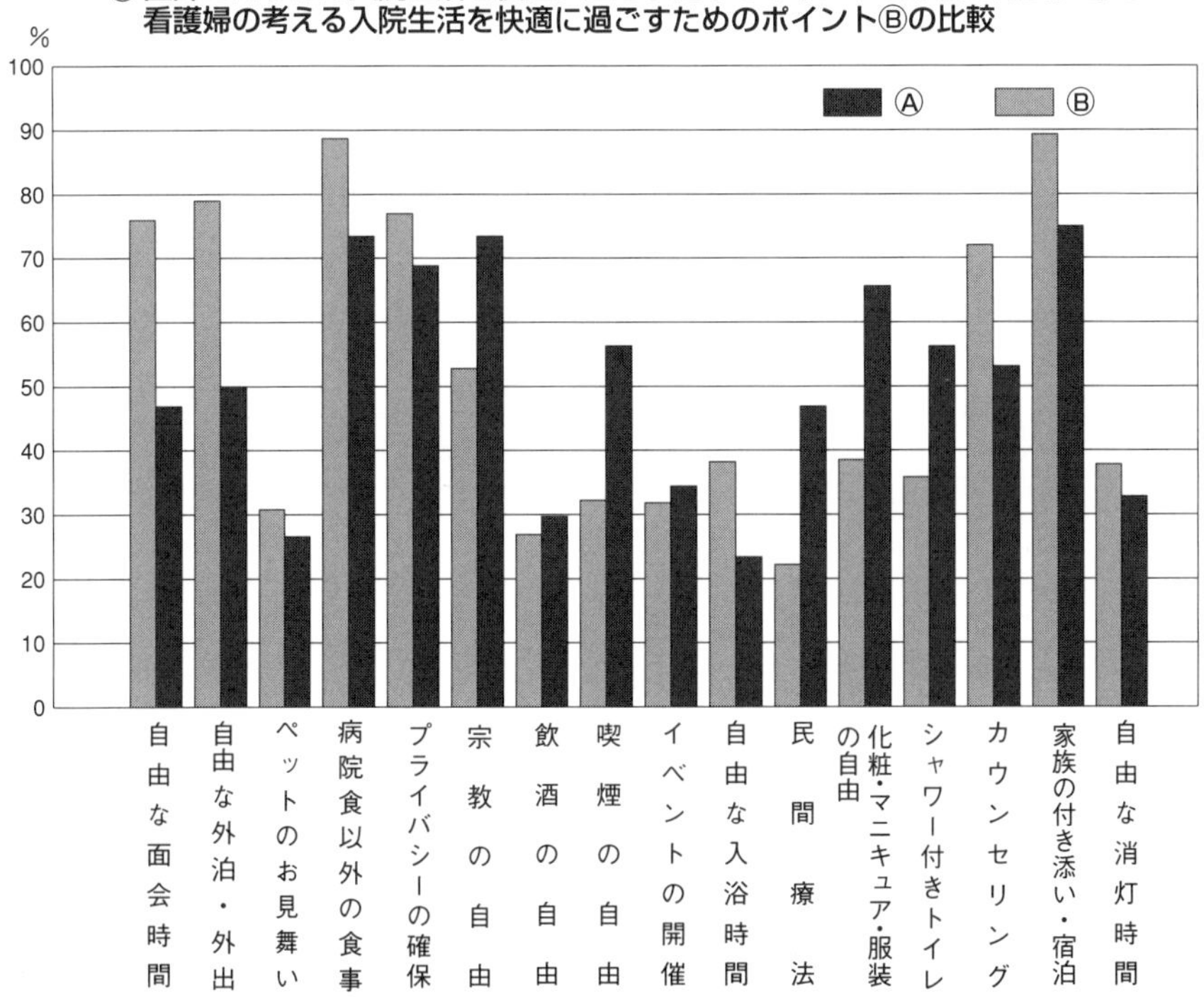

全体的には，看護婦の方がより患者の思いを感じとっていることが分かります。しかし，看護婦の関心が低い項目も患者にとっては不可欠なものであり，気がかりな結果でした。

一方，医師たちもカウンセリング等に関心を寄せていることに示されるように，少しずつではありますが患者にとって何が大切なのかを模索しているようにも思えます。この傾向が徐々に広がりをみせ，入院生活が「快適な」，「心地好い」ものになることを期待します。

まとめ

【告知について】

・アンケートに答えた医師のおよそ**6割**が，末期のがん告知を経験。
・末期のがん告知は患者本人より，むしろ**家族の意向**に左右される。
・「告知」は**段階的に，時間をかけて**行われている。
・告知した後どのように支えるかという「精神的ケア」，「余命の告知」に関して医師と看護婦間に**認識のギャップ**がある。

【痛み（ペイン）について】

・モルヒネを使用している医師は，ほぼ**9割**。
・「モルヒネ」と言って使用している医師は，**4割**しかいない。
・WHO方式（痛みの教科書）を**知らない医師**が，約2割。
・痛みが，**患者自身よりよく分かっていると思っている**医療者がいる。

【往診について】

・往診をしている医師は**52%**。
・往診をするようになったきっかけは，**患者の依頼**が8割以上。
・往診をしていない医師の**6割以上**が，今後往診に取り組む意思を示している。
・**在宅ケア**への医師の関心は高い。

【入院生活について】

・現在の入院生活であまり規制がされていない項目は，**宗教の自由，病院食以外の食事，家族の付き添い・宿泊，プライバシーの確保**。
・医師が大切だと思いはじめたのは，**カウンセリング，自由な消灯時間**。
・看護婦が大切だと思う項目は，**病院食以外の食事，自由な外泊・外出，自由な面会時間，カウンセリング，プライバシーの確保**。
・家で暮らしていればごく当たり前の16項目は，入院生活を快適に過ごすために必要なガイドラインであり，末期医療のソフト面充実のために今後の課題となる。

調査で見えたオススメの医師とは！

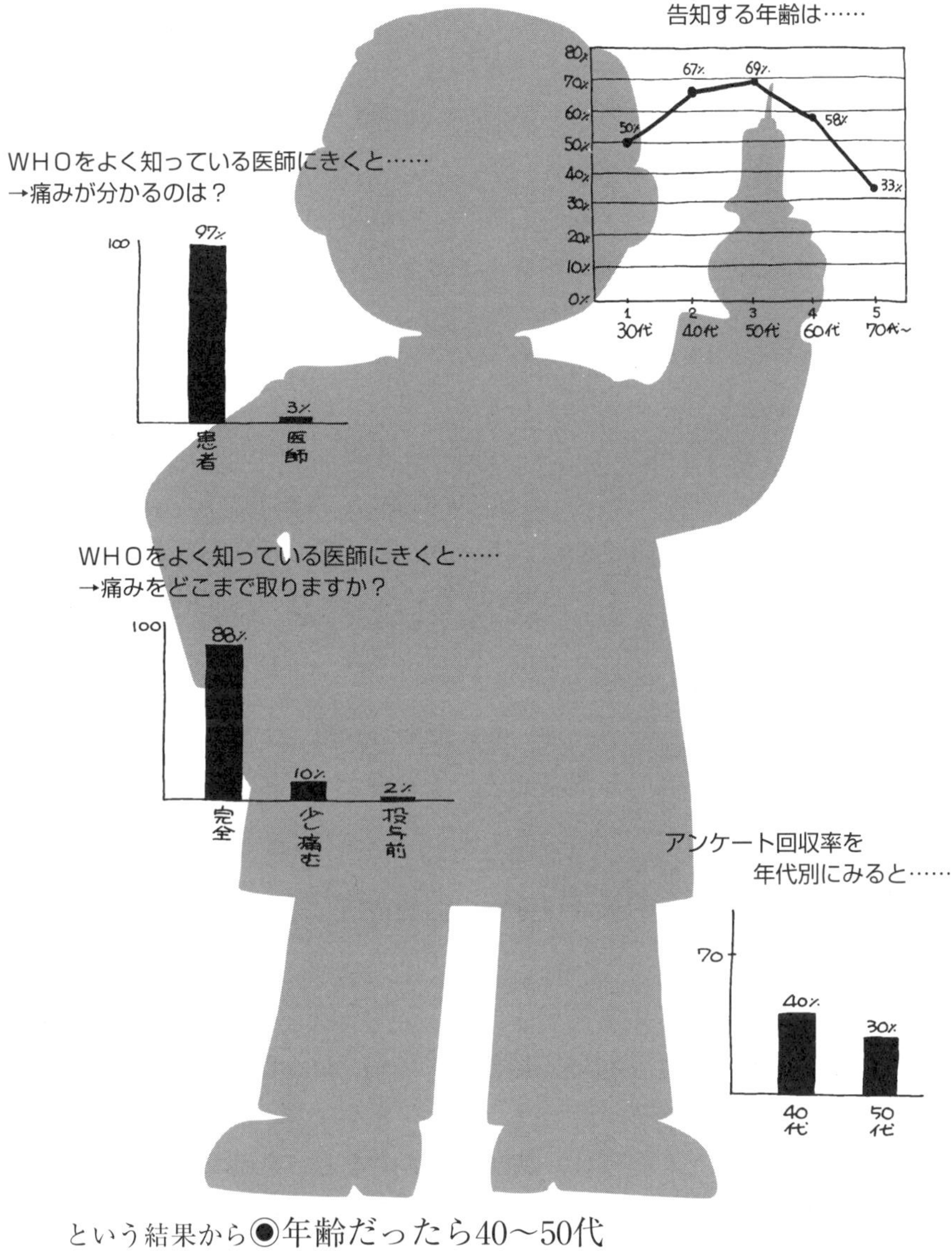

という結果から◉年齢だったら40～50代

◉ＷＨＯ方式をよーく知っていること

（この２点をキーポイントにすれば，あなたもあなたにあった理想の医師に巡り合えるかも）

福岡県

「ファイナルステージを考える会」が選んだ

末期がん 病医院リスト

【リストの見方】

病医院名　①院長名，あるいは話をきいた責任者（年齢）

②住所・電話番号・ＦＡＸ番号

③診療科目　外＝外科　内＝内科　整外＝整形外科　循＝循環器科
呼＝呼吸器科　呼外＝呼吸器外科　神＝神経科　神内＝神経内科
放＝放射線科　胃＝胃腸器科　消＝消化器科　泌＝泌尿器科
麻＝麻酔科　リハ＝リハビリテーション科　リ＝リウマチ科
ア＝アレルギー科　眼＝眼科　耳＝耳鼻咽喉科　皮＝皮膚科
精神＝精神科　脳神＝脳神経外科　婦＝婦人科　産＝産婦人科
肛＝肛門科　形＝形成外科　歯＝歯科　小歯＝小児歯科
歯口＝歯科口腔外科　性＝性病科　精・神＝精神神経科

④病床数（個室料金）　⑤交通アクセス　⑥コメント

1　末期がんの告知を行ってきた病医院

●**川浪病院**　①川平幸三郎副理事長（57歳）　②〒814-0171 福岡市早良区野芥1-2-36 TEL 092(861)2780　FAX 092(861)2111　③ 外 整外 循 内 呼 呼外 神 リ 放 胃 泌 麻 リハ　④特室４床（13,000円）／１人室33床（10,000～12,000円）／２人室６床（5,000円）　⑤西鉄バス野芥１丁目バス停より徒歩１分　地下鉄３号線（平成17年３月開通予定）野芥駅より徒歩１分　⑥専門医療を備えた病院。安心してファイナルステージを過ごすことができるよう，人格を尊重し、親切とまごころをモットーに医療サービスに努める。

●**福岡豊栄会病院**　①島内卓副院長（48歳）　②〒819-0383 福岡市西区田尻2703-1　TEL 092(807)3567　FAX 092(807)3568　③ 整外 リ リハ 内　④１人室15床（6,500円）　⑤JR今宿駅より車で10分　⑥患者の精神状態に留意して告知を行う。

●**井上医院**　①井上博院長（55歳）　②〒815-0032 福岡市南区塩原3-16-29　TEL 092(541)6194　FAX 092-541-0881　③ 内 小　⑤西鉄大橋駅より徒歩３分　⑥福岡市医師会方式在宅医療をフルに活用，南区内の官公立・個人病院との病診連携を保ち情報交換に努める。

●**西福岡病院**　①廣田暢雄院長（72歳）　②〒819-8555 福岡市西区生の松原3-18-8　TEL 092(881)1331　FAX 092(881)1333　③ 内 呼 循 消 神内 放 肛 婦 外 呼外 整外 リハ 泌 リ ア 眼 耳 皮 神内 精・神 性　④１人室38床（2,000～8,000円）／２人室36床（2,000円）／３人室24床／４人室152床　⑤JR下山門駅より車で５分　⑥眼前に生の松原，博多湾を一望する閑静で緑豊かな自然の中にあり，療養に適している。

●**西野病院**　①西野憲史院長兼理事長（58歳）　②〒805-0013 北九州市八幡東区昭和1-2-28　TEL 093(651)2281　FAX 093(651)2226　③ 内 循 消 神 小 整外 リハ 放　④１人室２床（10,000円）／２人室４床（2,000円）／８人室24床／10人室90床　⑤西鉄バス昭和町バス停より徒歩３分　⑥病院以外に訪問看護ステーション「ふらて」，ホームヘルパーステーション「フロイデ」，老人保健施設「やすらぎ」を併設し，ターミナルケアに対応。

●**いくの医院**　①生野直美院長（45歳）　②〒803-0836 北九州市小倉北区中井3-17-23　TEL 093(561)1152　FAX 093(561)4186　③ 内 胃 麻 小児　⑤西鉄バス中井バス停より徒歩４分　⑥ペインクリニックの専門医が２名常勤，痛みに関してはおまかせ。在宅医療にも積極的に取り組んでおり，室内は花と緑，心安まる絵画に囲まれている。

●**北九州中央医院**　①吉武正彦（71歳）　②〒802-0084 北九州市小倉北区香春口１-13-1　TEL 093(931)1085　FAX 093(931)1249　③ 内 呼 循　④特室１人室20床（5,000円）／４人室280床　⑤北九州モノレール香春口三萩野駅直通　西鉄バス三萩野バス停より徒歩１分　⑥療養型病棟（医療保険病棟，介護保険病棟）

●**たがみ医院**　①田上真院長（55歳）　②〒839-0853 久留米市青峰2-25-3　TEL 0942(43)1188　③ 外 麻 循 胃　⑤西鉄バスみどりショッピングセンターバス停前　⑥

筑後地区では数少ないペインクリニック。硬膜外ブロックで痛みからの解放を目指している。

●**徳安医院**　①徳安敏行院長（54歳）　②〒839-0801 久留米市宮ノ陣5-14-1　TEL 0942(32)3129　FAX 0942(33)1186　③ 内 外 整外 小 胃　⑤西鉄宮ノ陣駅より徒歩5分　⑥在宅にて末期医療を行う。「思いやりの医療」がモットー。往診も行う。

●**小波瀬《おばせ》病院**　①青木史一外科副院長（55歳）　②〒800-0344 京都郡苅田町大字新津1598番地　TEL 0930(24)5211　FAX 0930(22)4416　③ 内 循 外 眼 泌 脳神 整外 放 リハ 呼 神内 胃 麻 婦 形　④特室2床（12,000～15,000円）／1人室15床（3,000～7,000円）／2人室40床（0～2,000円）／4人室144床／5人室20床／6人室30床　⑤JR小波瀬駅より徒歩5分　⑥訪問看護，在宅介護，デイケアへと在宅部門の強化を図っている。

＊以下の病医院がある。詳細は，病院ガイド(P. 26～P. 113)にて紹介。
椺木医院(P. 76)　さくら病院(P. 30)　清水クリニック(P. 78)　田中宏明クリニック(P. 80)　寺沢病院(P. 82)　にのさかクリニック(P. 84)　博愛会病院(P. 86)　原土井病院(P. 33)　国立療養所南福岡病院(P. 92)　宗像水光会総合病院(P. 96)　九州厚生年金病院(P. 64)　小倉記念病院(P. 98)　新田原聖母病院(P. 100)　矢津内科消化器科クリニック(P. 102)　内藤病院(P. 106)　ヨコクラ病院(P. 108)

2　積極的に痛みを取ってくれる病医院

●**かもりクリニック**　①家守千鶴子副院長（47歳）　②〒813-0042 福岡市東区舞松原1-11-11　TEL 092(661)3311　FAX 092(661)3312　③ 外 肛 胃　④特室2床（8,000～12,000円）／1人室3床（4,500円）／2人室6床（1,100円）／4人室8床（500円）⑤西鉄バス舞松原バス停より徒歩3分　⑥トイレはすべてシャワー付きトイレで，特別室は付き添いの人が泊まれる。往診は原則週1回。在宅医療を推進している。

●**黒岩外科医院**　①黒岩光院長（55歳）　②〒834-0031 八女市本町1-281-5　TEL 0943(23)2858　FAX 0943(22)5139　③ 外 内　⑤西鉄福島バス停より徒歩10分　⑥患者，家族の希望にそった治療を心がけている。

●**医療法人野田萬里《のだばんり》クリニック**　①野田萬里院長（51歳）　②〒837-0913 大牟田市岩本2667-1　TEL 0944(50)0202　FAX 0944(50)1681　③ 麻 内 リハ　⑤西鉄・JR大牟田駅より車で20分。大牟田交通バス岩本バス停そば　⑥日本麻酔科学会麻酔科専門医，ペインクリニック学会認定医。在宅・通院にて痛みの治療を行う。

●**山田内科医院**　①山田宏平院長（46歳）　②〒834－0031 八女市大字本町1-232-6　TEL 0943(23)4853　FAX 0943(24)5623　③ 内　⑤堀川バス日の出町バス停より徒歩3分　⑥告知後の患者や家族への精神的ケアを重視している。

＊その他，以下の病医院がある。詳細は病院ガイド(P. 26～P. 113)で紹介。

いわさき一教クリニック(P. 74)　楪木医院(P. 76)　川浪病院(1「末期がんの告知を行ってきた病院」〈以下,「1 告知」とする〉の項で紹介)　さくら病院(P. 30)　清水クリニック(P. 78)　田中宏明クリニック(P. 80)　寺沢病院(P. 82)　にのさかクリニック(P. 84)　博愛会病院(P. 86)　浜の町病院(P. 88)　原土井病院(P. 33)　国立療養所南福岡病院(P. 92)　西福岡病院(1 告知の項で紹介)　宗像水光会総合病院(P. 96)　九州厚生年金病院(P. 64)　小倉記念病院(P. 98)　矢津内科消化器科クリニック(P. 102)　内藤病院(P. 106)　たがみ医院(1 告知の項で紹介)　ヨコクラ病院(P. 108)

3　往診をしてくれる病医院 (＊は，病医院リストの1，2の項目と3の病医院ガイドで紹介しているもの)

●**かもりクリニック＊**　①家守千鶴子副院長（47歳）　②〒813-0042 福岡市東区舞松原1-11-11　TEL 092(661)3311　FAX 092(661)3312

●**田中宏明内科胃腸科クリニック＊**　①田中宏明院長（48歳）　②〒814-0121 福岡市城南区神松寺2-16-8 ライオンズマンション神松寺１Ｆ　TEL 092(864)0007　FAX 092(864)3838　E-Mail : yorozu @ fhk. gr. jp

●**にのさかクリニック＊**　①二ノ坂保喜院長（52歳）　②〒814-0171 福岡市早良区野芥4-45-55 てんぐ屋ビル１Ｆ　TEL 092(872)1136　FAX 092(872)1137

●**いわさき一教《かずのり》クリニック＊**　①いわさき一教院長（53歳）　②〒810-0041 福岡市中央区大名2-7-11-201　TEL 092(781)3255　FAX 092(781)9431

●**楪木医院＊**　①楪木康弘院長（49歳）　②〒811-1344 福岡市南区三宅1-13-16　TEL 092(551)1375　FAX 092(551)3097

●**寺沢病院＊**　①寺沢健二郎副院長（50歳）　②〒815-0084 福岡市南区市崎1-14-11　TEL 092(521)1381　FAX 092(526)3635

●**国立療養所南福岡病院＊**　①西間三馨院長（59歳）　②〒811-1351 福岡市南区屋形原4-39-1　TEL 092(565)5534　FAX 092(566)0702

●**さくら病院＊**　①江頭啓介院長（54歳）　②〒814-0142 福岡市城南区片江4-16-15　TEL 092(864)1212(代)　FAX 092(865)4570

●**牟田病院**　①牟田和男院長（54歳）　②〒814-0163 福岡市早良区干隈3-9-１　TEL 092(865)2211　FAX 092(865)5556

●**石橋内科循環器科医院**　①石橋明人院長（52歳）　②〒816-0078 福岡市博多区竹丘町2-4-1　TEL/FAX 092(581)0314　⑤西鉄雑餉隈駅より徒歩10分

●**清水クリニック＊**　①清水大一郎院長（55歳）　②〒811-1311 福岡市南区横手2-8-７　TEL 092(502)6767　FAX 092(502)6868

●**緑川内科循環器科医院＊**　①緑川啓一院長（55歳）　②〒810-0801 福岡市博多区中洲5-5-19 緑川ビル３Ｆ　TEL 092(291)0829　FAX 092(291)5080

●**いくの医院＊**　①生野直美院長（45歳）　②〒803-0836 北九州市小倉北区中井3-17-23　TEL 092(582)6257　FAX 093(561)4186　⑤西鉄バス中井バス停より徒歩４分

●**西野病院** ①西野憲史院長兼理事長（58歳） ②〒805-0013 北九州市八幡東区昭和1-2-28 TEL 093(651)2281 FAX 093(651)2226 ⑤西鉄バス昭和町バス停より徒歩３分

●**東筑病院** ①早川知宏院長（47歳） ②〒807-0856 北九州市八幡西区八枝１丁目７-20 TEL 093(603)0111 FAX 093(691)4831 ⑤西鉄バス北の浦バス停より徒歩１分

●**戸畑共立病院** ①下河邊正行院長（53歳） ②〒804-0073 北九州市戸畑区明治町1-25 TEL 093(871)5421 FAX 093(871)5499 ⑤JR戸畑駅より徒歩２分

●**萬納寺医院** ①萬納寺正清院長（53歳） ②〒803-0817 北九州市小倉北区田町6-30 TEL 093(561)3456 FAX 093(583)4315 ⑤JR小倉駅より車で５分

●**有吉クリニック** ①有吉俊一院長（51歳） ②〒806-0027 北九州市八幡西区菅原町5-1 TEL 093(645)1310 FAX 093(645)1971 ⑤JR黒崎駅より徒歩８分

●**薬師寺内科医院** ①薬師寺英邦院長（64歳） ②〒839-0863 久留米市国分町1299-17 TEL 0942(21)2683 FAX 0942(21)1740 ⑤堀川バス国立倉庫前バス停より徒歩２分

●**杉病院** ①杉東明院長（62歳） ②〒818-0072 筑紫野市二日市中央１-３-２ TEL 092(923)6666 FAX 092(923)6869 ⑤JR二日市駅より徒歩２分

●**粕屋南病院** ①玉井収院長（38歳） ②〒811-2101 糟屋郡宇美町宇美10-87 TEL 092(933)7171 FAX 092(933)7100 ⑤JR宇美駅より車で10分

●**井上病院** ①井上朝生院長（72歳） ②〒819-1104 前原市波多江717-１ TEL 092(322)3437 FAX 092(322)5806 ⑤昭和バス産の宮バス停より徒歩１分

●**大岩外科医院＊** ①大岩俊夫院長（71歳） ②〒811-3112 古賀市花見東 TEL 092(942)6231 FAX 092(943)2530

●**みぞべ内科循環器科医院** ①溝部宏毅院長（45歳） ②〒819-1103 前原市池田634-3 TEL 092(322)2672 FAX 092(324)3114 ⑤JR波多江駅より徒歩５分

●**宗像水光会総合病院＊** ①津留水城院長（74歳） ②〒811-3298 宗像郡福間町大字上西郷341-1 TEL 0940(34)3111 FAX 0940(43)5981

●**祷《いのり》若宮医院** ①祷光太郎院長（54歳） ②〒822-0152 鞍手郡若宮町沼口967-1 TEL 0949(52)1777 FAX 0949(52)1771 ⑤沼口バス停より徒歩５分

●**合原《ごうはら》医院** ①合原正二院長（65歳） ②〒834-0105 八女郡広川町長延608-2 TEL 0943(32)0120 FAX 0943(32)2491 ⑤堀川バス吉常四つ角バス停より徒歩２分

●**中村内科医院** ①中村卓郎院長（48歳） ②〒834-0074 八女郡立花町谷川1176-2 TEL 0943(37)1601 FAX 0943(33)8005 ⑤堀川バス光友農協バス停より徒歩３分

●**黒岩外科医院＊** ①黒岩光院長（55歳） ②〒843-0031 八女市本町1-281-5 TEL 0943(23)2858 FAX 0943(22)5139

●**ヨコクラ医院＊** ①横倉義武院長（58歳） ②〒839-0215 三池郡高田町濃施394 TEL 0944(22)5811 FAX 0944(22)2045

●**津留医院** ①津留昭雄院長（49歳） ②〒839-0242 山門郡大和町豊原130-9 TEL 0944(74)5099 FAX 0944(74)5097 ⑤西鉄塩塚駅より徒歩５分

●**山田内科医院＊** ①山田宏平院長（46歳） ②〒834-0031 八女市本町1-232-6 TEL 0943(23)4853 FAX 0943(24)5623

●**草場内科循環器科医院**　①草場正院長（61歳）　②〒834-0004 八女市納楚446-1　TEL 0943(23)5171　FAX 0943(23)0130　⑤堀川バス高島バス停前

●**東《ひがし》医院**　①東道夫院長（57歳）　②〒834-0031 八女市東矢原町　TEL 0943(23)5212　FAX 0943(25)1168　⑤堀川バス八女学園前バス停より徒歩１分

●**増田外科医院**　①増田一紀院長（55歳）　②〒834-0031 八女市本町26-1　TEL 0943(23)2545　FAX 0943(24)5771　⑤西鉄・堀川バス福島バス停より徒歩５分

●**おおうち内科クリニック**　①大内和弘院長（53歳）　②〒833-0056 筑後市久富868　TEL 0942(54)0600　FAX 0942(54)0601　⑤西鉄バス市営住宅前バス停前

●**浮羽外科医院**　①助廣一幸院長（62歳）　②〒839-1403 浮羽郡浮羽町東隈上342-9　TEL 09437(７)7111　FAX 09437(７)4770　⑤西鉄バス松本バス停より徒歩１分

●**岡村医院**　①岡村寅清院長（72歳）　②〒830-1221 三井郡大刀洗町高樋2499-21　TEL 0942(77)2342　FAX 0942(77)1996　⑤甘木鉄道西太刀洗駅より徒歩２分

●**新田原《しんでんばる》聖母病院＊**　①大北泰夫院長（56歳）　②〒824-0025 行橋市東徳永382　TEL 0930(23)1006　FAX 0930(22)5682

●**広瀬医院**　①広瀬憲治院長（47歳）　②〒820-0101 嘉穂郡庄内町綱分756　TEL 0948(82)0027　FAX 0948(82)3599　⑤西鉄バス庄内小学校バス停前

●**筑豊労災病院**　①岡部正之外科部長（56歳）　②〒820-0088 嘉穂郡穂波町弁分633　TEL 0948(22)2980　FAX 0948(24)3812　⑤JR 飯塚駅より車で10分

●**矢津内科消化器科クリニック＊**　①矢津剛院長（45歳）　②〒824-0001 行橋市行事7-19-6　TEL/FAX 0930(22)2524

福岡版

「ファイナルステージを考える会」がおすすめする

末期がん 病医院ガイド

今回の調査で医師や看護師の考え方，施設の現状など末期医療に関する全体像が見えてきました。では私たちの身まわりにある医院・病院では末期がん患者に対してどのようなケアがなされているのでしょうか。その実態を具体的に知るために，足を運び医師と直接会って話をしてきました。対象となった病医院は，福岡県を中心とした37施設。独自で行った調査結果を基に評価し，「ファイナルステージを考える会」がおすすめしたいと考えた病医院です。でも選ぶのはあなた自身。この病医院ガイドを一つの情報源として，自分なりの病院選びに役立ててください。

入院生活において患者がより快適に過ごすことができると思われる項目を【自由度】として，以下のようなマークで各病医院ごとに表示します（ただし，これは入院施設を有する医院・病院のみの表示です）。

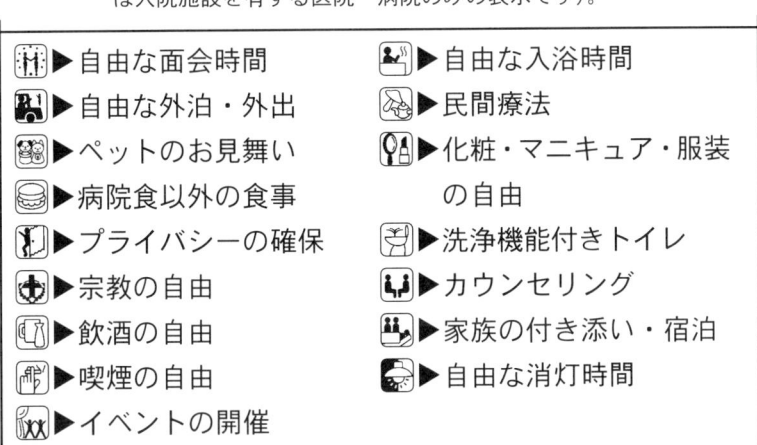

▶自由な面会時間

▶自由な外泊・外出

▶ペットのお見舞い

▶病院食以外の食事

▶プライバシーの確保

▶宗教の自由

▶飲酒の自由

▶喫煙の自由

▶イベントの開催

▶自由な入浴時間

▶民間療法

▶化粧・マニキュア・服装の自由

▶洗浄機能付きトイレ

▶カウンセリング

▶家族の付き添い・宿泊

▶自由な消灯時間

[注] 各病院によって許容範囲が異なりますので，詳細は直接ご確認ください。
(例：喫煙の場合，「喫煙所のみ OK」，「喫煙所および個室のみ OK」など)

ホスピス・緩和ケア病棟

【開設予定】

特定医療法人社団至誠会

木村外科病院

院長　木村　　豊（74歳）

住所　〒812-0044 福岡県福岡市博多区千代2-13-19

TEL　092(641)1966　FAX 092(651)7210

ホームページ　http://www.kimura-hosp.or.jp

E-メール　info@kimura-hosp.or.jp

【診療科目】外科・胃腸科・整形外科・麻酔科（ペインクリニック）・緩和ケア科

　専門外来：脳外科・循環器科・呼吸器科・消化器内科

【診療時間】月～土　8:30～17:30

【休診日】日・祝日（ただし，急患はこの限りではない）

【STAFF】常勤医師10名／非常勤医師5名／看護職員109名／その他5名

【総病床数】129床

ホスピス病棟「やすらぎ」

◇ホスピス長　小早川　晶（50歳）

◇電話相談　092(641)1966（代表）　受付時間＝月～金　8:30～17:00

◇ホスピス外来（予約制）　水・木　13:00～17:00

◇病棟STAFF　専任医師1名／看護職員13名／その他1名

　ボランティア54名（実働36名）

◇病床数（個室料）　14床　内訳：特別室2床（10,000円）／個室12床（無料）

【自由度】

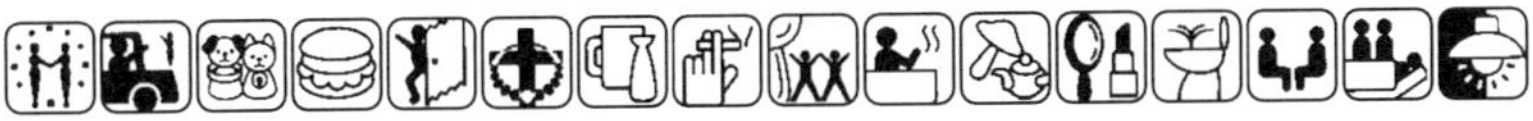

一人ひとりの思いに合ったホスピス

平成11年10月に開設されたホスピス病棟“やすらぎ”は，地下鉄やバスなど交通アクセスの良い都会の中にあるホスピス。出来るだけ自宅と同じような雰囲気づくりを目指したという空間は，木目で統一されていたり障子窓や収納力のあるクロゼットを設けるなど細かい気配りが感じられる。またベンチのある屋上庭園

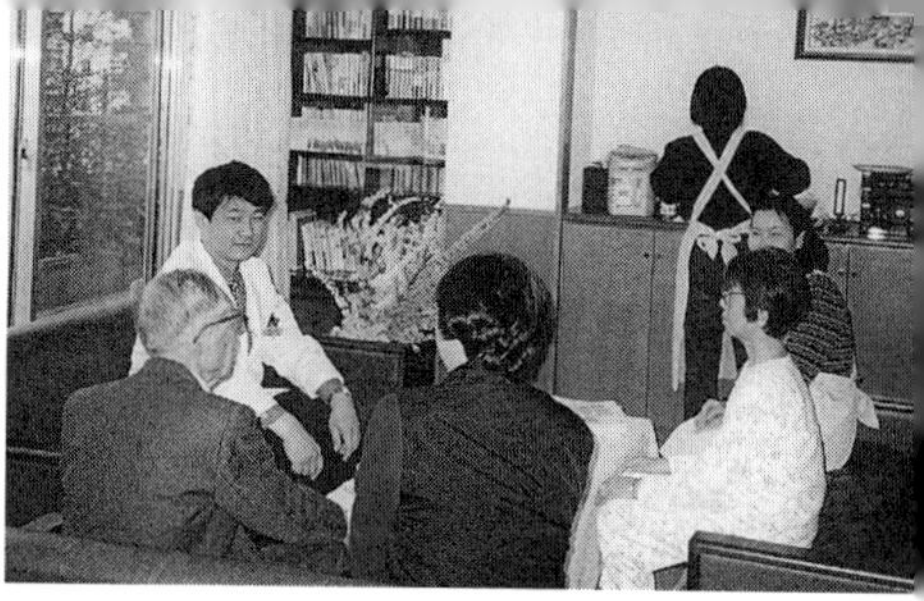

ボランティアの方の手による楽しい茶会

やたくさんの人が集まる談話室は，日当たりが良く家族とのゆったりとした時間を過ごすことが出来る。この病棟で大切にしていることは，患者さん一人ひとりに合ったホスピスケアだという。つまり，その人が今まで暮らしてきた日常生活をここでいかに続けることができるかを考え，それを支えていくことが主な仕事となる。「あまり忙しい病棟にしたくない。ゆっくりと時間が流れているような場所にしたい」と小早川医師は言う。そのために不必要な検査や医療行為はなるべく行わない。しかし痛みなどの症状緩和には，長年経験を積んだプロのきめ細かい技が光っている。

毎日，午後になるとボランティアの人たちが入れるお茶とお菓子で，ちょっとしたパーティーが開かれている。患者さんやその家族だけでなく小早川医師やナースたちも加わり，笑い声の絶えないおしゃべりの時間になっている。

【感想】

「せっかく遠いところからおみえになったのだから……」と小早川医師は談話室のピアノをさりげなく弾き始めた。北九州から訪れたという女性は，静かなピアノの音色を聴きながら思わず涙ぐんで呟いていた。「こういう場所を探していました」

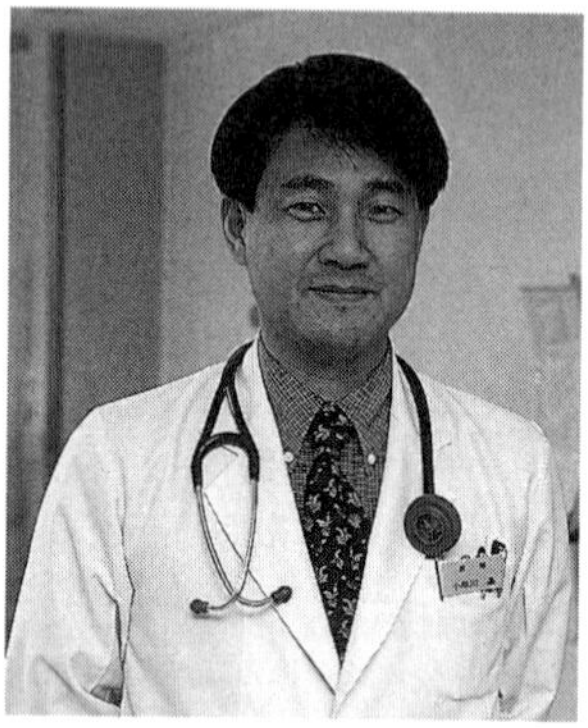

小早川晶ホスピス長

子供の患者さんもここで過ごすことがあるそう。看護の原点である，痛みを持った人や傷ついた人に対する「やさしさ」が詰まったホスピスなのだ。

残された大切な時期を，ゆったりと流れる静かな空間の中で心穏やかに過ごしたいという方にオススメしたい。　(岩崎瑞枝)

【交通アクセス】

地下鉄千代県庁口駅１番出口より徒歩３分。

西鉄バス千代町バス停より徒歩３分。

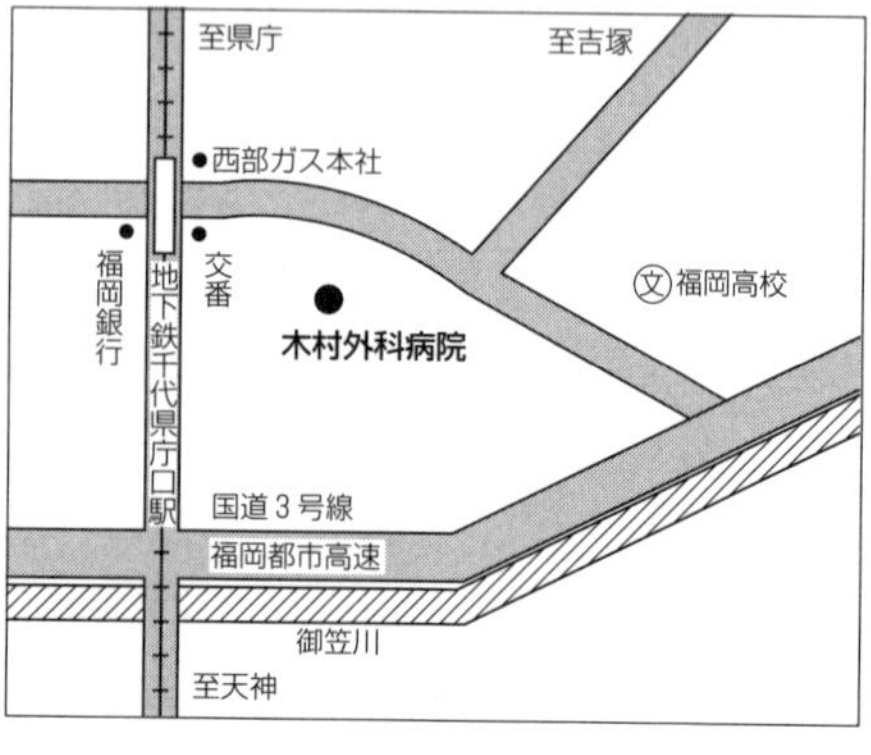

医療法人社団江頭会

さくら病院

院長　江頭　啓介（54歳）

住所　〒814-0142 福岡市城南区片江４-16-15

TEL 092(864)1212（代表）　FAX 092(865)4570

ホームページ http://www.sakurahp.or.jp

E-メール info@sakurahp.or.jp

● 城南ほのぼの訪問看護ステーション　TEL 092(864)5700

【診療科目】内科・胃腸科・循環器科・麻酔科・リハビリテーション科・放射線科・呼吸器科・リウマチ科・アレルギー科・神経外科・心療内科

【診療時間】月～金　9:00～12:30, 14:00～17:30／土　9:00～13:00

【休診日】日・祝日／８月15日／12月31日～１月３日（ただし，急患はこの限りではない）

【往診・訪問看護】有り

【STAFF】常勤医師11名／非常勤医師28名／看護職員97名／作業療法士４名／理学療法士５名／ソーシャルワーカー２名／ケアワーカー45名

【総病床数】152床

内訳：急性期病棟53床／回復期リハビリ病棟46床／特殊疾患病棟39床／緩和ケア病棟14床

緩和ケア病棟「さくらユニット」

◇ユニット長　江頭　啓介（54歳）

◇電話相談　092(864)1212（代表）医療相談室まで

受付時間＝月～金　9:00～17:00／土　9:00～12:30

◇緩和ケア外来　医療相談室までお問い合わせください

◇病棟STAFF　専任医師２名／看護職員13名／ソーシャルワーカー２名／ケアワーカー２名

登録ボランティア30名

◇病床数（個室料）　14床

内訳：個室10床（2,650～6,300円）／２人室４床（2,000円）

【自由度】

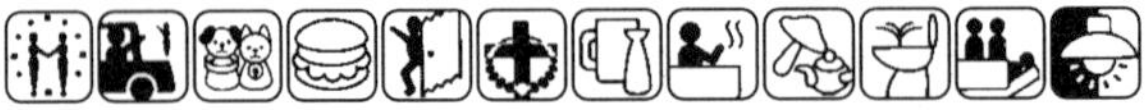

自宅感覚のくつろいだ空間

20年前の設立以来，大学病院から転院してきた末期患者を引き受けることが多く，終末期ケアの経験が豊富である。その経験を活かし，平成10年に緩和ケア病棟「さくらユニット」がオープンした。主に末期がんや後天性免疫不全の患者の身体的・精神的苦痛や症状を和らげ，患者の今までの生き方や価値観を尊重し，その人らしい生をまっとうしてもらうためのユニット。さまざまな職種の専門スタッフがチームを組んで患者とその家族を援助していく施設である。

ユニット病室は，患者の家，暮らしている部屋と考えて，くつろげる空間に整えられている。付き添い・面会・来客は当然として，さらにかかりつけ医師が検査や治療のために自由に出入りできるオープンシステムになっている。希望があれば鍼灸師・整体師・按摩・マッサージ師から宗教家などを呼ぶこともでき，さまざまな患者の要望に応えられるように配慮されている。また、看護スタッフとボランティアの話し合いの場があり、情報を共有してケアが行われている。

【感想】

以前は「江頭病院」といっていたが，公共性のある名前にということで患者さんたちから公募して「さくら病院」に変わった。「桜の木がありましたっけ？」と尋ねると，「それからあわてて桜の木を植えました」と江頭院長は笑う。

さくらユニットでは名前にふさわしく，やさしい桜色のカーテンの部屋も用意

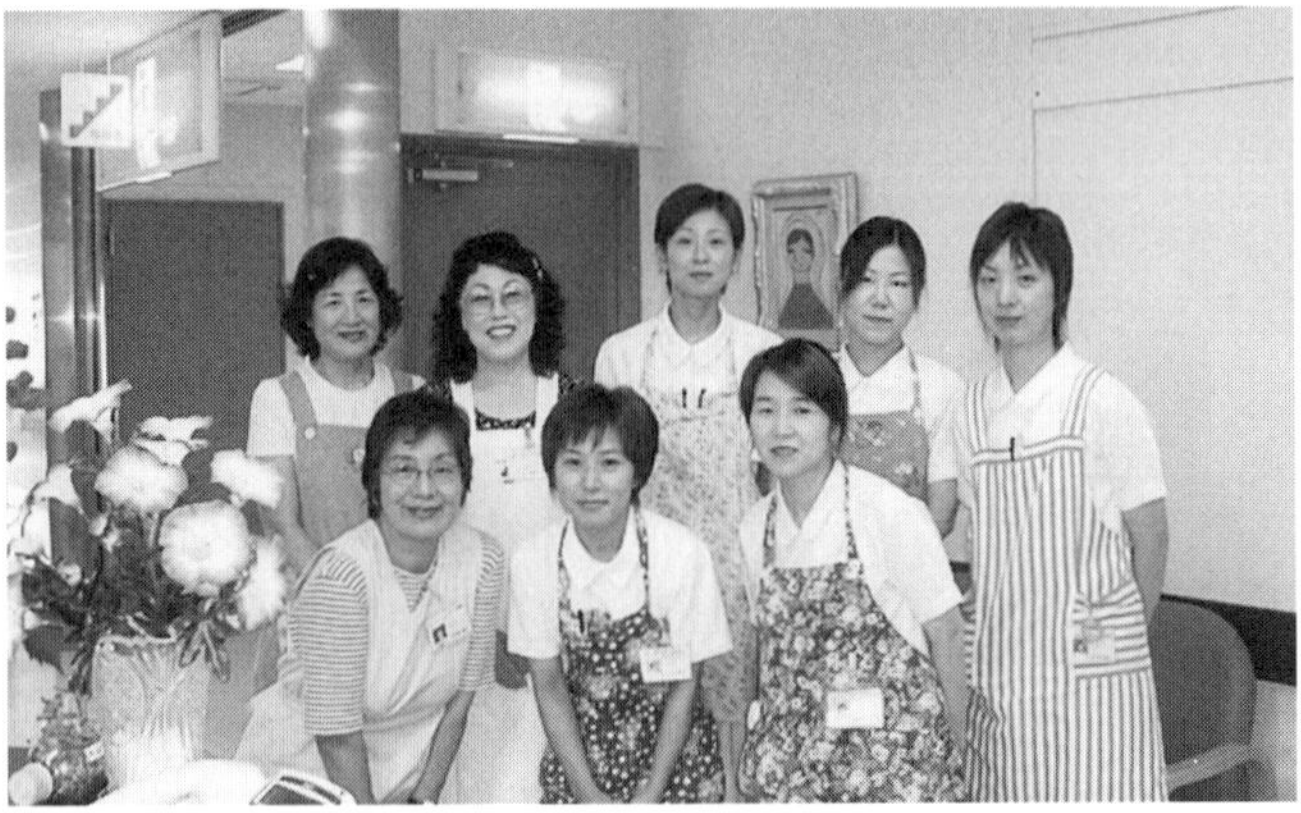

されている。さくら祭りやボランティアとの音楽交流など次々と工夫を凝らし，季節ごとに入院患者との行事，催しが企画されている。緩和ケア病棟には宗教が関連している施設も多いが，このさくらユニットは宗教とは関係がない。長い経験を活かし地域に根ざしたきめ細やかなホスピスケアを期待したい。

（波多江伸子・田畑昌子）

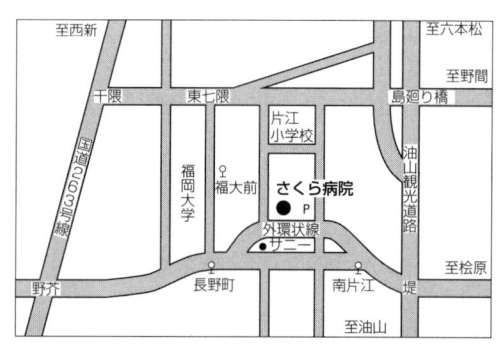

【交通アクセス】

西鉄バス長野町バス停より徒歩2分。

天神より車で30分。

医療法人

原土井病院

院長　原　　寛（71歳）

住所　〒813-8588 福岡市東区青葉 6-40-8

TEL 092(691)3881　FAX 092(691)1059

ホームページ　http://www.haradoi-hospital.com

E-メール　info@haradoi-hospital.com

● 訪問看護ステーションあおば　TEL 092(691)7676

【診療科目】 内科・アレルギー科・心療内科・整形外科・リウマチ科・リハビリテーション科・皮膚科・精神科・神経科

【診療時間】 月～金　午前 9:00～12:00　（受付 8:30～11:30）（整形外科 8:30～11:00）　午後13:15～17:00　（受付13:00～16:30）／土　9:00～12:00（受付 8:30～11:30）

【休診日】 日・祝日（ただし，急患はこの限りではない）

【訪問看護】 有り

【STAFF】 常勤医師32名／非常勤医師64名／看護職員400名／その他100名

【総病床数】 556床

緩和ケア病棟

◇緩和ケア病棟医師　花田　基典（74歳），山下　和海（34歳）

◇電話相談　092(691)3881（代表）　受付時間＝月～金　9:00～16:00

◇緩和ケア外来　月　13:15～17:00　水　9:00～12:00

入院相談は要予約　火・金　15:00～16:00

◇病棟 STAFF　専任医師 1 名／兼任医師 1 名／看護職員16名／ソーシャルワーカー 2 名（兼任）／栄養士（兼任） 1 名／薬剤師（兼任） 2 名／臨床心理士（兼任） 1 名

ボランティア10～20名

◇病床数　20床

内訳：特別室 2 床（3,000円）／個室 8 床（1,000円）／個室 4 床／ 2 人室 6 床

【自由度】

優しく・暖かく・ゆきとどいた医療をめざす

大きな池（三留池）をはさんで，病院と住宅が建ち並ぶ緑の多い静かな街並み。斜面を利用して立つ556床（一般病棟140床・医療療養型240床・介護療養型176床）の大きな病院。ここに平成13年2月1日，20床の緩和ケア病棟が竣工完成し，同年4月厚生労働省の認可を受けた。「東館」と呼ばれている新館の3階各室は，優しく暖かく行き届いた医療を理念とする病院運営の意向が随所に感じられる温かな空間が用意されている。2階の家族控え室は和・洋室があり，共同キッチン，浴場も完備され，また宿泊も可能である。

毎週水曜日の午後1時半からは，ホスピスに関心を持つ人の自由参加の集い（サポート＆ケアの集い）が持たれており，一貫した全人的医療を目指すための勉強会が開催されている。

都市高速を利用すれば，福岡市の中心地から車で30分。病院から5分の西鉄土井団地バス停からは，高速バスも1時間に4～5本は出ている。片道400～500円。

【感想】

この素晴らしい緩和ケア病棟に相応しいケアの実現に努力したいと言う花田基典医師。「緩和ケアと言っても特別なケアがあるわけではない。その最高のものは家族によるケアであるという認識のもとに，これにできる限り近づきたい」と話してくれた。

患者各々のケースは個別的なので，能率とか効率はこの病棟にはそぐわないと

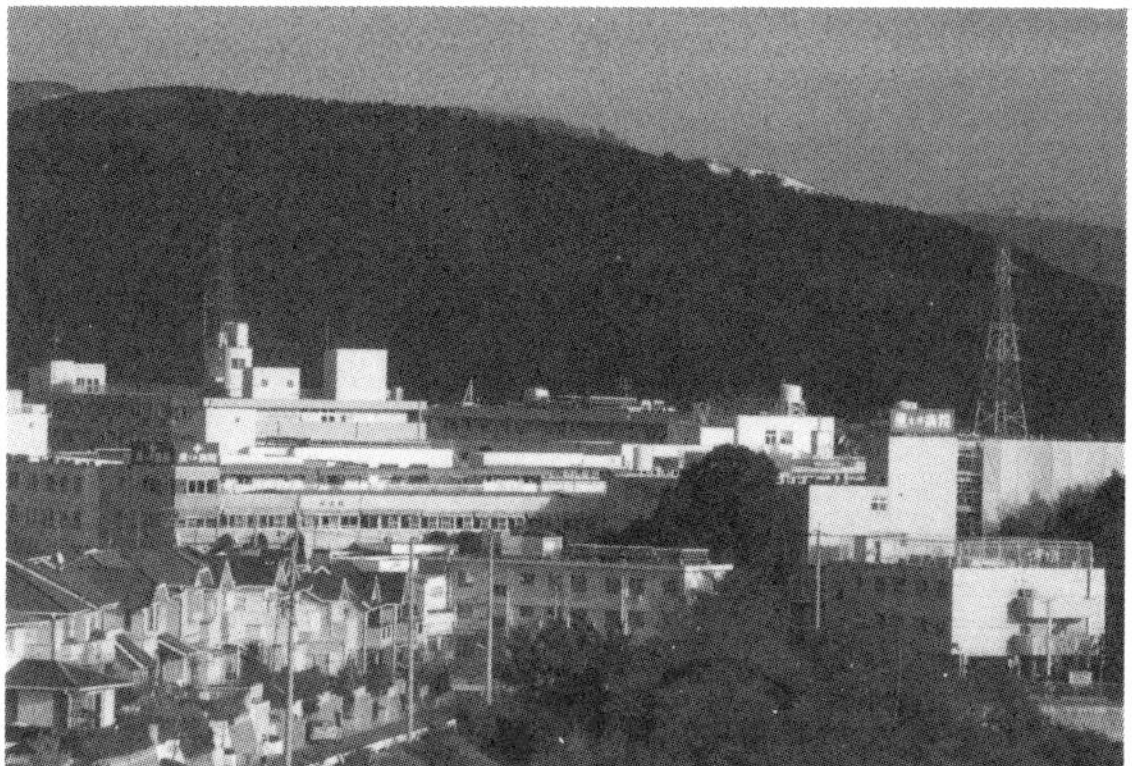

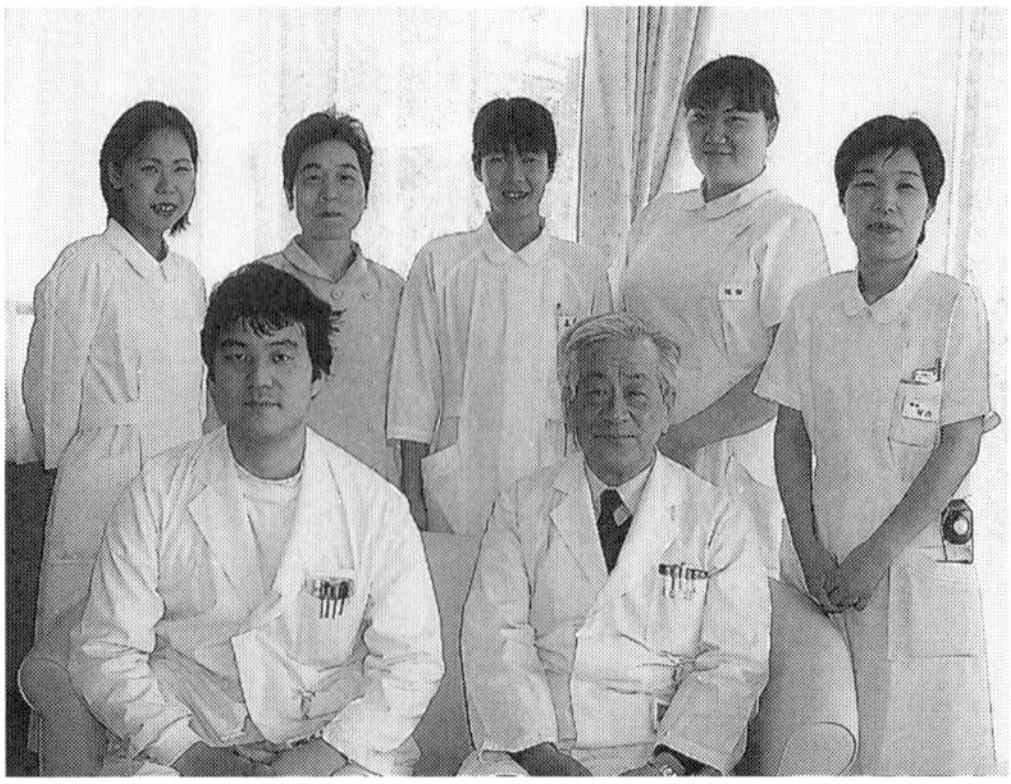

花田基典（前列右）・山下和海両医師と病棟スタッフ

言う。つまり，一見無駄なように見えること，要領の悪いと思われることの中に，緩和ケアに最も大切なものがあると考えられているのだ（実際，我々患者側はそういうきめ細やかなケアを求めている）。

最後に「いま私たちは緩和ケアのスタートラインに立ったばかり。これからは毎日の仕事の中で人間の生と死について患者さんや家族の方々から多くのことを学ばせていただくことだろう。力を尽くして，私たちはそれに応えなければならない」とも語っていた。花田医師は，穏やかな語り口調の中に強い意志を感じさせてくれた。

（中村　彰子）

【交通アクセス】

ＪＲ鹿児島本線香椎駅より車で７分。

西鉄バス土居団地バス停より徒歩５分。

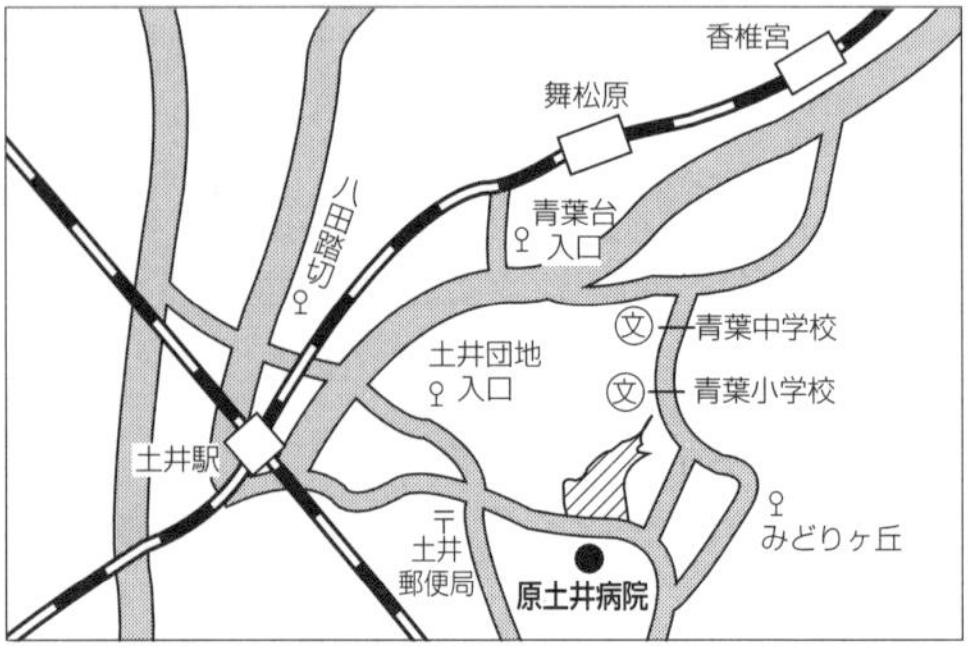

特別医療法人栄光会

栄光病院

院長　折田　泰彦（61歳）

住所　〒811-2205 福岡県粕屋郡志免町別府58

TEL 092(935)0147　FAX 092(936)3370

ホームページ　http://www.eikoh.or.jp

E-メール　eikoh@eikoh.or.jp

- 福岡ホスピス110番　TEL 092(935)0147
- 栄光ホスピス研究会　TEL 092(931)2124
- 訪問看護ステーション　TEL 092(935)1030
- 日本死の臨床研究会九州支部事務局　TEL・FAX 092(931)2124

【診療科目】内科・外科・循環器科・泌尿器科・消化器科・麻酔科・肛門科・理学診療科

【診療時間】月～土　9:00～12:30, 13:30～17:00

【休診日】日・祝日

【往診・訪問看護】有り

【STAFF】常勤医師16名／非常勤医師7名／看護職員145名／その他75名

【総病床数】178床

ホスピス病棟

◇緩和ケア病棟長　下稲葉　康之（64歳）

◇電話相談　092(935)0147（代表）

受付時間　月～土　9:00～12:30, 13:30～17:00

◇緩和ケア外来　月・木・土　9:00～12:00

◇病棟 STAFF　専任医師2名／兼任医師3名／看護職員31名／ソーシャルワーカー3名／理学療法士4名／作業療法士2名／その他1名

ボランティア65名（実働35名）

◇病床数（個室料）　36床

内訳：個室22床／2人室2床／3人室12床

（個室・2人室は3,000～18,000円）

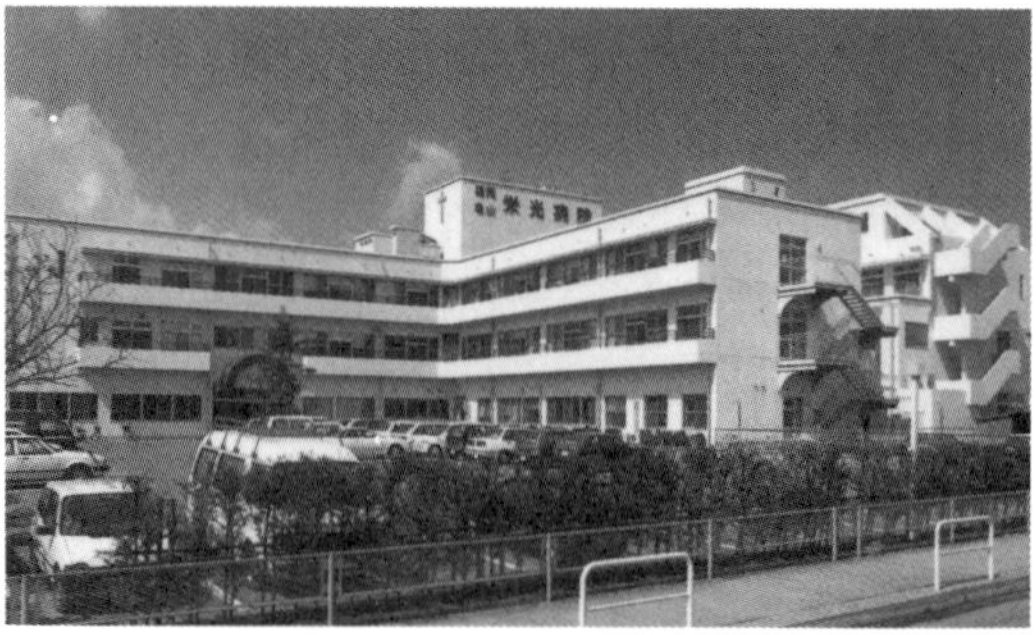

【自由度】

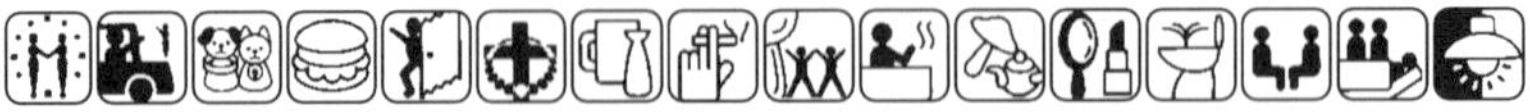

キリスト教に基づいて全人医療を

昭和の初め，炭鉱の付属病院として亀山病院がスタートし，昭和56年にキリスト教病院として再出発する。キリスト教病院であるならば，ぜひホスピス病棟を併設したいと昭和61年4月福岡亀山栄光病院の落成とともにホスピス病棟をスタート。平成2年10月，全国で4番目に厚生省（現在の厚生労働省）の認可を受けた。

最新設備とはいえないが，17年目を迎えただけあって落ち着きがあり穏やかな空気が流れている。キリスト教系ホスピスであっても患者が信者である必要はなく，他宗教の信仰があればそれを尊重する。讃美歌や礼拝が日常的に行われているため，ここに来て信仰心をもつようになる人も中にはいるという。時には院内で葬儀も行われ，患者の希望があれば参列することもできる。痛みのコントロール，患者や家族とのコミュニケーションなど，あらゆる場面において宗教的援助が得られ，その力を借りているという点が一般病院との違いといえよう。

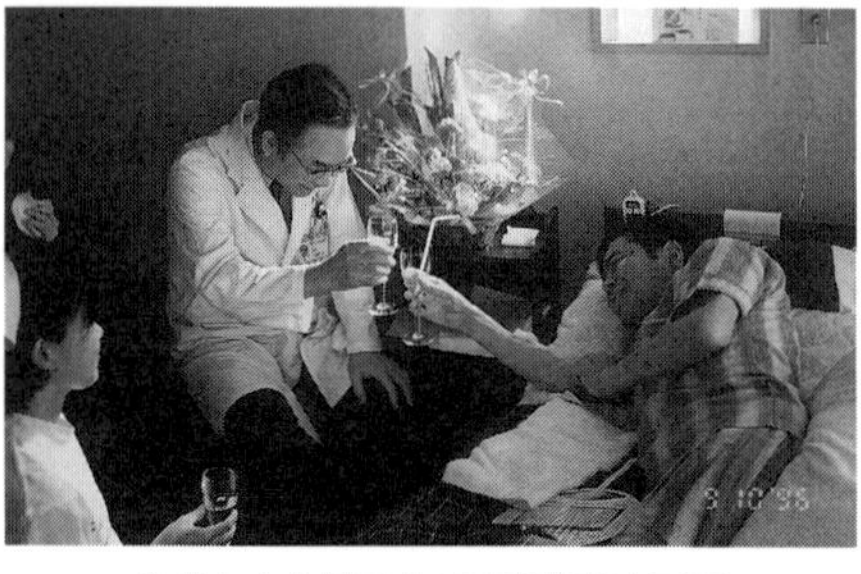

患者さんと乾盃する下稲葉康之医師

【感想】

下稲葉医師はホスピスケアの重要点として，①症状のコントロール，②コミュニケーション，③家族へのケア，④霊的な援助，をあげ，具体的には患者に謙虚な態度で接すること，患者や家族の声を熱心に聞くことなどを留意

している。

末期の患者であろうとも，大なり小なり何らかの希望を皆もっている。「いのち」とは何かという原点に立ち，死と正面から向き合うこと，神との関わりをもつことで本当の癒しや救いがあることを知ってほしいと語っていた。

（田浦りつ子・立花亜希子）

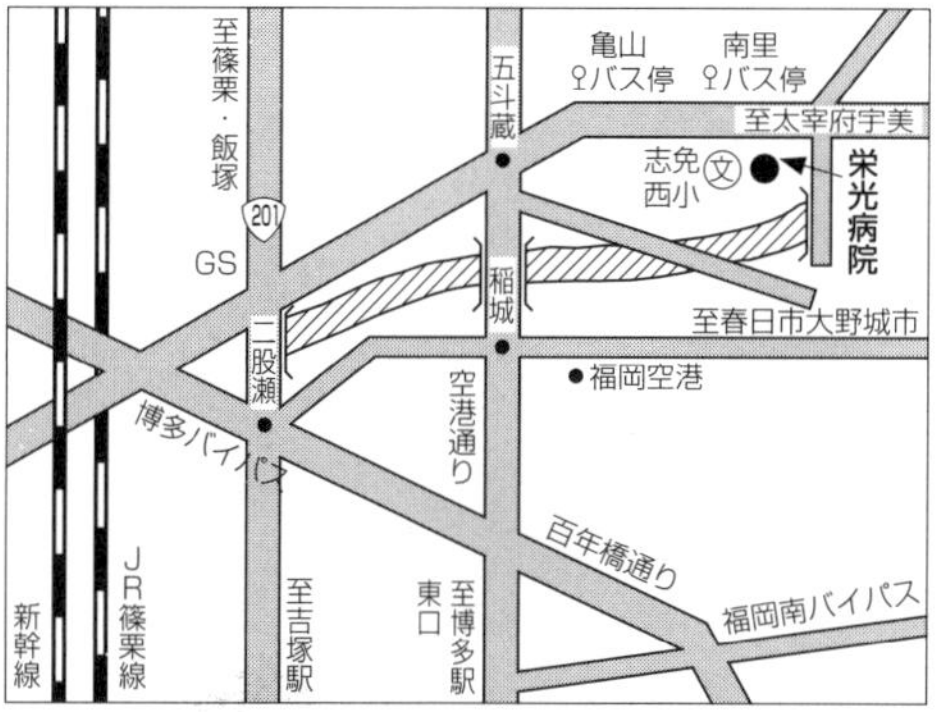

【交通アクセス】

ＪＲ博多駅より車で15分。

西鉄バス南里バス停より徒歩３分。

福岡空港より車で５分。

北九州市立医療センター

院長　熊澤　淨一（68歳）

住所　〒802-0077 福岡県北九州市小倉北区馬借2-1-1

TEL 093(541)1831　FAX 093(533)8693

ホームページ　http://www.city.kitakyushu.jp/~k7509200

【診療科目】一般内科（肝臓病，血液疾患，感染症，膠原病，腎疾患，糖尿病），心療内科，消化器科，呼吸器科，循環器科，小児科，皮膚科，眼科，精神科，外科（甲状腺・乳腺の内分泌外科，食道癌，胃癌，大腸癌，肝臓外科，膵・胆道外科），小児外科，整形外科，呼吸器外科，産婦人科（産科，婦人科），耳鼻咽喉科，泌尿器科，脳神経外科，心臓血管外科，麻酔科，放射線科，歯科

【診療時間】月～金　8:30～17:00

【受付時間】初診8:30～11:00，再診8:30～12:00

【休診日】土・日・祝日

【STAFF】医師108名／看護職員434名／その他108名

【総病床数】 636床

緩和ケア病棟

◇緩和ケア病棟医師　三好　眞琴（52歳），嶋本　正弥（31歳）

◇電話相談　093(541)1831（代表）　受付時間＝火・金　14:00～16:00

◇緩和ケア外来　火・金　8:30～12:00(要電話予約)

◇病棟STAFF　専任医師2名／看護職員17名／精神科医（兼任）1名／薬剤師（兼任）1名／栄養士（兼任）1名

◇病床数（個室料）　20床

内訳：特別室1床（20,000円）／個室9床（8,000円）／個室10床（無料）

【自由度】

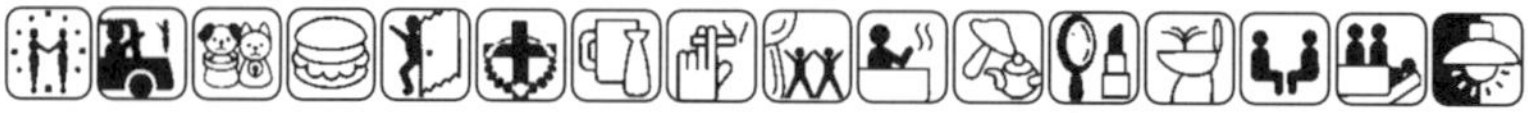

県内初！ 公立病院の緩和ケア病棟

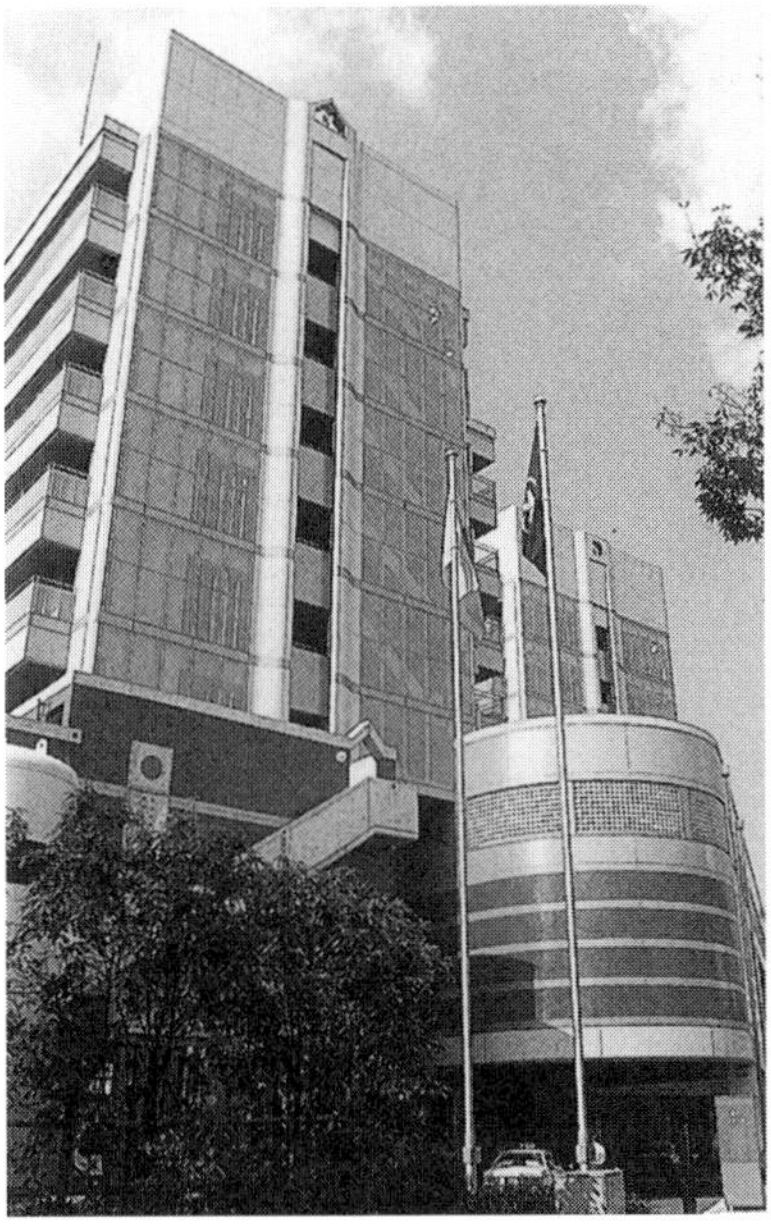

平成13年４月に北九州市立医療センターに新棟が完成。心臓血管外科・脳神経外科・精神科・緩和ケアが増設された。現在の516床から636床となり，120床増床のうち20床が緩和ケア病棟となる。福岡県内の公立病院としては始めての緩和ケア病棟で，総合病院の中にできる院内病棟タイプの施設。20床は全て個室になっていて，無料個室が10床ある。

その他に家族控え室や台所・談話室を備え，緩和ケア病棟としての条件は満たしているので厚生労働省の認可を受ける予定。「がんを主とした治癒困難な患者さんが自分の意思に基づき，その人らしく尊厳を持って生をまっとうすることができるようにお手伝いをする。さらにご家族の苦しみを理解し，困難を乗り越えられるように支援する」という理念のもとに診療にあたる。総合病院としての機能を生かしＣＴ・ＭＲＩの検査や放射線治療も可能で，終末期におけるさまざまな問題に対して各科専門医の協力を得ることもできる。特に精神科医の協力で終末期の不安や抑うつ，せん妄といった精神症状にも対応し，家族の苦しみに対しても支援を行う。小倉の市街地にあるので交通のアクセスが良く，近くに市場やデパートもあるので付き添う家族にとっても非常に便利である。

【感想】

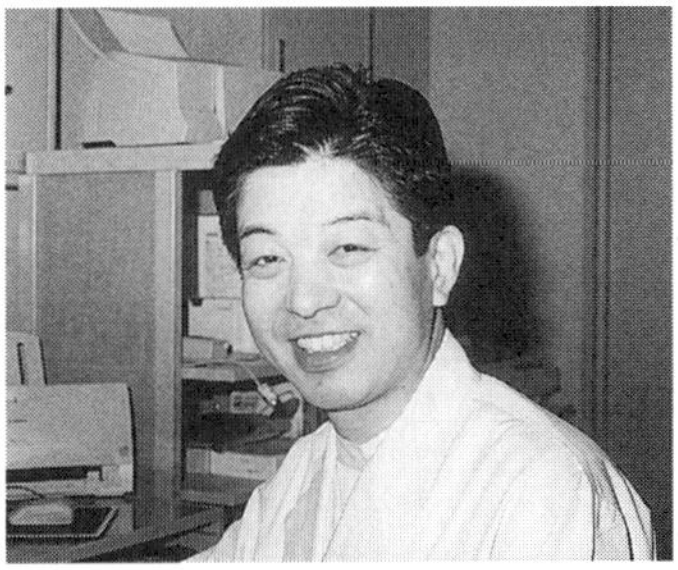

三好眞琴医師

緩和ケア病棟専任の三好眞琴医師にインタビュー。病院のロビーに半袖の白衣で颯爽と登場。笑みを含んだ柔和な顔立ちのドクターである。スポーツマンに見えたので趣味を尋ねると，やはりジョギングとカメラ（ジョギングはかなりの入れ込みようだ）。緩和ケアに携わる医師の中では，新しいタイプ？

総合病院の利点を活かし，「集学的に対応し

て患者さんとその家族のより良いケアを目指します。緩和ケアはこうあるべきだ……という既成概念にとらわれず，それぞれの患者さんに合った柔軟な対応をしていきたい」と熱く語ってくれた。

牛島千津美婦長が静かな口調で話してくれた「患者さんの心の支えになりたい」という言葉からも，患者本位の充実したターミナルケアを十分期待させてくれた。

（清水大一郎）

【交通アクセス】

モノレール旦過駅より徒歩２分。

西鉄バス市立医療センター前バス停下車。

ＪＲ小倉駅より車で４分。

都市高速大手町インターより車で３分。

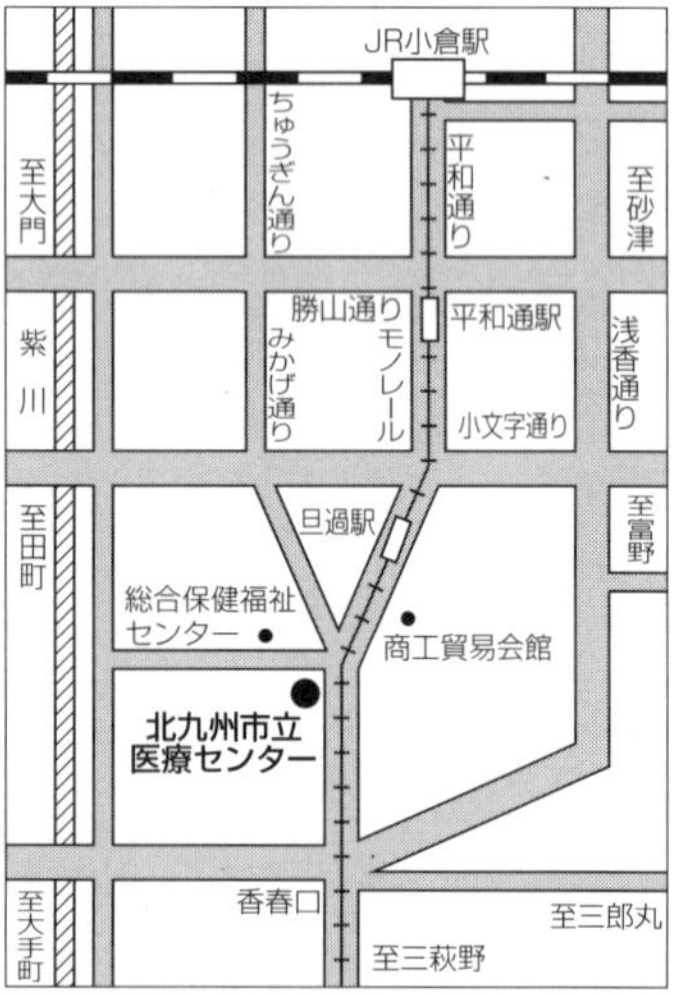

医療法人聖亮会

聖ヨハネ病院

理事長　萬納寺《まんのうじ》　正清（53歳）

院長　本島　由之（48歳）

住所　〠803-0846 福岡県北九州市小倉北区下到津３-５-８

TEL 093(562)7777　FAX 093(562)7770

ホームページ　http://www2.ocn.ne.jp/~stjohncl

E-メール　seiryoh@mocha.ocn.ne.jp

【診療科目】内科・リハビリテーション科

【診療時間】月～金　14:00～17:00

【休診日】土・日・祝日

【電話相談】093(562)7777（随時）

【往診】有り

【STAFF】常勤医師３名／非常勤医師１名／看護職員16名／看護補助員７名／薬剤師１名／理学療法士１名／理学療法士助手１名／栄養士１名／料理士２名／その他７名

ボランティア12名

【病床数（個室料金）】個室20床　※入院保証金システム有り

内訳：特別室４床（20,000円）／個室和室３床（12,000円）／個室洋室３床（9,000円）／個室10床

【自由度】

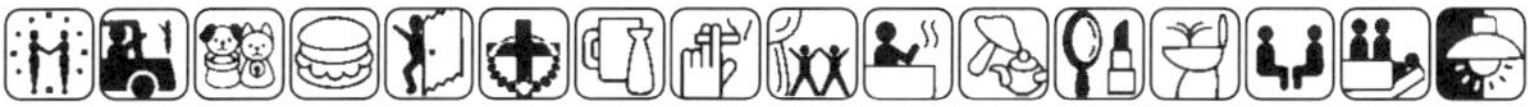

人が人を看る手作りの病院

高台にあるサーモンピンク色をした３階建ての有床病院。１Ｆは，大きく取った窓から優しい光が入る広々としたリビングルーム・ダイニングルーム。明るい日差しが溢れる中庭は吹き抜けになっており，２階には病室と浴室がある。風呂は光明石温泉が引かれ，患者さんに好評だとか。３階には図書室，家族控え室があり，ゆったりとした時間が持てる空間になっている。夜は美しい小倉の夜景が

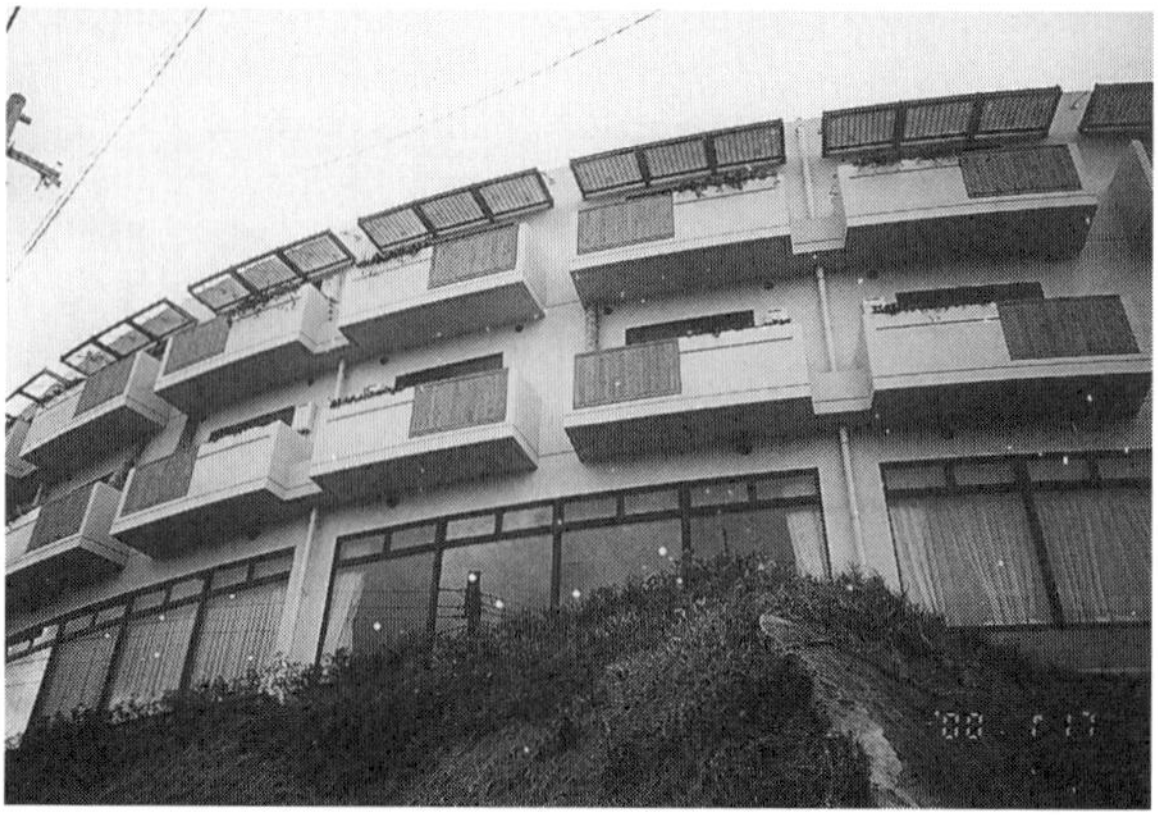

楽しめる特典つき。自分の家だと思ってのんびりできるような，家に帰ってきて家族の優しさに包まれるような……そんなホッとする雰囲気の病院。

平成11年2月に開設し，3年目の春を迎えたばかり。ようやく軌道に乗ってきたという割には，以前からあるような存在感を感じる。1年前から北九州地区の看護師を対象に，2カ月に1回緩和ケアの勉強会を開催するなど，啓蒙活動にも力を注いでいる。厚生労働省の緩和ケア病棟の認可（I－P.76参照）を受けてはいないが充実した施設といえる。

【感想】

人懐っこい本島院長は，朝食の配膳を手伝うため朝7時過ぎには病院へ。「患者さんの希望に添うように，最期まで援助します」という言葉どおり，24時間体制で末期がんの患者さんを診ている。

萬納寺理事長は，一見近寄りがたい印象ではあるが実は笑顔がなんともキュート?!　理想と現実の狭間でそのギャップを少しでも埋められるように努力をしているという（手伝うことができればお手伝いしたいという気にさせられる）。

「人が人を看る手作りの病院を目指しています」「患者さんとその家族が満足できる病院を」という理事長は近々，遺族の会を結成しグリーフケアにも力を入れたいと熱っぽく語ってくれた。

午前中は従来同様，萬納寺医院（右記参照）で診療を行い，午後から病院に向かう。超多忙な毎日ではあるが，今後も患者のためのより良い医療を追及していかれることだろう。

（清水大一郎）

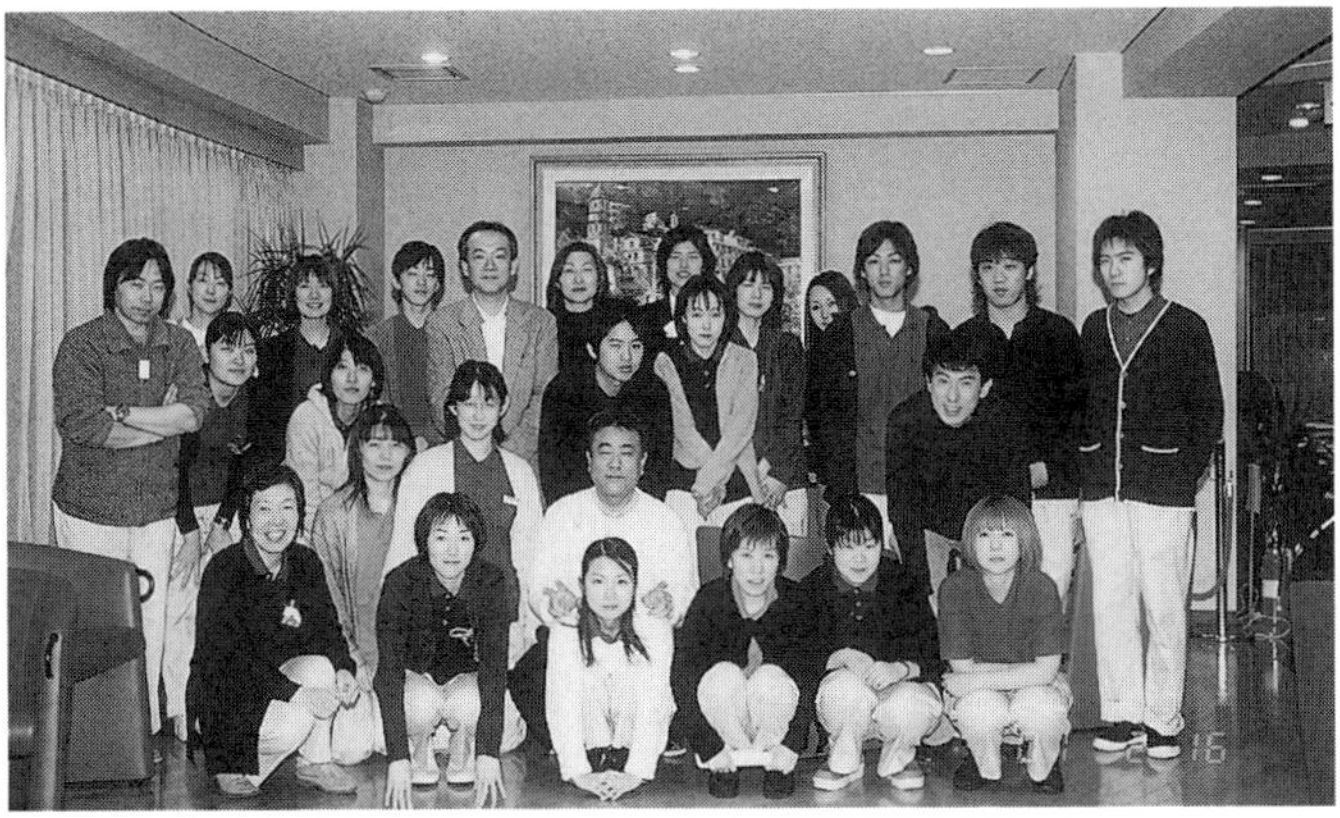

萬納寺正清理事長とスタッフ

■萬納寺医院

住所　〒803-0817 福岡県北九州市小倉北区田町 6 -30

TEL 093(561)3456　FAX 093(583)4315

【診療科目】内科・小児科・消化器科

【診療時間】月～金　9:00～12:30，14：00～19:00／土　9:00～13:00

【休診日】日・祝日

【往診】有り

【STAFF】常勤医師 1 名／非常勤医師 1 名／看護職員 4 名／その他 3 名

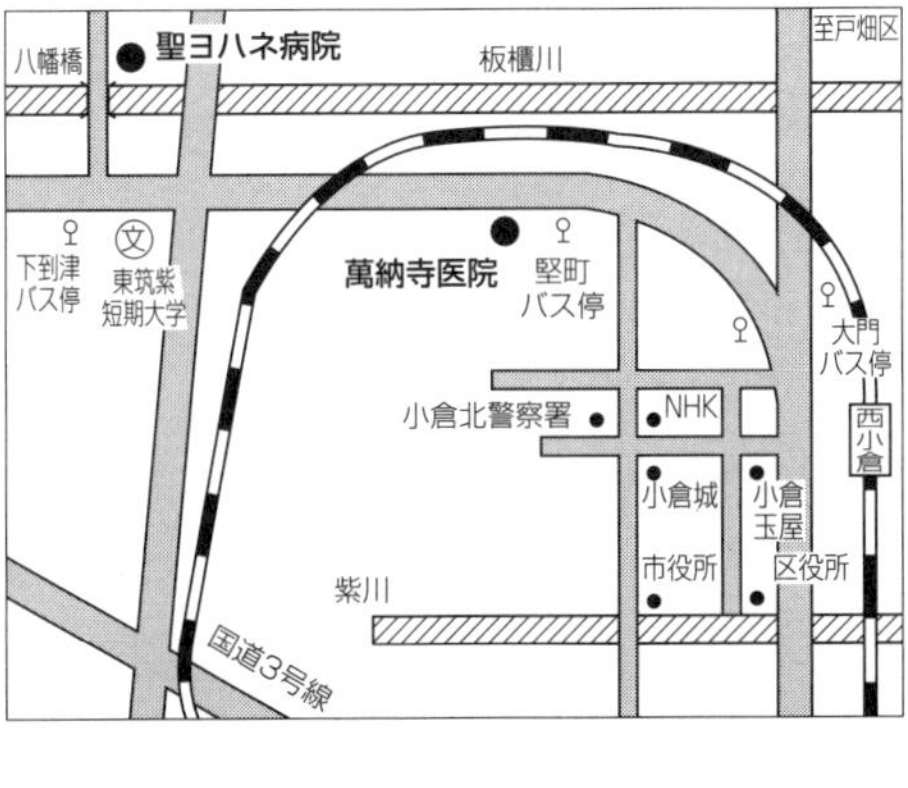

【交通アクセス】

西鉄バス①下到津バス停より徒歩 5 分。

西鉄バス㉕・㉘養護学校前バス停より徒歩 5 分。

久留米大学病院

院長　前田　久雄（61歳）

住所　〒830-0011 福岡県久留米市旭町67

TEL 0942(35)3311（代表）

総合案内 0942(31)7610（受診に関する相談は総合案内へ）

【診療科目】消化器病センター・循環器病センター・呼吸器病センター・肺ドック・内科総合外来・外科総合外来・精神神経科・小児科・整形外科・形成外科・顎顔面外科・脳神経外科・脳ドック・小児外科・皮膚科・泌尿器科・産科・婦人科・眼科・耳鼻咽喉科・歯科口腔医療センター・麻酔科・緩和ケア外来

【受付時間】新患＝月～金　8:30～11:00　13:30～15:00
　　　　　　再来＝月～金　8:00～11:00　12:00～15:00

【休診日】土・日・祝日　大学が定める休日（12月29日～1月3日，4月28日，8月15日）

緩和ケアセンター

◇緩和ケア病棟医師　福重　哲志（48歳）

◇電話相談　0942(31)7759（直通）　受付時間＝月～土　9:00～16:00

◇緩和ケア外来　水　9:00～12:00

◇病棟 STAFF　専任医師1名／看護職員16名／薬剤師1名（兼任）／管理栄養士1名（兼任）

◇病床数（個室料）　12床

内訳：個室1床（15,000円）／個室4床（10,000円）／個室7床（無料）

【自由度】

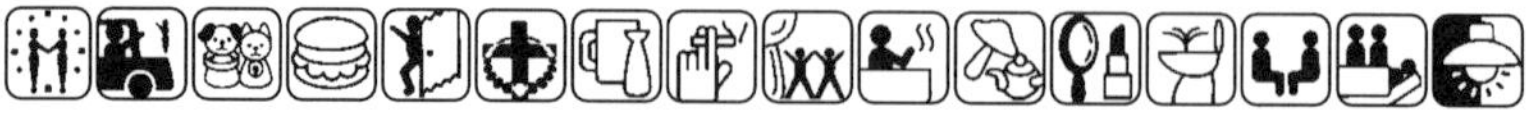

日本初の大学病院ホスピス

平成10年8月に緩和ケアセンターが開設され，同年10月に認可を受けた。日本の大学病院では初めての緩和ケア病棟である。入院する人の6～7割が，大学病

院入院後に転棟してくる患者で，転棟前の主治医が緩和ケア病棟でも継続することになる。専任の福重哲志医師が直接主治医になることもあり，各科の主治医へアドバイスも行う。

患者のこれまでの生活を大切にし，患者やその家族にくつろいでもらうために談話室や家族控え室，共同厨房，介助入浴室などを完備している。

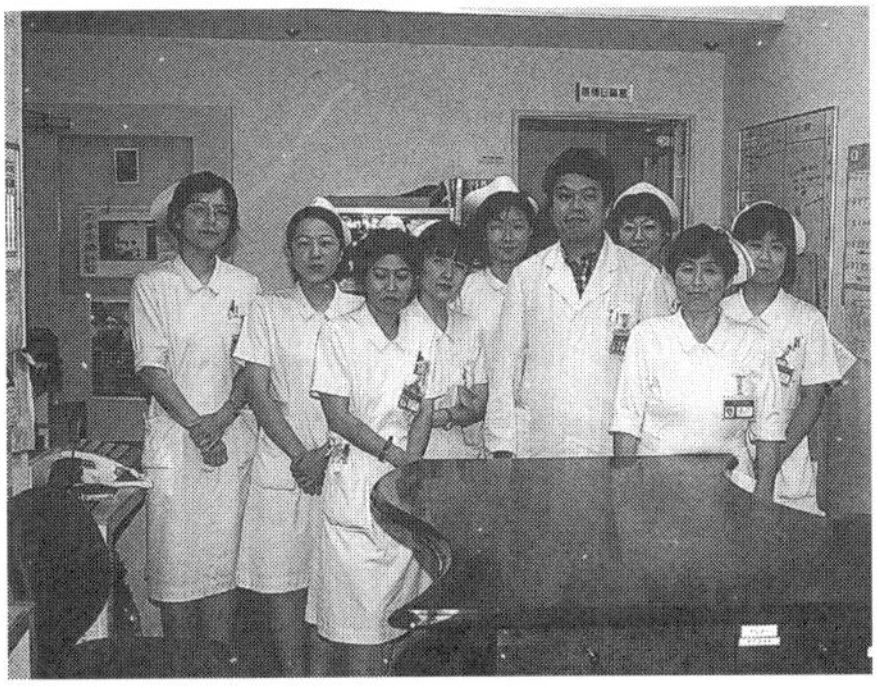

福重哲志医師と病棟スタッフ

【感想】

大学病院で初めての緩和ケア病棟は，いったいどんな風だろう…と思い訪問した。既存の病棟を改造したと聞いていたが，他の緩和ケア施設とハード面では少しも遜色がなかった。江島久美子婦長に，大学病院に緩和ケア病棟があるメリットを尋ねると「質の高い看護が提供できます。心のケアを含め，経験豊富な看護スタッフが揃っていますから」と熱っぽく語ってくれた。

各科の医師が主治医を継続するシステムのデメリットに関して質問をすると，看護師のカバーと福重医師が患者さんの話をじっくり聴くことで補っているという返事がかえってきたのが印象的だった。

今までは大学病院で治療に専念した後，緩和ケア病棟のある施設へ転院するケースが多かった。しかし，このように大学病院内に緩和ケア病棟が誕生したことによって，多くの患者がホスピスの役割を知り，選択肢の一つとして身近に感じることができるようになったのではないかと思う。最先端の治療とホスピスケアの同居は，患者や家族にとって非常に心強い環境であることは間違いない。

（清水大一郎）

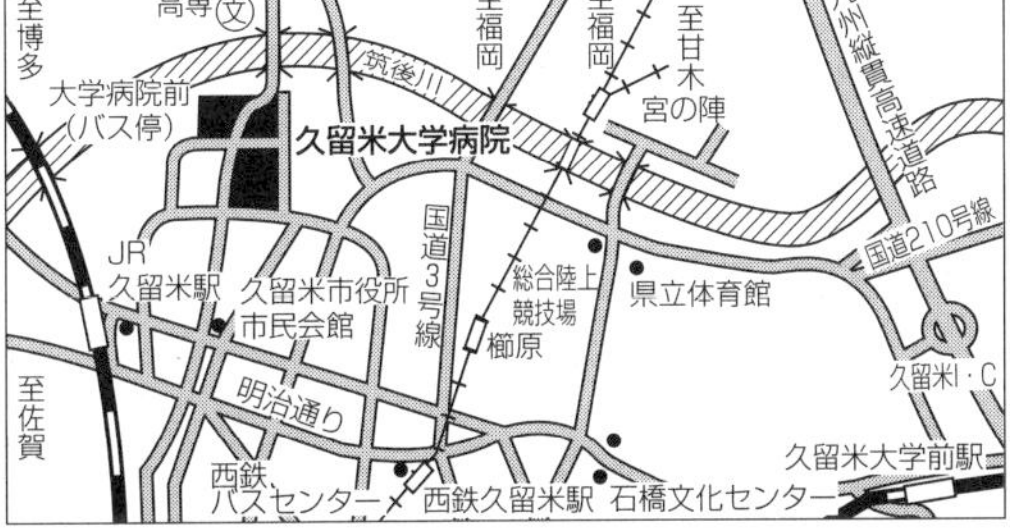

【交通アクセス】

ＪＲ久留米駅より車で５分。

西鉄大牟田線久留米駅より車で10分。

西鉄久留米より⑥・⑧・㉝・(52)(市役所経由)，ＪＲ久留米駅より⑧，大学病院前バス停下車

医療法人雪ノ聖母会
聖マリア病院

院長　井手　道雄（58歳）
住所　〒830-8543 福岡県久留米市津福本町422
TEL 0942(35)3322（代表）　FAX 0942(34)3115
ホームページ　http://www.st-mary-med.or.jp
E-メール　info@st-mary-med.or.jp
● 聖マリア訪問看護ステーション　TEL 0942(39)8903　FAX 0942(35)3738
【診療科目】内科・精神科・神経内科・呼吸器科・消化器科・循環器科・外科・小児科・整形外科・形成外科・脳神経外科・呼吸器外科・産科・心臓血管外科・皮膚科・泌尿器科・婦人科・眼科・耳鼻咽喉科・歯科・理学療法科・放射線科・小児歯科・矯正歯科・麻酔科・小児外科
【診療時間】月～土　8：30～11：30（午後予約診療有り）
【休診日】日・祝日（ただし，急患はこの限りではない）
【往診・訪問看護】有り
【STAFF】常勤医師169名／非常勤医師125名／看護職員968名／その他392名
【総病床数】 1，388床

聖母ホスピス

◇緩和ケア病棟長　井手　耕一（55歳）
◇専任医師　島村　易（46歳）
◇電話相談　TEL 0942(34)3419（直通）　受付時間　月～土　9：00～16：00
◇緩和ケア外来　随時（来院前にご連絡ください）
◇病棟 STAFF　専任医師１名／看護職員13名／薬剤師２名（兼任）／管理栄養士２名（兼任）／ソーシャルワーカー１名（兼任）／理学療法士４名（兼任）／心理療法士１名（兼任）／その他２名
ボランティア15名
◇病床数（個室料）　16床
内訳：特別室１床（20，000円）／個室７床（10，000円）／４人室８床
【自由度】

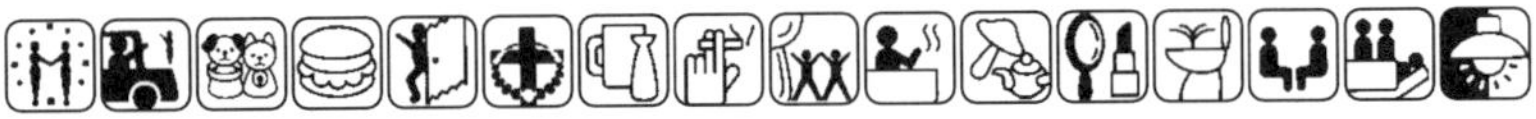

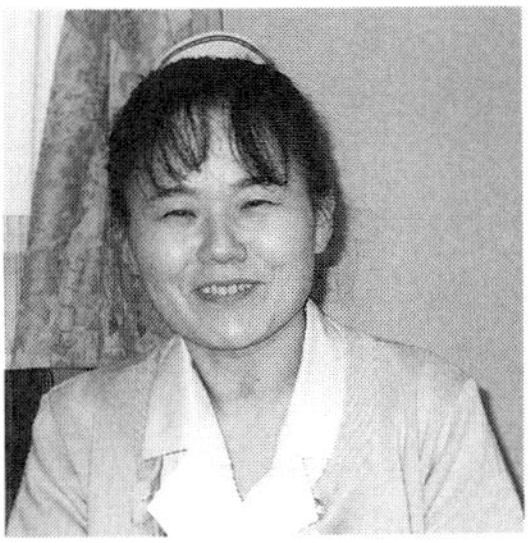

古賀さちこ婦長

九州でも数少ない本格的ホスピス

充実した介護と看護を実践するために造られた聖母病棟。その7階に本格的なホスピス施設「聖母ホスピス」が誕生し，平成9年9月に認可を受けた。

病室は，広々としていて落ち着いた感じ。特に個室は，障子窓やバルコニー，ミニキッチンなど，自宅に居るような雰囲気にと配慮されている。グランドピアノがあるラウンジでは，音楽会なども催され，一角にあるバーカウンターでお酒も楽しめる。他に，祈りの部屋，展望浴場，ライブラリーなど，患者や家族ができる限り入院生活を心地よく過ごせるようにという目的でつくられている。

【感想】

「ここで死なせてあげたかった」。私の正直な感想だ。母を亡くしたときの光景とこのホスピスの環境が，あまりにも違いすぎて悔しかった。それほど充実していた。ラウンジのステンドグラスから差し込む光も，看護師さんの笑顔も，そこに流れている空気すべてがやさしかった。師長に，看護師さんも苦労が多いのでは？　と尋ねると，「皆，人が好きなんですよ」と微笑んでくれた。

病棟内で告知を受けている患者は約7割，告知されていない患者も3割程度いる。師長は「知りたがっている患者に，積極的にウソはつきません」と言っていた。

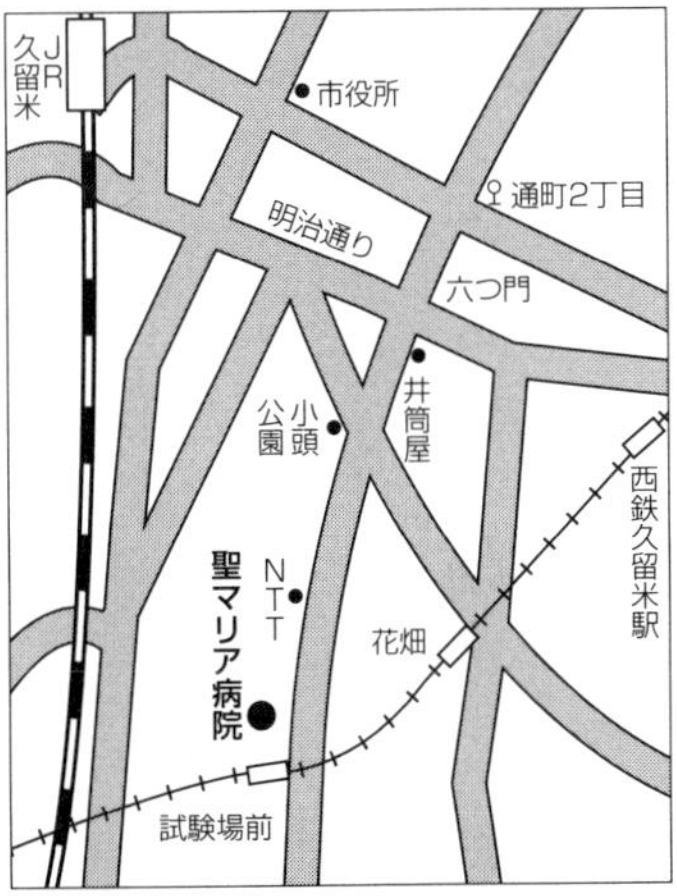

院内に在宅介護支援センターもあり，訪問看護ステーションも併設されている。このホスピスは基本的に，「在宅で過ごすための支援システム」なのだという。師長は「このような施設があることをたくさんの人に知って欲しい」と語っていた。　(立花亜希子)

【交通アクセス】

西鉄大牟田線試験場前駅より徒歩7分。

西鉄バス聖マリア病院前バス停下車。

山口赤十字病院

院長　為近　義夫（64歳）

住所　〠753-8519 山口県山口市八幡馬場53-1

TEL 083(923)0111　FAX 083(925)1474

E-メール　yamaseki@c-able.ne.jp

【診療科目】内科・消化器科・循環器科・神経科・精神科・小児科・外科・整形外科・脳神経外科・皮膚科・泌尿器科・産婦人科・眼科・耳鼻咽喉科・気管食道科・放射線科・歯科・麻酔科・緩和ケア科

【診療時間】月～金　8：30～17：10

【休診日】土・日・祝日

【往診・訪問看護】有り

【STAFF】常勤医師68名／看護職員375名／その他183名

【総病床数】524床

緩和ケア病棟

◇緩和ケア病棟長　末永　和之（56歳）

◇専任医師　末永　和之，佐野　隆信（44歳）

◇電話相談　TEL 083(923)0111（代表）　受付時間＝月～金　8：30～17：10

◇緩和ケア外来　月～金　8：30～12：30

◇病棟 STAFF　専任医師２名／精神科医２名（兼任）／看護職員25名／ソーシャルワーカー３名／薬剤師１名／栄養士１名／非常勤臨床心理士１名／非常勤音楽療法担当１名

ボランティア41名（実働39名）

◇病床数（個室料）　25床

内訳：個室３床（10,000円）／個室４床（4,000円）／個室10床（無料）／４人室８床

【自由度】

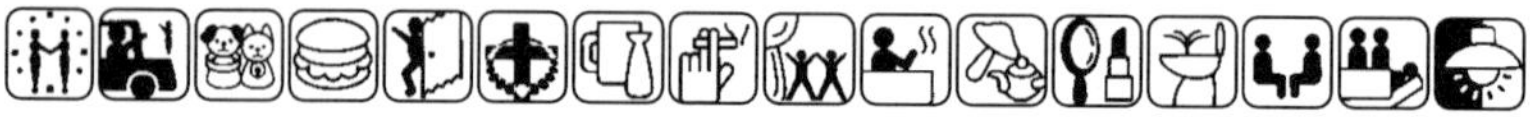

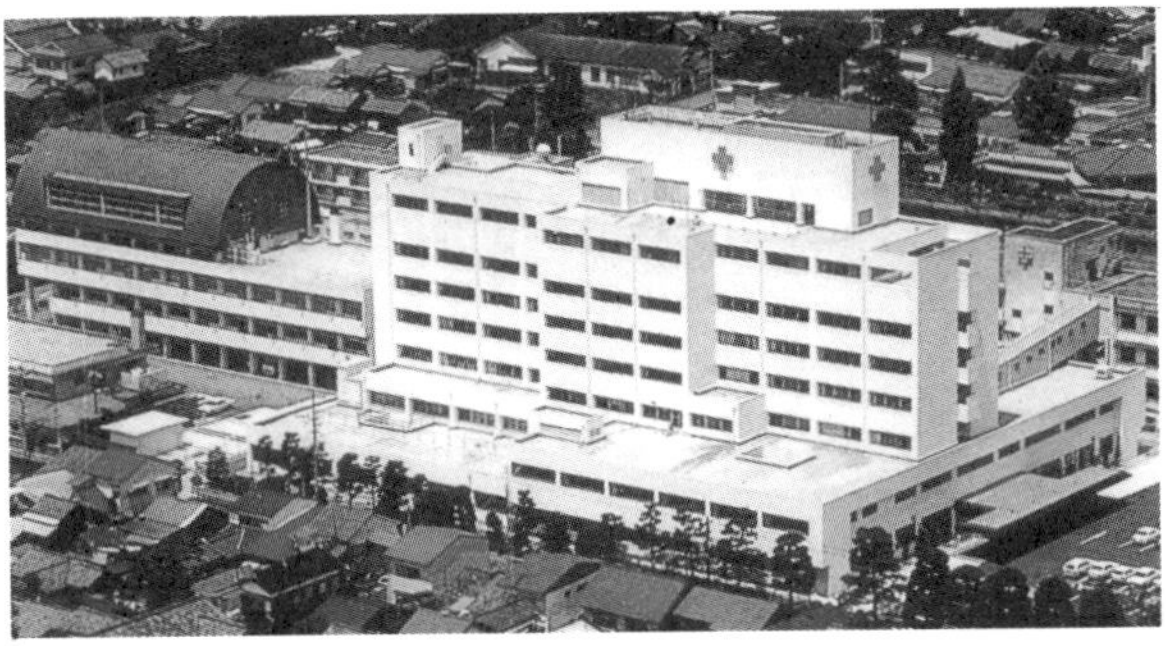

新病棟でますます充実した緩和ケア

山口赤十字病院は明治16（1883）年に始まる長い歴史をもった総合病院である。

ここの緩和ケア病床では，ホスピス長の末永和之医師を中心に10年以上にわたってこつこつと研究と経験を積み重ねてきた。かねてから評価の高い緩和ケアチームである。医師，看護スタッフ，医療相談室のソーシャルワーカー等がそれぞれの役割を最大限に生かしながら温かなチームケアが行われている。

平成11年の新病棟増築に伴い，8階部分に承認施設として25床の緩和ケア病棟を開設した。ダイニングルームがついた和室の家族室があり，遠方から来た家族も安心して病棟内でゆっくり過ごせる。在宅ケアも行われており，末永医師の心のこもった手当てが受けられる。県外からの入院もＯＫ。総合病院なので，他の科との連携が容易という利点がある。

ボランティアの活動も活発で，リラックスタイム（音楽とお茶のサービス），英国式リフレクソロジー，生花の会も開かれ，口腔ケアなども行われている。

湯田温泉まで車で20分位なので，付き添いの家族が温泉でリフレッシュすることもできる。

【感想】

見学させていただいた日は，デイルームでたまたま絵手紙の会が開かれていた。3時のお茶の時間でもあり，数人の患者さんがテーブルやソファでくつろいでいる。ボランティアは胸に「赤十字奉仕団」と書かれたネームプレートを付けている。抹茶とお菓子がサービスされる。抹茶はティータイムの人気メニュー。パジャマ姿の若いお嬢さんの隣で，私も初めての絵手紙に挑戦する。ソファでにこにこしているのは，よその病棟から遊びに来たという胃がんの女性。「ここは居心地が良くて楽しいので……」ということだが，確かに遊びに来たくなるホスピス

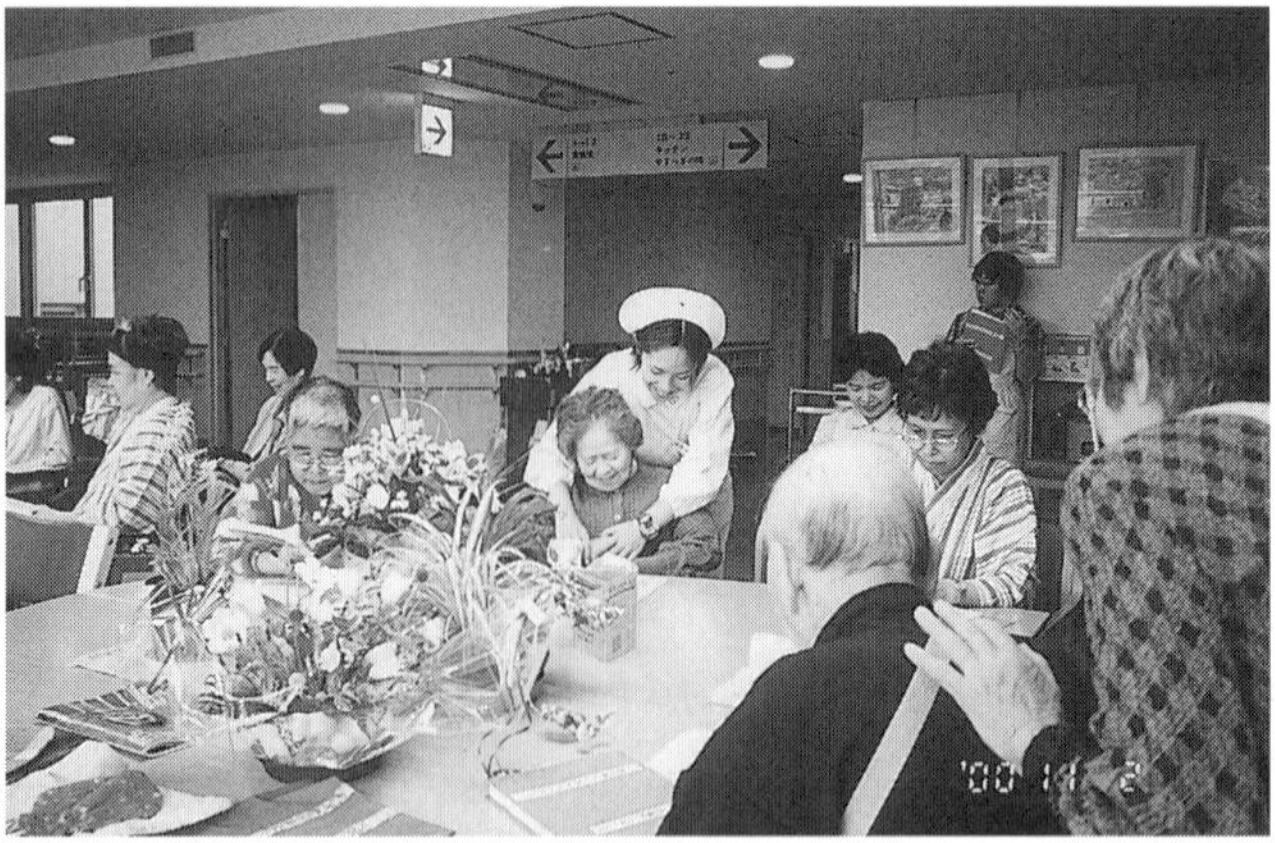
居心地のよいデイルームでの集い

病棟だ。私も人参をモデルに絵手紙作成にはまってしまい，すっかり長居してしまった。

平均在院日数は40～45日と比較的長いが，その時間はお互いの信頼関係を築くのに必要だと末永医師は言う。病室はフローリングと畳，訪室者は靴を脱いで入る。これも「病室は患者さんの自宅と思ってほしい」という末永医師のポリシーである。症状緩和のために放射線科や外科の協力も得られ，総合病院の特性を活かすことのできる独自のコンサルテーション体制が整っている印象を受けた。緩和ケア病棟の患者の半数は赤十字病院内の転科だということも，他科の医療者の理解と信頼の証明である。これからは在宅ホスピスケアに力を入れたいという。安心して家族を委ね得るホスピス病棟だが，人気が高いためベッド待ちということもある。

(波多江伸子)

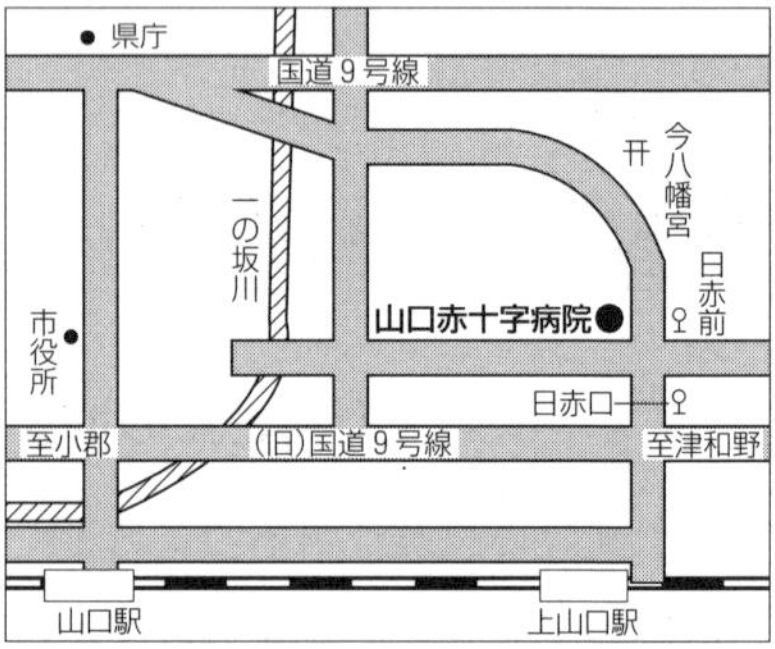

【交通アクセス】

ＪＲ山口線山口駅より徒歩15分，車で５分。

社会福祉法人聖嬰会

イエズスの聖心《みこころ》病院

「院長　川口　憲司（60歳）

住所　〒860-0847 熊本県熊本市上林町３-56

TEL 096(352)7181　FAX 096(352)7184

【診療科目】内科・循環器科・理学療法科

【診療時間】月～金　９:00～12:00，14:30～16:00／土　９:00～11:00

【休診日】日・祝日

【往診】有り

【STAFF】常勤医師４名／看護職員70名／その他25名

【総病床数】87床

みこころホスピス

◇ホスピス長　シスター　泉　キリエ（65歳）

◇電話相談　TEL 096(352)7181（代表）

受付時間＝月～金　９:00～17:00／土　９:00～12:00

◇緩和ケア外来　月　14:30～15:30／木・金　10:30～11:30（予約制）

◇病棟 STAFF　専任医師３名／兼任医師　名／看護職員14名／ケアワーカー３名／ホスピス訪問看護師２名／作業療法士１名／針灸師１名

ボランティア130名（実働100名）

◇病床数　16床

内訳：個室５床（5,000円）／個室３床（4,000円）／個室８床（無料）／２人室２床

【自由度】

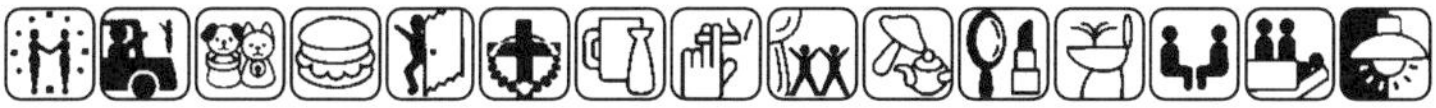

たくさんのボランティアともてなしの心

聖心病院の起源は明治22年にまでさかのぼる。翌年訪問看護を開始，さらに無料診療所を開設するなど社会的・経済的に恵まれない人々の医療を優先してきた。

カトリック精神に基づく医療を通して社会への貢献を目的とするこの病院は，平成５年にホスピスプログラムを導入，緩和ケア病棟を開設。同年11月，ホスピス（緩和ケア病棟）として認可を受けた。

みこころホスピスは「よい介護のもてなし」を使命と考えスタート。末期の悪性腫瘍の患者とその家族が対象で，人生の終末期を迎え，その人らしい生活を完成し安らかな最期を迎えるための援助プログラムである。患者とその家族が主役で，在宅ホスピスを選ぶことも可能である。スタッフは，身体と心と魂のやすらぎを大切にしたホスピスケアにおける“もてなし”に日々努力している。みこころボランティア講座を修了したボランティアスタッフも活躍している。

【感想】

九州で２番目のホスピスとして熊本市に10年前誕生したみこころホスピス。みこころホスピスを支援する会の会報“Will”にみこころホスピス長シスター泉のインタビュー記事が掲載されていた。

「患者さんを中心に，家族，医師，看護師，そしてボランティアの皆さんの気持ちが同じ方向を向いているとき，最高のホスピスケアができると思います」

ベッド数16床に対して看護師は14名。厚生省の定めるホスピスの基準では患者1.5人に対して正看１名であるから，基準以上の人数が確保されている。ボランティアは登録130名，実働約100名。支援する会の会員は220名を超え，このようにたくさんの人々の手によって支えられているのは，ホスピスの存在が地域の人々の身近にあることを示しているように思う。（立花亜希子）

【交通アクセス】

ＪＲ上熊本駅より車で５分。

ＪＲ熊本駅より車で10分。

ＪＲ熊本駅より市電に乗り，熊本市役所前下車，徒歩５分。

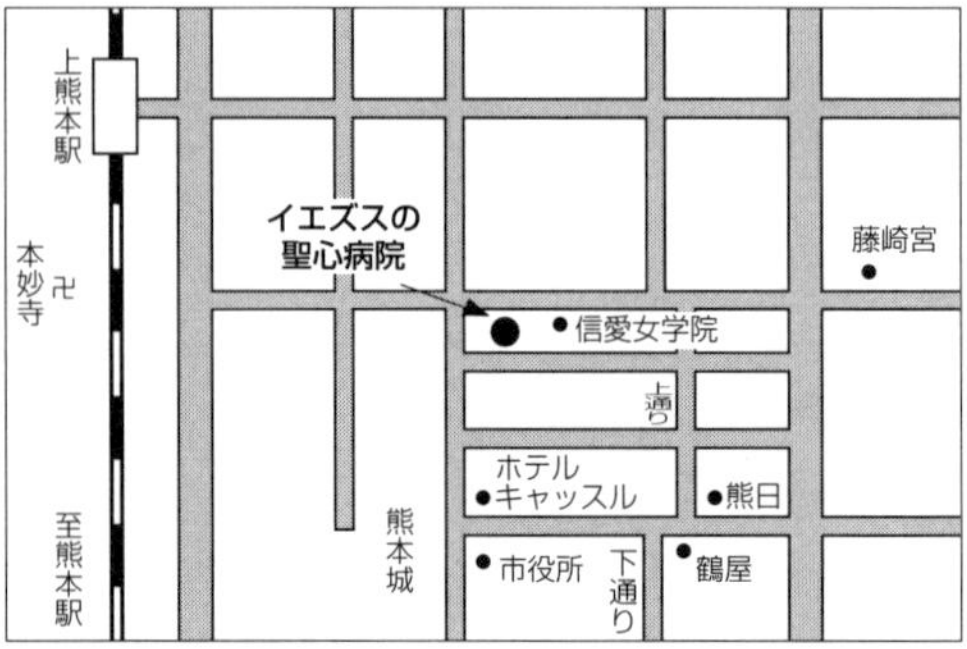

特別医療法人萬生会

西合志病院

院長　神本　行雄（53歳）

住所　〒861-1104 熊本県菊池郡西合志町御代志812-2

TEL 096(242)2745　FAX 096(242)3861

ホームページ　http://www4.ocn.ne.jp/~bannishi

E-メール　n-hspc@fine.ocn.ne.jp

【診療科目】内科・心療内科・神経内科・皮膚科・リハビリテーション科

【診療時間】月～土　9:00～13:00　14:00～18:00

【休診日】日・祝日

【往診・訪問看護】有り

【STAFF】常勤医師５名／非常勤医師８名／看護職員61名／その他89名

【総病床数】122床

緩和ケア病棟

◇緩和ケア病棟長　小林　秀正（46歳）

◇電話相談　096(242)2745（代表）　受付時間＝月～土　9:00～17:00

◇ホスピス外来（予約制）火・木　14:00～16:00／金　15:00～16:00

◇病棟 STAFF　専任医師２名／看護職員21名／ソーシャルワーカー（専任）１名／理学療法士（兼任）１名／作業療法士（兼任）１名／薬剤師（兼任）１名／管理栄養士（兼任）１名／シェフ（専任）１名／音楽療法士（非常勤）４名／牧師（非常勤）１名

ボランティア40名

◇病床数（個室料）　20床

内訳：個室10床（1,000～6,000円）／２人室10床

【自由度】

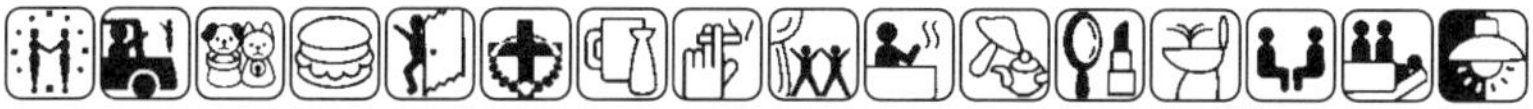

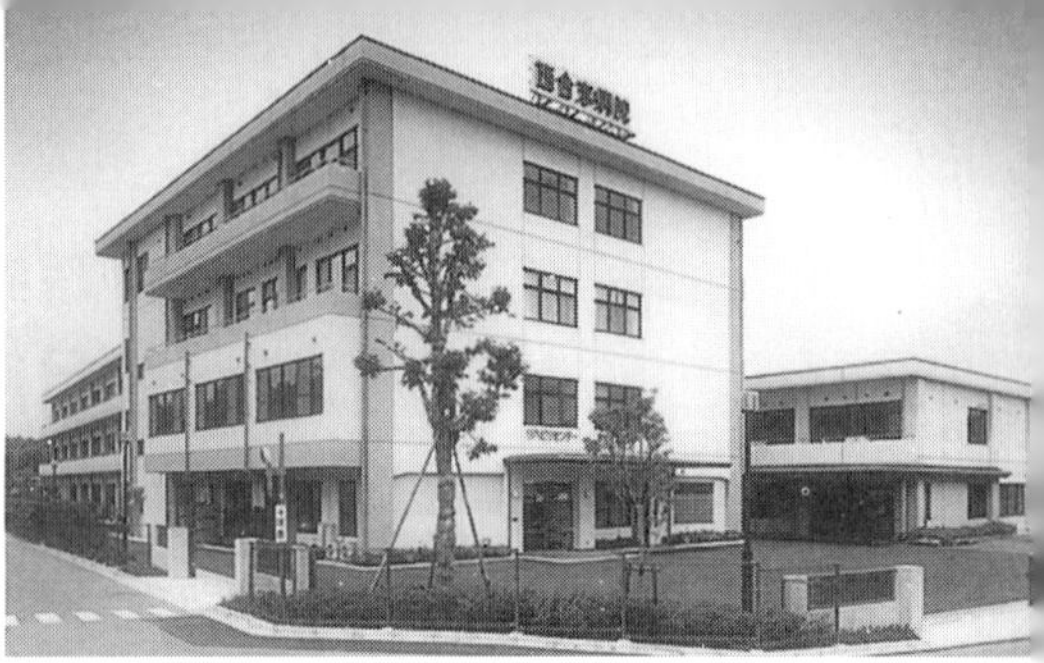

地域社会から求められる「患者中心の医療」を目指す

国道387号線から路地に入り，静かな住宅地の一角に4階建ての病棟がある。周りの緑に溶け込んだ造りで，なにかしらホッとするものがある。緩和ケア病棟は平成11年6月に認可を受け，熊本におけるホスピス・緩和ケア承認施設2カ所のうちの一つとして開設。「やさしさ」と「あたたかさ」を基本にしている。

個室はゆったりとしていて，畳のスペースの一角には諸々の作業に利用できる掘りごたつ式のテーブルがあり，患者や家族にとってうれしい配慮がなされている。約180㎡のデイルームでは，ボランティアによるミニコンサートや季節の行事などが定期的に行われている。専用レストランでは専属シェフの美味しい料理がいただける。できるだけ家庭に近い雰囲気で患者に食べてもらおうと，食器などにも心配りがなされていた。また，もともと高齢者の医療を得意とする病院だが，精神科出身のドクターもおり，ホスピス長と連携をとりながら，痴呆の患者や精神障害者のホスピスケアを行っているのが，この病棟の特徴でもある。今後は在宅ホスピスの充実，広いデイルームを利用してのがん患者へのデイケアも考えていきたいとのこと。

【感想】

病棟を案内・説明をしてくれたMSW（医療ソーシャルワーカー）でホスピスコーディネーターの中村さんは，この病棟の基本である「やさしさ」と「あたたかさ」をほんのりと感じさせてくれる方だった。病室のプレートの押し花，消毒器のカバー，スタッフの名前・年齢・血液型を書いた写真など，至るところに病む人への気配りとやさしさを感じた。私の住んでいる地域にも，このような緩和ケア施設が欲しいと切実に感じた。

（末崎　好子）

【交通アクセス】

電鉄バス肥後学園前バス停より徒歩2分。
菊池電車終点御代志駅より徒歩20分。

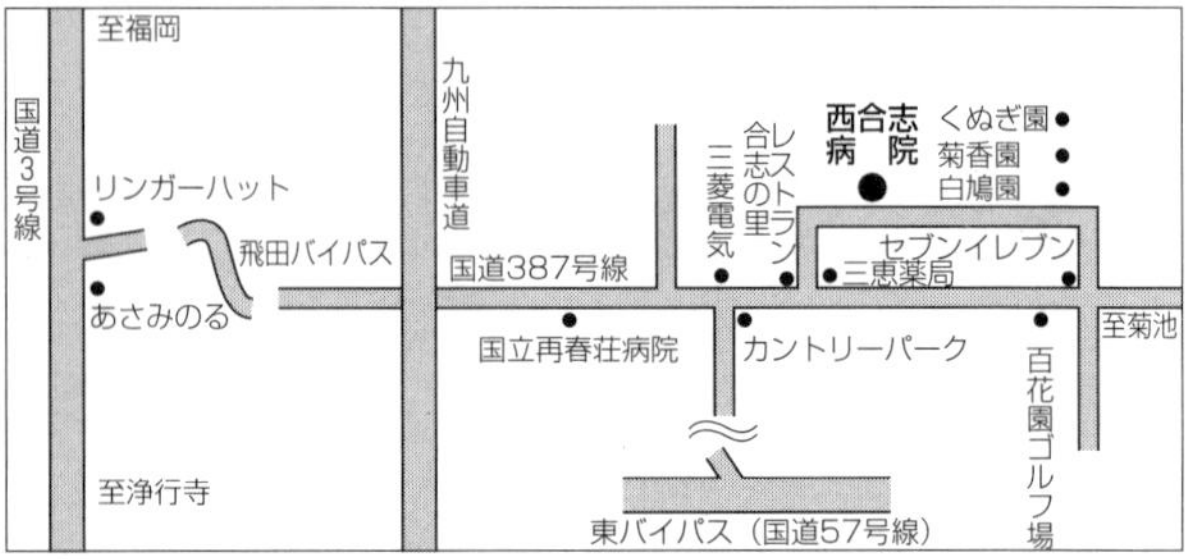

特別医療法人博愛会

相良《さがら》病院

院長　相良　良厚（65歳）

住所　〒892-0833 鹿児島市松原町３－３

TEL 099(224)1800（代表）　FAX 099(227)3201

ホームページ　http://www.sagara.or.jp

E-メール　sagarahp@po.minc.ne.jp

【診療科目】外科・内科・乳腺科・婦人科・甲状腺科・放射線科・胃腸科

【診療時間】月～金　9：00～18：00／土　9：00～13：00

【休診日】日・祝日

【往診・訪問看護】緩和ケア病棟のみ有り

【STAFF】常勤医師８名／非常勤医師４名／看護職員74名／その他58名

【総病床数】81床

緩和ケア病棟「ヴィベーレ」

◇ホスピス長　斎藤　　裕（52歳）

◇専任医師　坂本　仁美（38歳）

◇電話相談　099(225)5200（直通）　受付時間＝月～金　9：00～17：00

◇E-メール　vivere@sagara.or.jp

◇緩和ケア外来　水・木　14：00～17：00

◇病棟 STAFF　専任医師２名／看護職員21名／ソーシャルワーカー１名
　ボランティア40名

◇病床数（個室料）　21床
　内訳：個室９床（4,000～10,000円）／個室１床／２人室２床／４人室８床

【自由度】

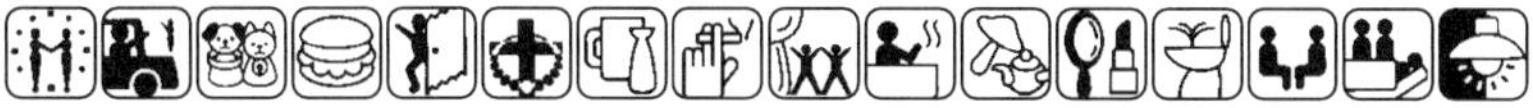

さりげなく温かなもてなしの心

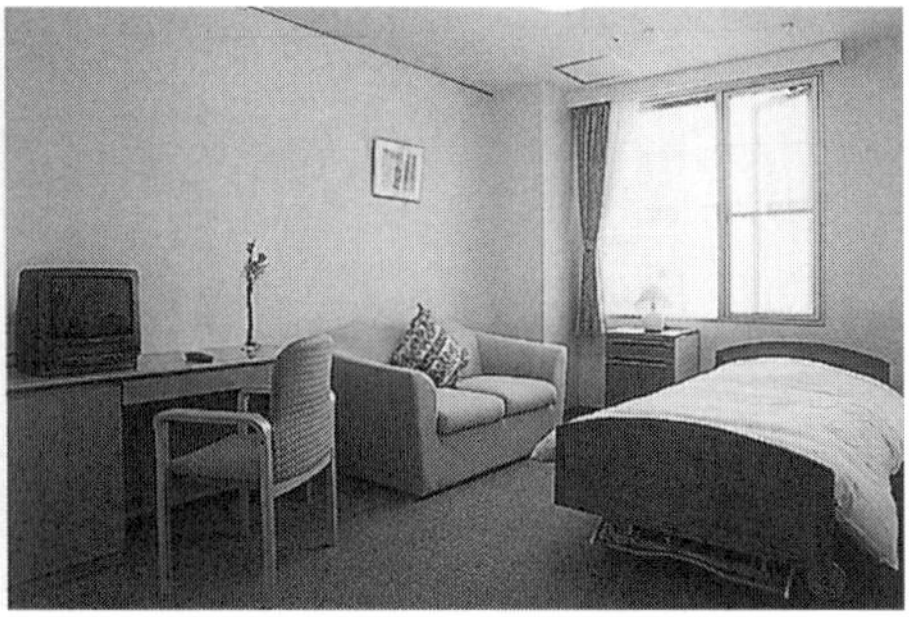
緩和ケア病棟の個室

鹿児島市内の目抜き通り「天文館」から歩いて10分，交通の便の良い大通りに面した７階建てのシックな建物が相良病院だ。平成９年の新築時に緩和ケア病棟が開設された。センスのいいインテリア，受付も病院の匂いがなくホテルのフロントのようだ。建物は新しいが病院としては50年以上の歴史を持つ乳がん治療で有名な病院。甲状腺外来もある。一般病棟は女性患者がほとんどだが，緩和ケア病棟では半数が男性患者という。４階と５階がＰＣＵで，両階をつなぐ吹き抜けの大きな窓ガラスは鳥や花を描いたステンドグラスになっていて，この病棟のテーマ「VIVERE（生きる）」を象徴するかのように太陽の光を浴びて優しく華やかに浮かび上がっている。

現在のホスピス長は、斎藤裕医師。長年、僻地医療や地域の緩和医療に従事し，患者中心の医療を実践してきた。現在は、緩和ケア病棟で患者がどのように過ごしたいかの選択肢を広げる意味で緩和外来、病棟、在宅医療に積極的に取り組んでいる。また，もう一人の専任である坂本医師は、痛みなどの身体的症状のみではなく、精神科医として患者，家族の精神的なケアを実践している。特別な宗教的背景はないが，患者の希望によっては宗教者によるパストラルケアも可能である。

【感想】

末期がんの患者さんたちにとって，薄味の病院食は必ずしも食欲をそそるものではない。むしろ，しっかりメリハリの利いた味付けのものがおいしいと感じられることが多い。ヴィベーレ病棟では，ラーメン店を営むボランティアの協力を得て病棟内でラーメンが振る舞われる。「のびていないラーメンが食べられるので患者さんたちがとっても喜ばれるんです」とソーシャルワーカーの吉国久子さん。かき氷も季節を問わず好評で，上からかけるシロップはやっぱりイチゴ。１年分のシロップを夏に買い溜めする。４～50名のボランティアが屋上庭園の植物の手入れや季節の行事，毎日のお茶や食事の手助けなどの活動をしている。

自由度が高く，しかもスタッフの人柄がかもし出す温かな雰囲気が特徴のホス

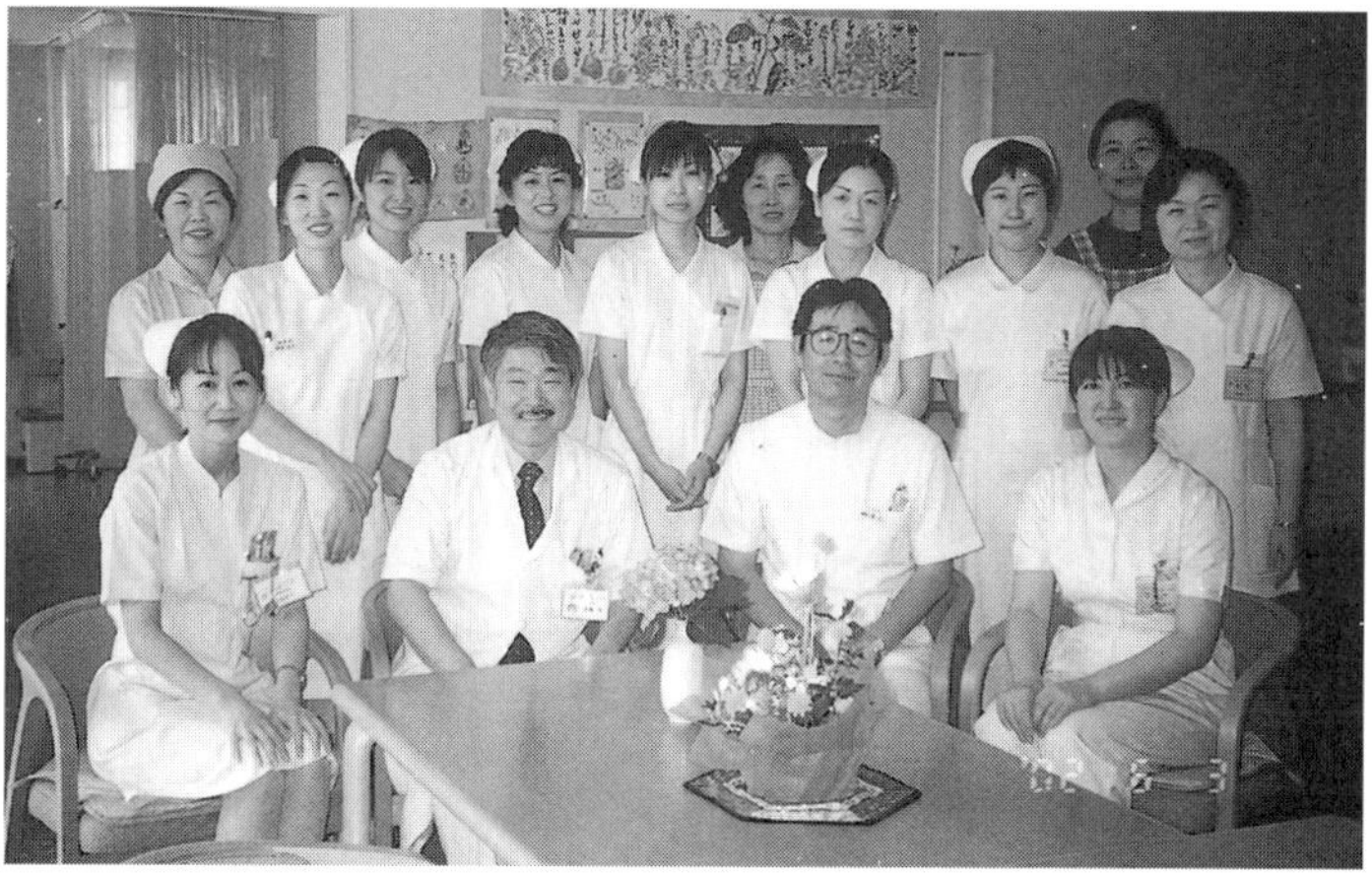

病棟スタッフ

ピス病棟である。病室は木目調で，窓から松原神社の古い大木が眺められ，患者さんはきっと樹木の持つ強くて深い生命力に慰められる思いがすることだろう。もてなしの雰囲気に満ちたヴィベーレ病棟である。　　　　　　　　　（波多江伸子）

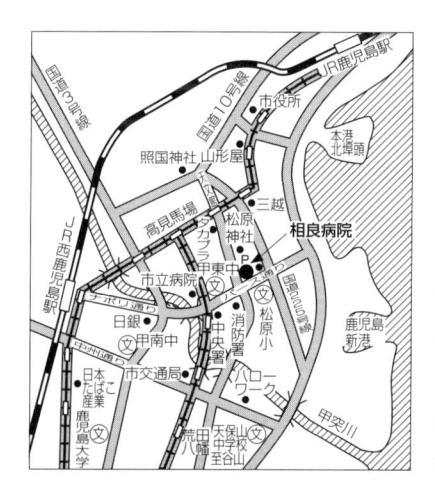

【交通アクセス】

天文館バス停・電停より徒歩８分。

市立病院バス停・新屋敷電停より徒歩５分。

ＪＲ西鹿児島駅より車で５分。

市営バス⑬，鹿児島交通バス，鴨池港より乗換なし松原小学校前バス停下車。

堂園メディカルハウス

院長　堂園　晴彦（51歳）
住所　〒890-0052 鹿児島県鹿児島市上之園町３－１
TEL 099(254)1864　FAX 099(259)2469
ホームページ　http://www.dozono.co.jp
E-メール　info@dozono.co.jp
【診療科目】がん総合診療（ホスピス）・総合内科・婦人科・東洋医学科
【電話相談】TEL 099(254)1864（随時）
【診療時間】月・水・金　9:30～12:30，15:00～17:30／土　9:30～12:30／火
予約外来
【休診日】木・日・祝日
【往診・訪問看護】有り
【STAFF】常勤医師２名／看護職員16名／その他19名
ボランティア92名（実働20名）
【病床数（個室料）】個室19床（3,800～14,000円）
【自由度】

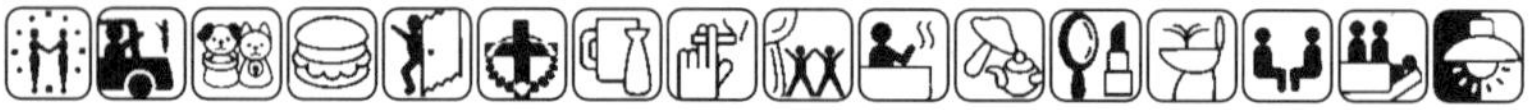

最後まで生きるためのホスピス

平成８年，ＪＲ西鹿児島駅の近くに病院の枠組みを越えた「堂園メディカルハウス」が誕生した。街の中のホスピスである。

末期の患者が「安らかに死ぬ」ことではなく，「死ぬまで生きる」ことをサポートする施設。つまり，患者が今までどおり社会と関わりあいながら，できる限り普通に生活できるように手助けするところなのだ。

その手段として，通院緩和ケアという方法がとられている。昼間，施設で痛みの緩和や点滴治療を受け，夜は家族とともに自宅で過ごす人，夜だけの入院治療によって，最後まで仕事に生きる人，海外旅行に行く人など，患者は通院，入院，在宅を組み合わせて，個々のニーズにあったケアを行っている。

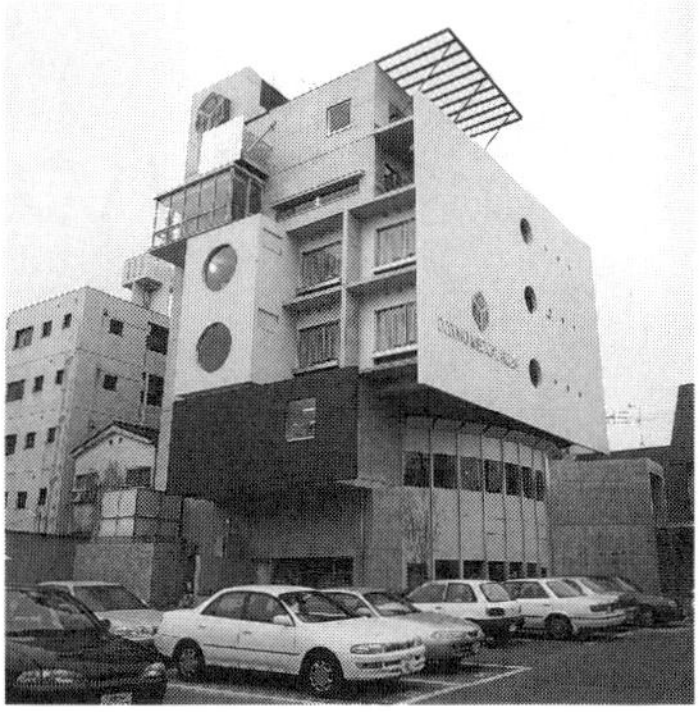

対象は，がんの末期のみならず，あらゆる病気の患者も同様であり，癒しが必要な人すべてに対するケアスペースである。

建物には，患者のＱＯＬ向上を目指し，さまざまな工夫が施されている。

１階の外来緩和ケアルームには，室内に小さな滝が作られ，水のせせらぎを聞きながら処置を受けることによって，精神の安定がはかられている。２階は，ヘルシーレストランやギャラリーなど食事とリラックスがテーマ。３・４・５階は入院施設で，全個室。自宅感覚でスリッパも履かず，素足で過ごせる。病室の名前は患者本人が決めるなど，あくまでも患者の気持ちが最優先。５階には多目的ホールもあり，映画の上映や講習会など幅広い文化活動の場となっている。

なお，厚生労働省の認可施設（I‐P.76参照）ではないが，ハード面においてもソフト面においてもかなりの充実ぶりである。独創的な感覚とアットホームな雰囲気が，メディカルハウスならではの快適さを作り出している。

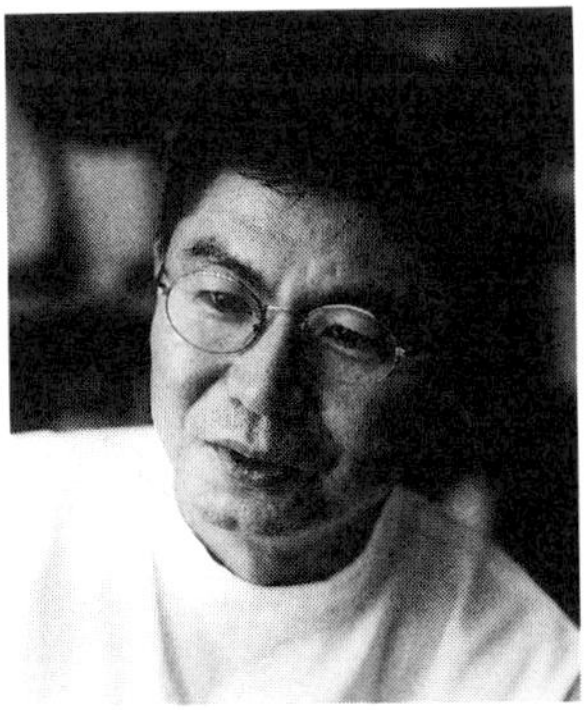

堂園晴彦院長

【感想】

このメディカルハウスの理念と目的は，何をとっても申し分ない。一番の驚きは，人が生きること，死ぬことに対して，全身全霊を傾ける堂園氏のあふれんばかりのパワーだ。暇さえあれば，いろんな学会で発表し，全国的にも関心を集めている。

院長は，自宅で最期を迎えることを理想とし，その最も重要な条件として家族の協力をあげた。さまざまな問題が散在している現代社会の中で，

一人でも多くの患者が人間らしく最後まで生きぬくことを，院長はここメディカルハウスを拠点に実現させている。患者が望む方法で，納得した死が迎えられるところなのだ。

基本方針をたずねると，すべての患者さんが例外なので，それに合わせるには「マニュアルを作らない，規則も作らない，臨機応変に」と返ってきた。

クリニックの21世紀のテーマは“寄り添う”。強制しない優しい響きがなんとも堂園院長らしい。平成14年夏には自ら手掛けた絵本が出版された。子供に死を伝える材料として是非参考にしたい。　　　　　（岩崎瑞枝・立花亜希子）

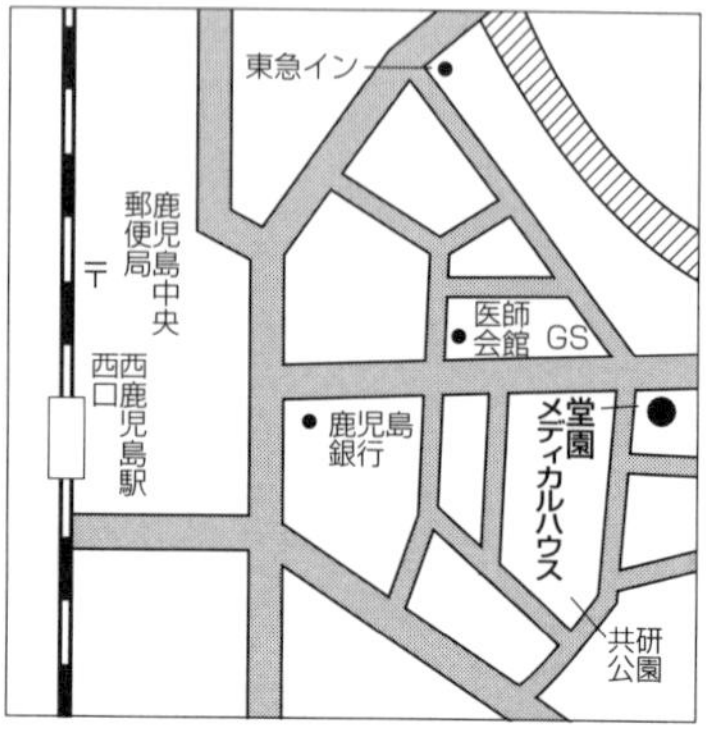

【交通アクセス】

ＪＲ西鹿児島駅より徒歩５分。

社団法人福岡医療団

千鳥橋病院

院長　大脇　為常《ためつね》（53歳）

住所　〒812-0044 福岡市博多区千代５-18-１

TEL 092(641)2761　FAX 092(651)3386

ホームページ　http://www.chidoribashi-hp.or.jp

E-メール　renkei@chidoribashi-hp.or.jp

- 訪問看護ステーションわかば　TEL 092(632)1284
- 訪問看護ステーションたんぽぽ　TEL 092(681)7840

【診療科目】内科・消化器科・小児科・外科・整形外科・産科・婦人科・循環器科・呼吸器科・耳鼻咽喉科・眼科・脳神経外科・歯科・肛門科・理学診療科・精神科・放射線科・小児歯科・矯正歯科

【診療時間】月・火・木・金　9:00～11:30，13:30～16:30，17:30～20:00

水　9:00～11:30，14:30～16:30，17:30～20:00

土　9:00～11:30，17:30～20:00

【休診日】日・祝日（ただし，急患はその限りではない）

【往診・訪問看護】有り

【STAFF】常勤医師48名／非常勤医師13名／看護職員340名／その他196名（ソーシャルワーカー３・理学療法士８・作業療法士５等）

【病床数（個室料）】549床

内訳：個室20床（すべて無料）／２人室36床／４人室52床／６人室330床／その他111床

【自由度】

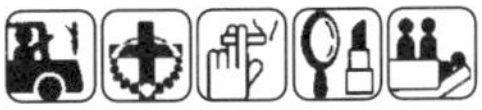

緩和ケア病棟2004年オープン

九州大学付属病院に隣接した大きな総合病院。１日の患者数は約800名。被爆者外来，アルコール外来，労働衛生外来といった，やや特殊な専門外来があるのも民医連系の社団法人・福岡医療団が運営しているため。社会的弱者といわれる

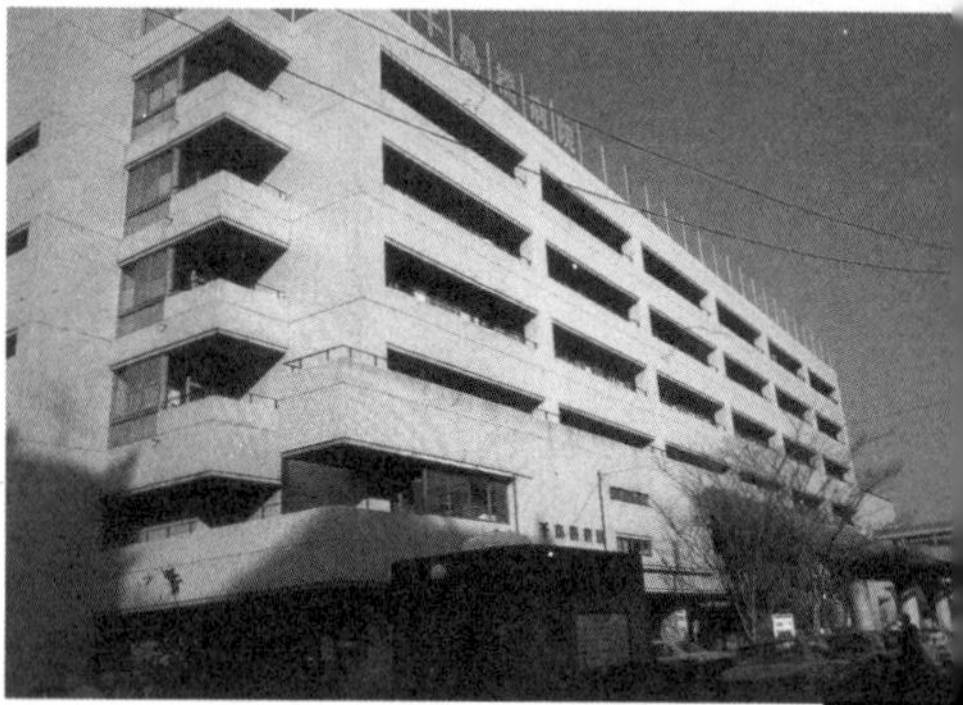

人々のために開かれたこの病院は今，地域の高齢者や病人のためにさまざまな活動をしている。病院独自の「患者の権利章典」をつくり，患者自身がお任せ医療から脱して医療に参画し，自己個決定する権利を持つようにとの運動もなされている。

そして我々の関心事である「緩和ケア」に関しても，院内に緩和医療検討委員会ができ，病院全体での取り組みが始まっている。現在決まっていることは①2004年オープン予定，②場所は福岡市東区八田（2600坪），③総ベッド数は231床。慢性期の患者が対象で療養型１棟・内科１棟・緩和ケア病棟21床（緩和ケア病棟は独立せずエレベーターのみ専有），④全室個室の予定（差額ベッドなし），⑤ホスピス長は平田済現副院長の予定，⑥自由度はカウンセリングを除いて全てクリア。

社会的弱者のための病院という理念に基づき，緩和ケア病棟も全室個室料がない。従来から力を入れている在宅医療に沿って，ターミナル期の在宅医療も積極的に進めていきたいとのこと。そのために病院（診療所）やホスピス（緩和ケア病棟）との連携をとって在宅支援をしたいという。さらに園芸療法やアロマセラピーなどの代替医療にも取り組みたいそうだ。

【感想】

インタビューに応じてくれた平田医師は穏やかな語り方であったが，しかし２年後を確実に見据えた具体的な話をしてくれた。オープンに向けた学習会や検討委員会が毎月開かれており，医療スタッフも他の緩和ケア病棟へ研修に行ったりと準備は着々と進んでいるもよう。民医連系のホスピスは全国で２番目。このホスピスができることで多くの人が緩和ケア病棟の存在や役割を知り，ターミナル期の過ごし方がさらに向上し選択肢が広がればと思う。

（岩崎　瑞枝）

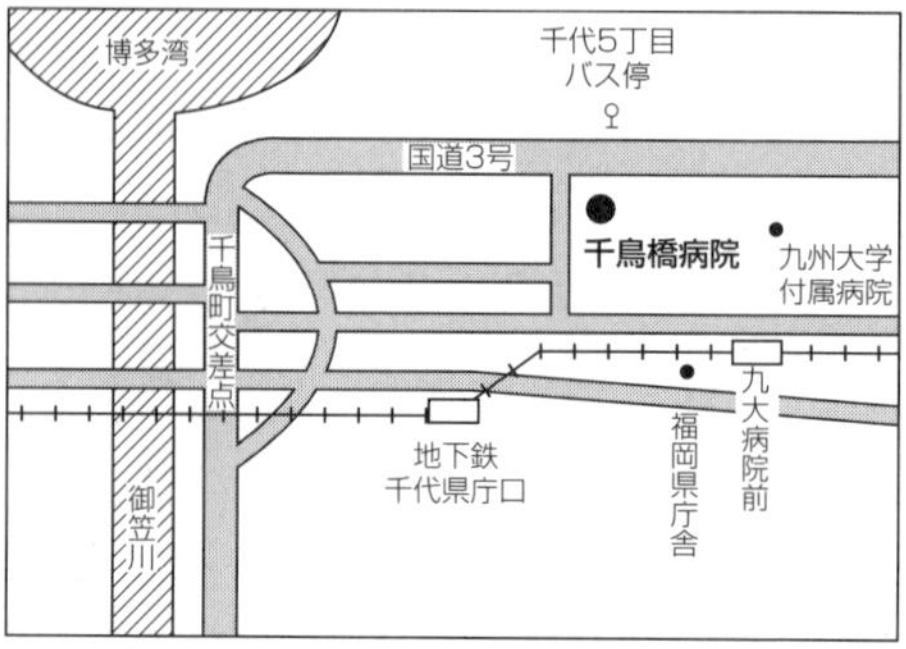

【交通アクセス】

地下鉄千代県庁前駅より徒歩10分。
西鉄バス千代５丁目バス停そば。

財団法人厚生年金事業振興団

九州厚生年金病院

院長　菊池　　裕（63歳）

住所　〒806-0034 福岡県北九州市八幡西区岸の浦２-１-１

TEL 093(641)5111（代表）　FAX 093(642)1868

ホームページ　http://www.kjp.or.jp/hp_4/nenkin38/index.htm

E-メール　hs_kyusyu@kjp.or.jp

【診療科目】内科・循環器科・神経内科・精神科・外科・心臓血管外科・小児外科・脳神経外科・整形外科・リハビリテーション科・小児科・産婦人科・泌尿器科・皮膚科・眼科・耳鼻咽喉科・歯科・放射線科・麻酔科・健康診断部

【初診受付時間】月～金　8：30～11：00　電話予約；代表電話で総合案内

【休診日】土・日・祝日

【STAFF】常勤医師115名／看護職員373名／その他233名（臨床心理療法士１・ソーシャルワーカー２・理学療法士６等）

【病床数（個室料）】575床

内訳：個室45床（7,000～16,000円）／２人室52床（4,000円）／その他478床

【自由度】

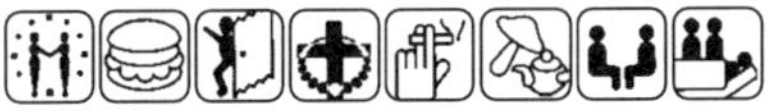

新築移転時に緩和ケア病棟がスタート

八幡黒崎の中心部交差点にあり，市民に頼られてきた北九州地区の基幹総合病院。昭和30（1955）年に厚生年金の福祉施設として開設。現在は急性期疾患を主に，平均在院日数も16日を割り，従来に増して多忙を極めている。入院治療の終わったがん患者は，外来でのフォローになるが，往診までは手が回らない。

現在，600m山側に新築移転（平成16年春竣工）の工事が進行中で，最上階南側に専用の庭園と瞑想室を備えた緩和ケア病棟（10床）が予定されている。末期がん患者は肺・胃・肝・血液・大腸の順に多く，終末期緩和ケアの必要な患者さんは年平均200人を超すという。数年前から月１回の癌看護勉強会（第３土曜日）が行われ，現在はナースや医師・薬剤師に加えて，精神科医師や心理療法士など

も参加。平成13年４月からは，院内の集中セミナー「癌患者のための総合医療を目指して」を企画，新築開院に備えている。

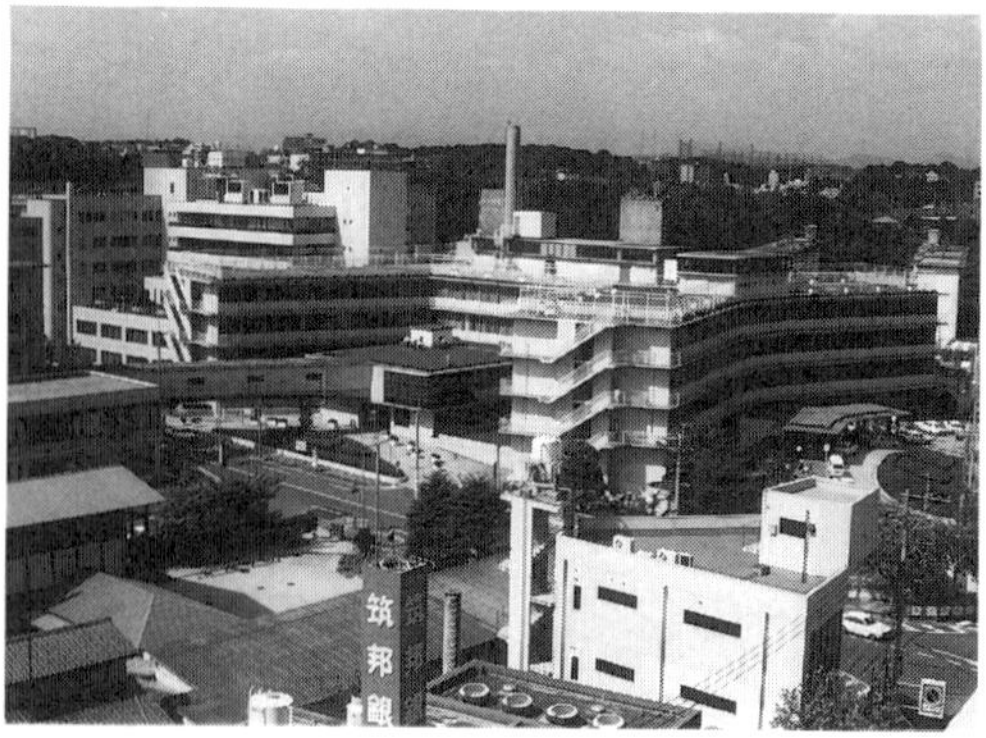

【感想とご案内】

大病院の場合には，それぞれの診療科ごとに終末期に対する考え方も対処の仕方も一様でない。がん告知についても，外科・婦人科では90％以上が本人告知を原則としているが，内科ではようやく８割に近づきつつあるという。

病院が掲げる運営方針の１つである「地域支援型病院であること」の一環として，往診はできないものの，かかりつけ医や訪問看護センターなどと連携をとりながら，月に１～２名ではあるが「在宅緩和ケア」の試みも始まっている。

勉強会も，新しい病院の緩和ケア病棟のスタッフを中心にして，当地区における末期がんの方々へ多様なケアができるシステムをつくりあげたいと意欲的に進められている。

なお，地域住民からの支援として，緩和ケア病棟で「各種のボランティア」を希望される方々に勉強会からの参加をお奨めしたい。参加希望者は児玉和彦外科部長まで電話でご一報を！《TEL 093(641)5111》

また，近くにある「厚生年金ハートピア北九州」は，遠くからの見舞客や付き添いの人が安価に泊まれる。シングルなら税・サ別で年金受給者3,800円，その他の方は病棟看護師長から割引券をもらえる。

（田畑　耕一）

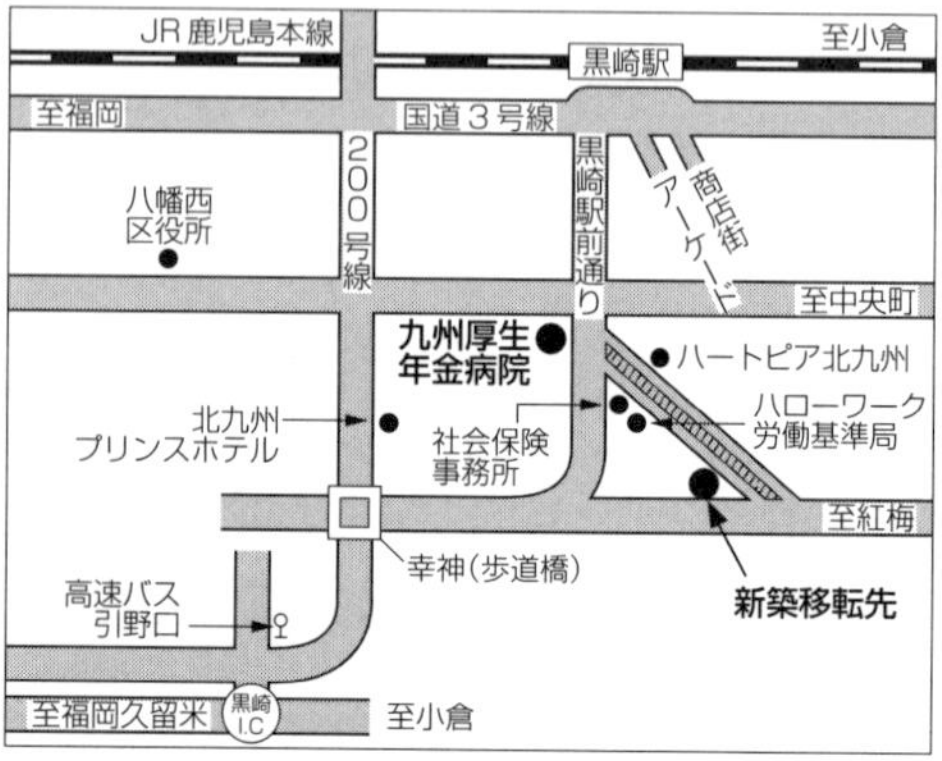

【交通アクセス】

ＪＲ鹿児島本線黒崎駅より徒歩７分。

西鉄バス九州厚生年金病院前バス停下車。

医療法人財団華林会

村上華林堂病院

院長　司城《しじょう》　博志《ひろし》（49歳）

住所　〒819-8585 福岡市西区戸切２-14-45

TEL 092(811)3331　FAX 092(812)2161

ホームページ　http://www.karindoh.or.jp

【診療科目】 内科・消化器科・循環器科・神経内科・呼吸器科・眼科・外科・整形外科・放射線科・リハビリテーション科

【診療時間】 月～金　９：00(受付８：30)～11：30, 13：30(受付13：00)～４：00／土　９：00(受付８：30)～11：30

リハビリテーション科のみ月～金18：30まで

【休診日】 日・祝日（ただし，急患はその限りではない）

【STAFF】 常勤医師13名／看護職員79名／看護補助11名／介護福祉士８名／薬剤師６名／臨床検査技師４名／診療放射線技師３名／理学療法士４名／視能訓練士１名／管理栄養士１名／ソーシャルワーカー１名／その他20名

【総病床数】 160床

内訳：一般病床122床／療養型病床38床（医療保険適用38床）

有料病室：個室Ｓ室11，500円／個室Ａ室6，500円／個室Ｂ室5，000円／２人室Ｄ室500円

ホスピス病棟（2004年４月オープン、６月承認予定）

◇電話相談　TEL 092(811)3331（代表）　受付時間　月～金　９：00～12：00

◇ホスピス外来（予約制）　月～金９：00～12：00

◇病棟STAFF（予定）　専任医師１名／看護職員14名／ソーシャルワーカー１名

◇病床数　16床

内訳：有料個室８床（個室料未定）／無料個室８床

【自由度】

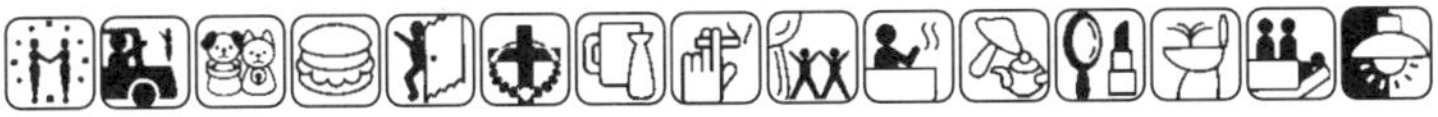

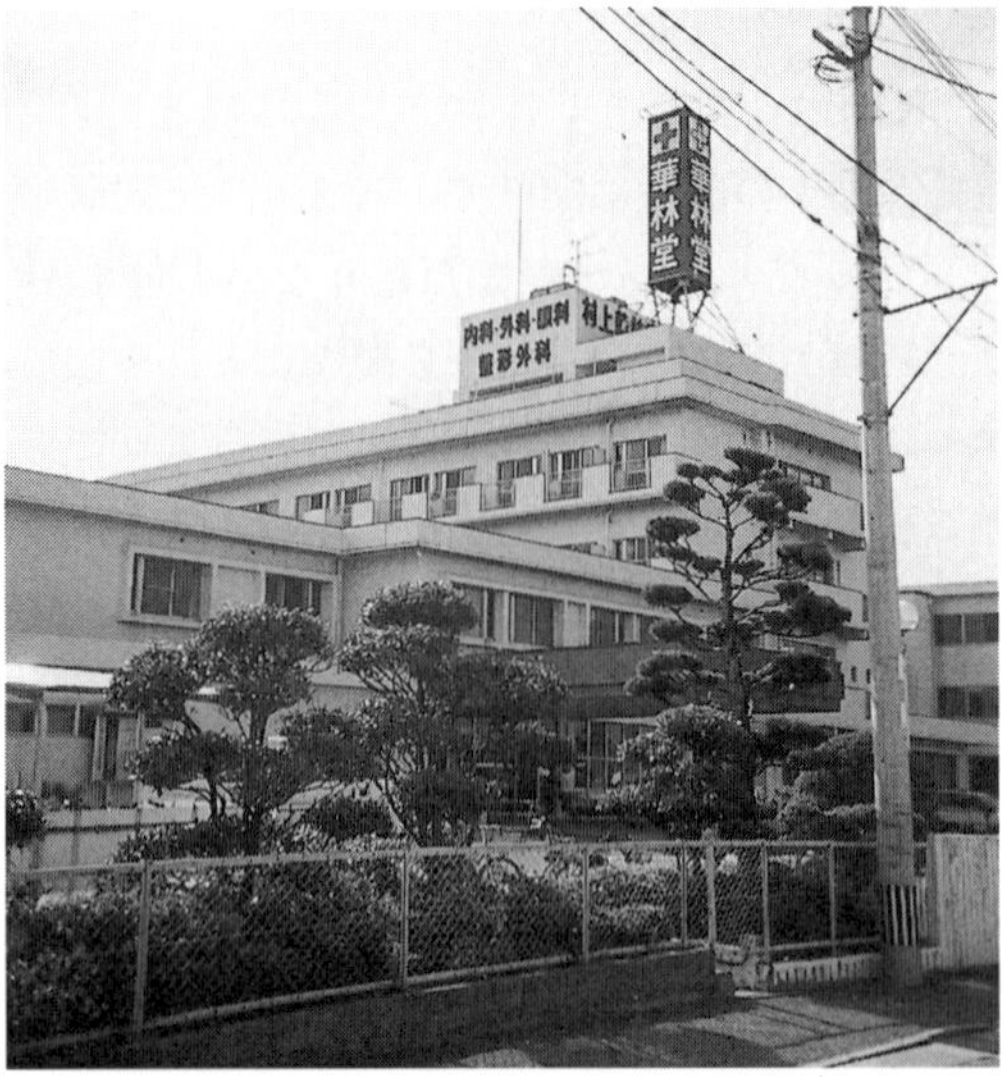

地域に根ざしたホスピスにしたい

豊前中津藩の御典医であった村上家に因み「華林堂」の名を持つ村上華林堂病院が来春（平成16年）緩和ケア病棟を開設することになった。

インタビューに応じてくれた司城院長は，ベッドタウンであるこの地域の特性を踏まえ，近隣の住民のかかりつけ医とネットワークを強化することで急性期も含め地域医療を充実させたいという病院の基本方針を，緩和ケアでも活かしていきたいとのことを熱心に語ってくれた。具体的には，まずは緩和ケア病棟としての施設の整備をし，それから施設ホスピスとして，在宅ホスピス医との連携，例えば施設の開放や家族の疲労に対応して施設—在宅の行き来を可能にするなど。

施設は院内独立型の予定で，緩和ケア病棟が新築される別棟は玄関・エレベーターが専用になっている。二階・三階にできる病室全戸にテラスが設けてあり，近くに飯盛山，遠くに脊振山が各部屋から眺めることができるとのこと。屋上庭園も計画されており，ベッドのまま新鮮な空気を吸いながらの散歩も可能。福岡市でも緑豊かなこの地域ならではの特性が詰まっている。

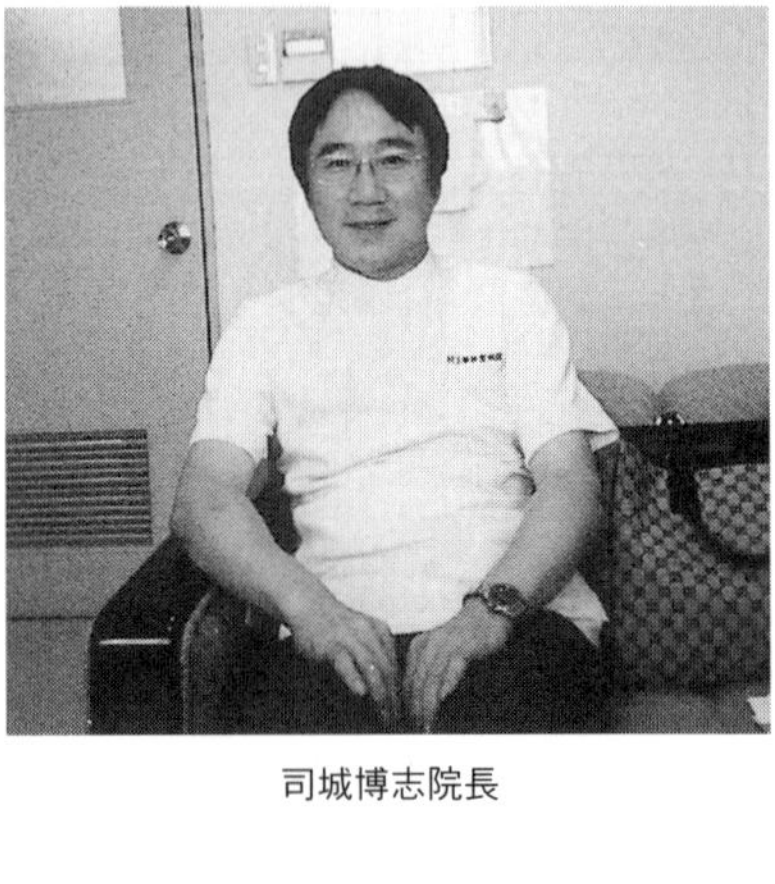

司城博志院長

【感想】

ご趣味は？ との質問に「山登り」と答え，重ねてどちらの山に？ の問いに「油山」(油山在住)。「来年の開設に向けて、スタッフ一同研修会などに参加したり他の施設に見学に行ったりと，まだまだ足りないのですが学んでいる最中です」と語る院長は，緩和ケアに対して，今必要なこと，そして次にできることと，まさにご自身のジャストサイズの考え方を持っているようである。現在悩んでいる方，そしてそのご家族の方にとって堅実なアドバイスがいただけそうな所のようだ。

また，近くに緩和ケア病棟がなかった福岡西部地区の方たちにとっては，慣れ親しんだ風景や暮らしの中のホスピス誕生である。 (岩崎　瑞枝)

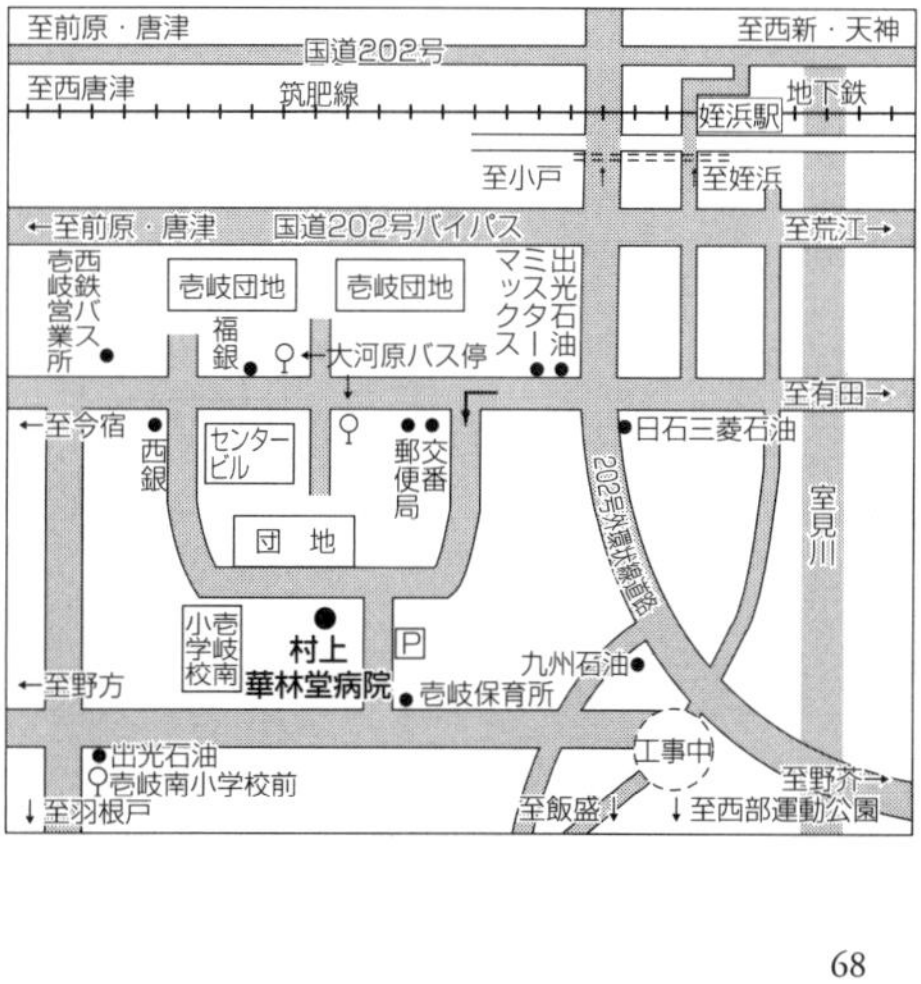

【交通アクセス】

西鉄バス大河原バス停より徒歩８分。地下鉄姪浜駅よりタクシーで約10分。地下鉄姪浜駅より送迎バスが発着(病院発9:30〜１時間おき〜16：30まで／土曜日12：30まで／姪浜駅発9: 50〜毎時50分〜16：50まで／土曜日12：50まで)。日曜・祭日は運休。

医療法人にゅうわ会
及川病院

院長　及川　達司（57歳）
住所　〒810-0014 福岡市中央区平尾 2 -21-16
TEL 092(522)5411　FAX 092(522)6244
ホームページ　http://plaza24.mbn.or.jp/~oikawahp/
E-メール　oikawahp@ca.mbn.or.jp

【診療科目】外科・整形外科・内科・心療内科・胃腸科・リハビリテーション科
【診療時間】月～金　9：00～18：00／土　9：00～17：00
　※乳せん・乳がんの専門外来では電話で検査の予約が可能
【休診日】日・祝日（ただし，急患はこの限りではない）
【STAFF】常勤医師 2 名／非常勤医師 6 名／看護職員20名／その他 2 名
【総病床数】36床

ホスピス病棟（2004年 2 月オープン、 4 月承認予定）

◇ホスピス長　服部　孝雄（76歳）
◇電話相談　TEL 092(522)5411（代表）　受付時間　月～土　9：00～12：00
◇ホームページ相談　http://plaza24.mbn.or.jp/~oikawahp/
◇ホスピス外来（予約制）　月～土　9：00～12：00
◇病棟 STAFF　専任医師 1 名／看護職員10名／臨床心理士 1 名（非常勤）
◇病床数　15床
　内訳：特別室 3 床（5 千円・1 万円）／個室12床
【自由度】

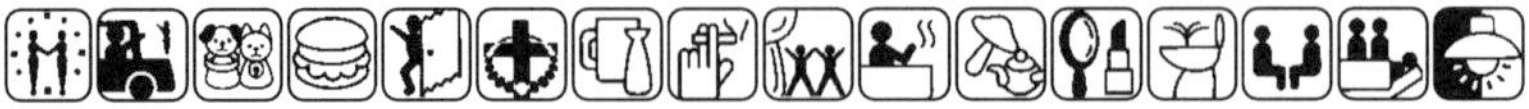

安心がキーワード

乳線専門外来の充実を目指してきた及川病院が来春（平成16年）緩和ケア病棟を開設する。これまで乳がんに関して行ってきた，検査や診断，治療，リハビリテーションといった“最初からずっと”というトータルケアの，最後の見守りの

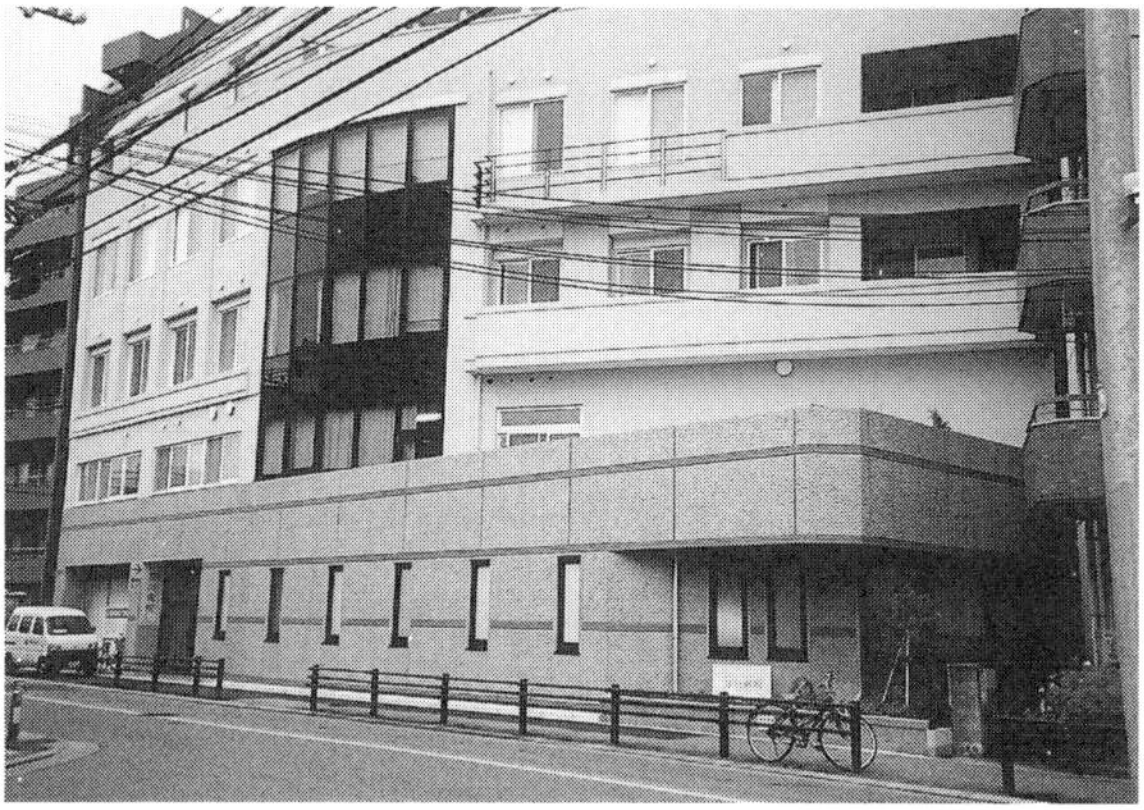

部分の完成である。乳がんという病気の怖さは，不安から必要以上に精神的にナイーブになったり，わからないままに時が過ぎていくことだと考える及川院長は，来院時から継続的にフォローアップすることで安心というケアを提供したいと語る。

建築にあたり一番留意したのが「消臭」。デシカント空調という外気を取り入れ空気を循環させる換気システムと，珪藻土と樅の木を組み合わせた壁，床暖房となるべく自然に近いやり方で，においを吸収する工夫がされている。病棟内部の色調も暖かいながらも洗練されている。また，近く併設予定のレストランもパティシエ（菓子職人）が常勤しているなど，女性が居心地よく過ごすための心遣いが随所に感じられる。

【感想】

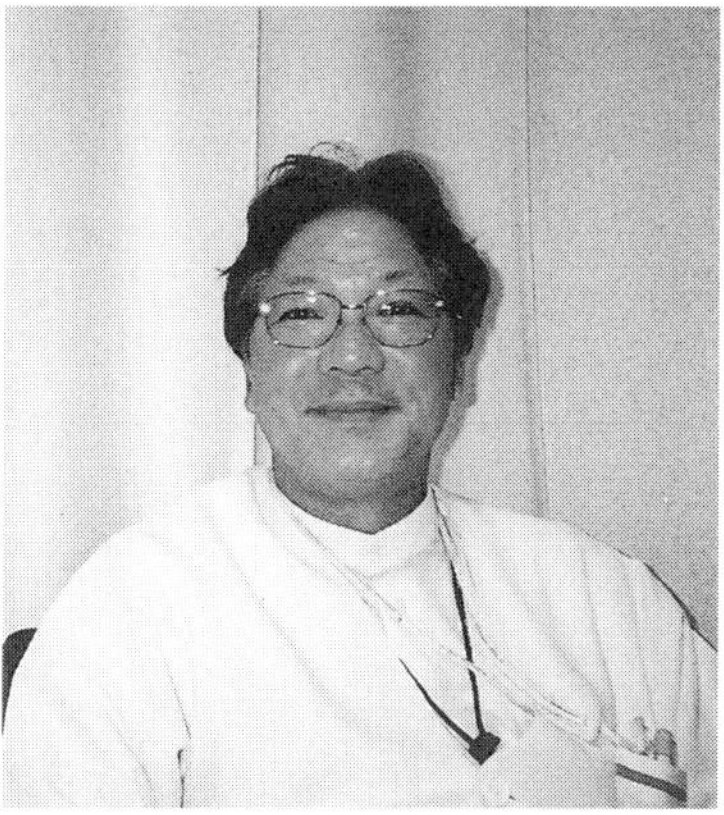

及川達司院長

実は親戚を何人もがんで見送りましたと語る及川院長。「私の母や義父は，息子が医者だということで，まるで自宅にいるような雰囲気で医療を受けていた。来春開設する緩和ケア病棟の患者さんも，私たちを身内のように思い，何でも相談したりリラックスしていただければと願っています」と。ちなみに院長は患者さんを身内の誰と想定して関わられますか？　の問いに「お母さん，お姉さんと思って接します」との答え。

自分らしさを大事にしたい，そのうえでき

ちんと自分が何をしたいか，そして何を手伝って欲しいのか伝えられる大人の女性にお奨めしたい都会のホスピスである。（岩崎　瑞枝）

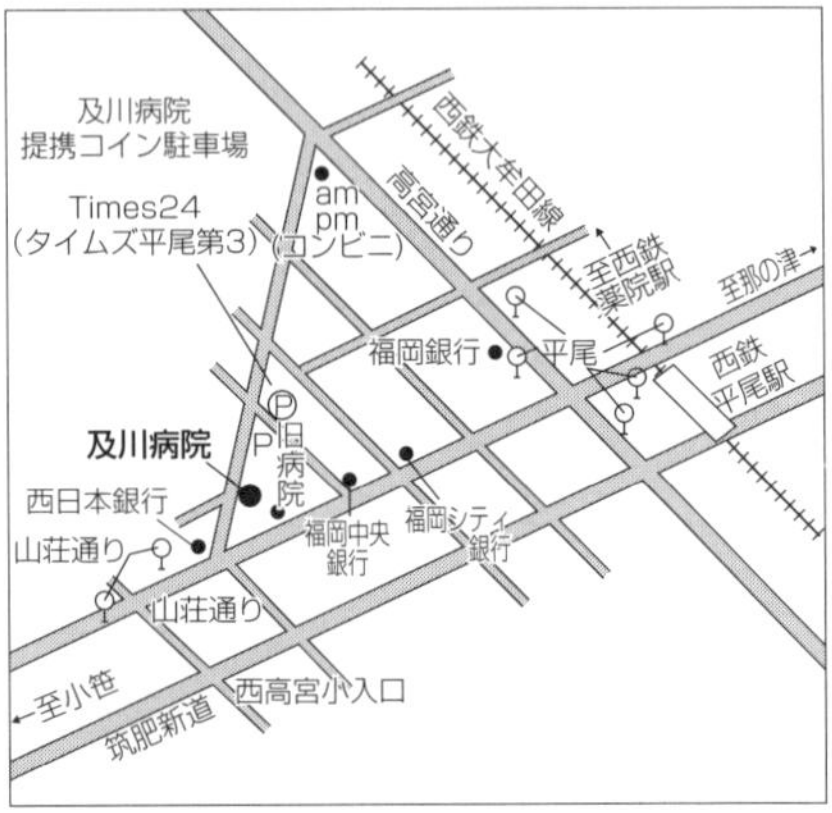

【交通アクセス】

西鉄大牟田線平尾駅・西鉄バス平尾バス停より徒歩５分

入院生活において患者がより快適に過ごすことができると思われる項目を【自由度】として，以下のようなマークで各病医院ごとに表示します（ただし，これは入院施設を有する医院・病院のみの表示です）。

- ▶自由な面会時間
- ▶自由な外泊・外出
- ▶ペットのお見舞い
- ▶病院食以外の食事
- ▶プライバシーの確保
- ▶宗教の自由
- ▶飲酒の自由
- ▶喫煙の自由
- ▶イベントの開催
- ▶自由な入浴時間
- ▶民間療法
- ▶化粧・マニキュア・服装の自由
- ▶洗浄機能付きトイレ
- ▶カウンセリング
- ▶家族の付き添い・宿泊
- ▶自由な消灯時間

［注］各病院によって許容範囲が異なりますので，詳細は直接ご確認ください。
（例：喫煙の場合，「喫煙所のみ OK」，「喫煙所および個室のみ OK」など）

一般病医院

いわさき一教《かずのり》クリニック

院長　岩崎《いわさき》　一教《かずのり》（53歳）

住所　〠810-0041 福岡市中央区大名 2 - 7 -11-201

TEL 092(781)3255　FAX 092(781)9431

E-メール　iwasann@md.neweb.ne.jp

【診療科目】一般外科的疾患・乳房疾患・甲状腺疾患・消化管内視鏡検査・肛門疾患（痔核，痔瘻等）・ヘルニア及び上記疾患の日帰り手術

【診療時間】月・火・水・木　9：00～14：00，15：00～18：30
　　　　　金・土　9：00～14：00，15：00～手術／日・祝日　予約診療

【往診】有り

【STAFF】常勤医師２名／非常勤医師６名／看護職員４名

日帰り手術もある都会のクリニック

西鉄グランドホテルの向かい，カトリック教会の隣りにある，都会のなかのクリニック。一般外科的疾患，乳房疾患，甲状腺疾患，消化管内視鏡検査，肛門疾患，ヘルニア，および上記疾患の日帰り手術が主な診療内容。相談にも気軽に応じてくれる。

九州大学第一外科学筆頭講師の職を辞して，この「いわさきクリニック」を開業し，５年目を迎えた。大学病院時代に担当した患者が，５年たった今も岩崎医師を訪ねてくる。たくさんのがん患者を診てきたその経験を生かし，末期患者の往診にも精力的に取り組んでいる。他県からの往診の要請もあるなど，医師と患者との信頼関係をものがたっている。

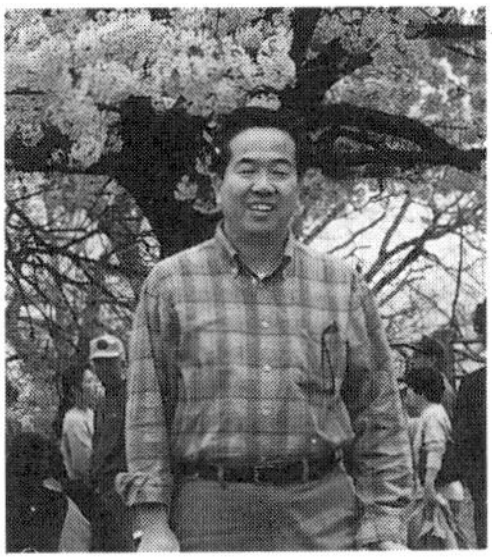
岩崎一教院長

日・祝日の予約診療が受けられ，交通の便もよいので，忙しい現代人にはうってつけのクリニックである。

【感想】

大学・出張病院時代に手術を行った患者とその家族が

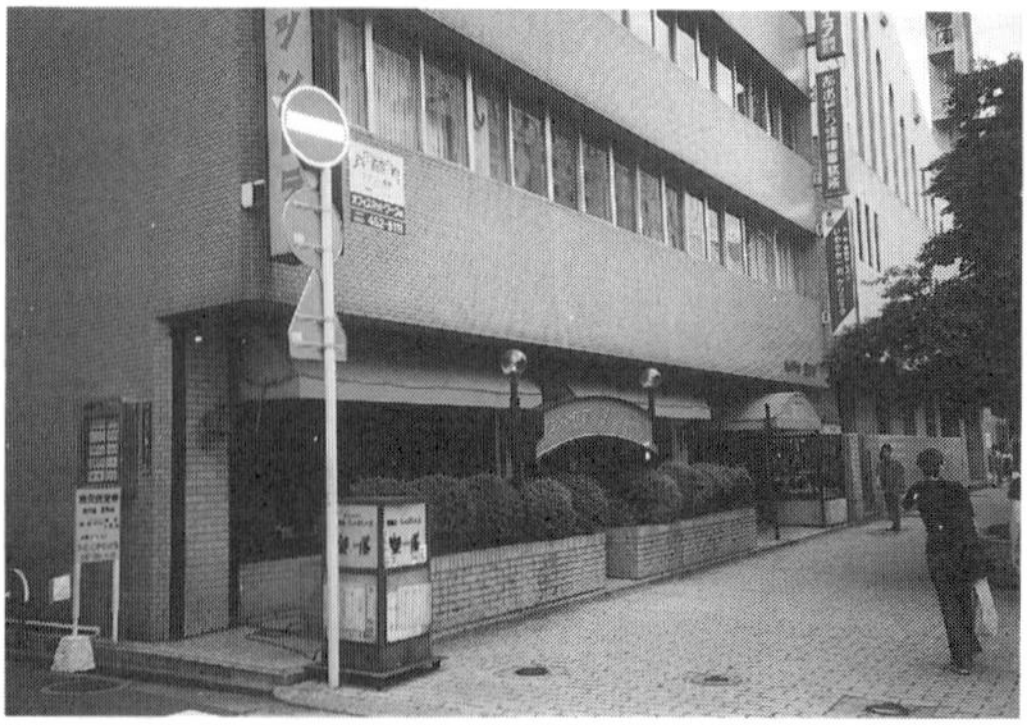
いわさき一教クリニック（ビルの２Ｆ）

一同に会する懇親会を，年に１回開催している。４回目を数えた平成９年の懇親会に，特別に参加させていただいた。参加者は，なんと150名にもおよぶ大盛況ぶり。先生の人徳のなせる業であろうか。全国各地から集まった，患者とその家族たちは，各々の体験談に花を咲かせた。ふだんあまり集まる機会もない家族たちも，この年１回の恒例行事を楽しみにしているという。

患者の希望があれば，昼夜を問わず，遠方まで往診に出かけ，最後まで診てくれる。とにかく，精力的に活動している先生なのだ。（清水大一郎）

【交通アクセス】
西鉄大牟田線福岡駅・地下鉄天神駅より徒歩５分。
西鉄バス西鉄グランドホテル前バス停そば。

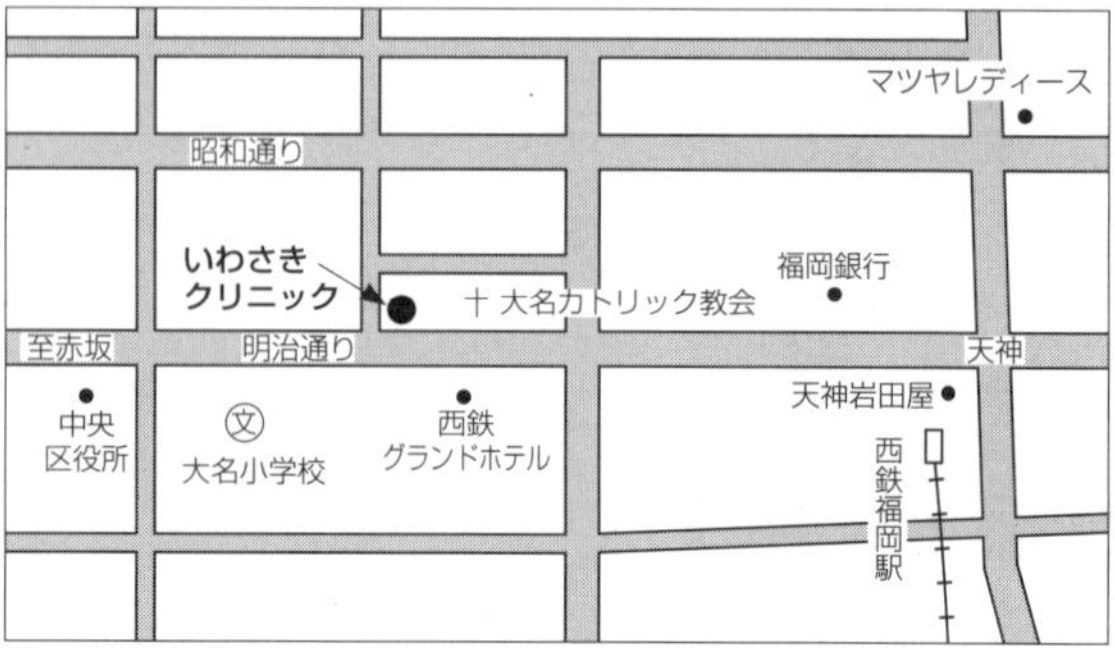

楳《うめ》木《き》医《い》院《いん》

院長　楳木《うめき》　康弘《やすひろ》（49歳）

住所　〒811-1344 福岡市南区三宅１-13-16

TEL 092(551)1375　FAX 092(551)3097

E-メール　yasuu@city.fukuoka.med.or.jp

【診療科目】麻酔科・外科・循環器科

【診療時間】月・火・水・金　9：00～12：30，14：00～17：30

　　　　　　木・土　9：00～12：00（木曜日の午後は往診）

【休診日】日・祝日

【往診】有り

【STAFF】常勤医師１名／看護職員２名／その他２名

痛みをとって，日常的人間関係を保つ

院長の楳木康弘医師は，学生時代に仏教青年会に所属していたこともあって，現在は終末期ケアに関心をもつ仏教者の会「ビハーラ福岡」の会員として活動している。地域診療に力を入れており，医師会の訪問看護ステーションと協力しあって在宅ケアも行っている。以前，麻酔科医師としてアメリカに留学したとき，医師と宗教家やカウンセラーが分業体制で患者さんの心身ケアにあたっているのをみて驚いたという。

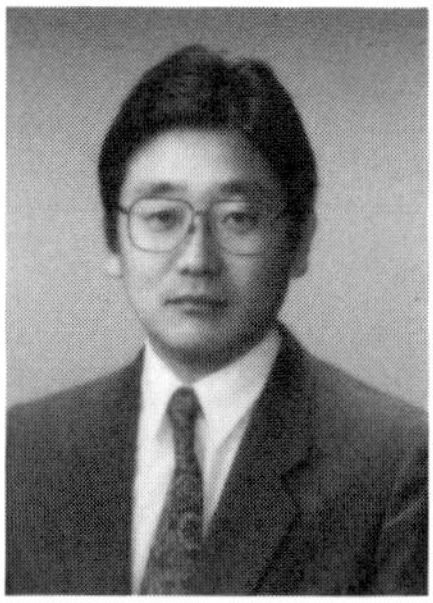

楳木康弘院長

今はペインクリニックの専門家として，がんの患者さんの除痛が大切だと考え，痛みを取ることによって，普通の人間として家族や友人と日常的な人間関係を保っていく手伝いをしたいと考えている。また，告知に関してもできるだけすべきだという意見だが，患者一人一人の特性に合わせ，タイミングをはかってインフォームドコンセントを行い，ときには仏教者としての考えを合わせて話すこともあるという。

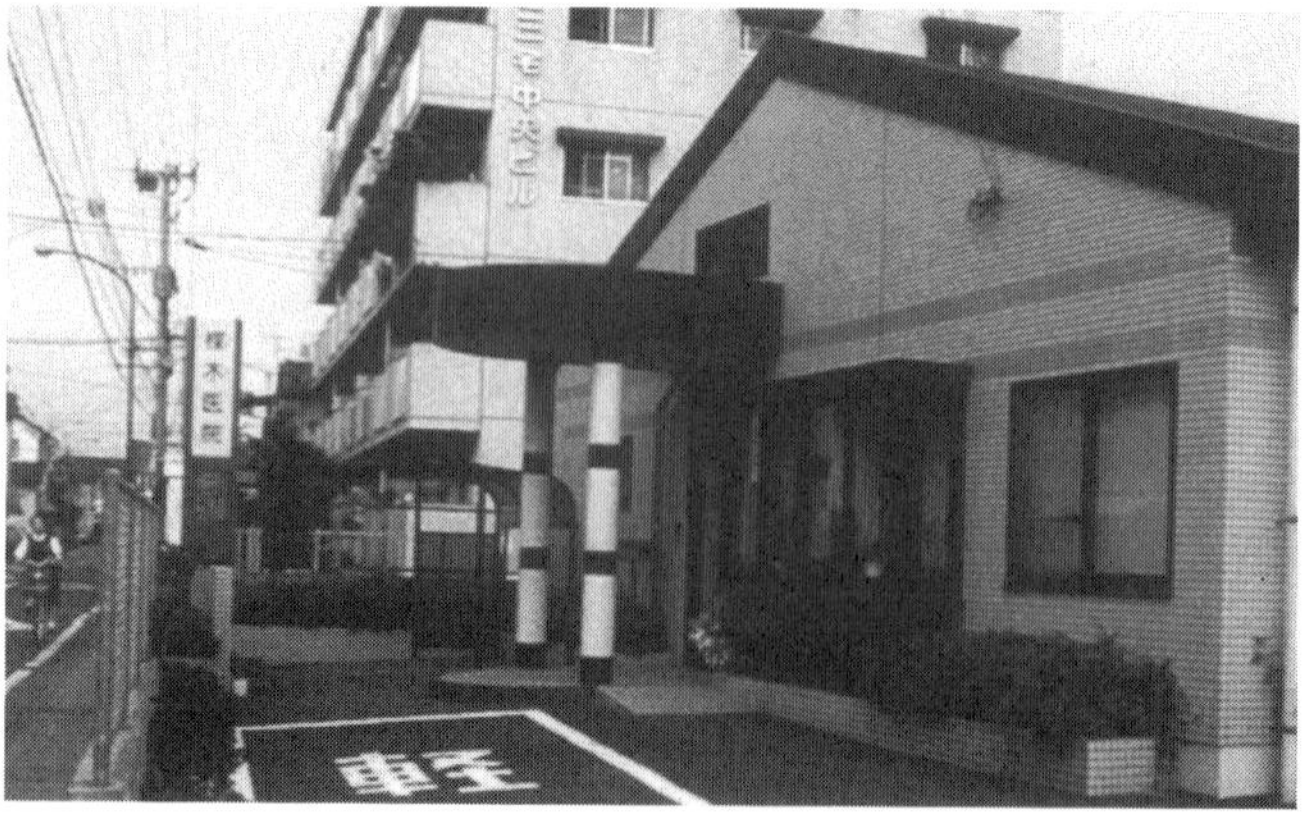

【感想】

「ビハーラ福岡」の例会で取材させてもらった。まず肺がんを患ったことのある僧侶の講話。その後，退院後間もないがんの患者さんが今の気持ちを口にすると，治療後何年も経過した患者や家族が自分たちの経験を述べ，体験者でないと分からない気持ちが活発に語られていた。

熱心に話をきいていた楪木医師に末期医療について質問をすると，言葉を選び選び慎重に答えてくれた。「無理をせずにできる範囲で診療していきたい。自分の場合，末期の患者さんを同時に多く診るのはたいへんなので，ごく少数の患者さんをじっくりケアしたい」

南区の大橋や三宅方面で在宅ホスピスを望む方，そのじっくり診てもらう患者の一人にないたいと申し出てみられてはいかがですか。　(波多江伸子)

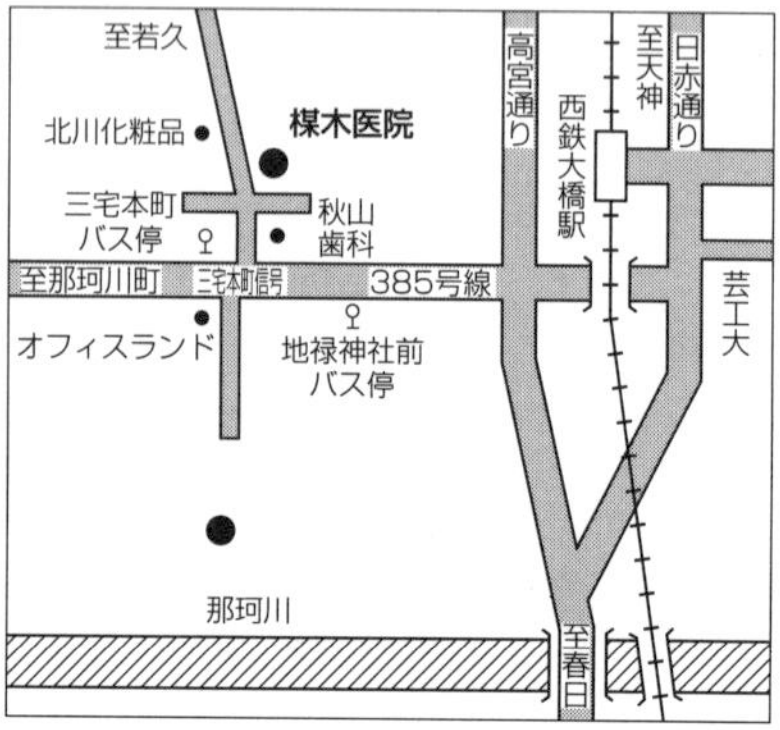

【交通アクセス】

西鉄大牟田線大橋駅より徒歩９分。

清水クリニック

院長　清水　大一郎（55歳）
住所　〒811-1311 福岡市南区横手２－８－７
TEL 092(502)6767　FAX 092(502)6868
【診療科目】麻酔科（ペインクリニック）・リハビリテーション科・東洋医学科
【診療時間】月・火・木・金　9：00～13：00，14：00～18：00
　　　　　　水・土　9：00～13：00
【休診日】日・祝日
【往診】有り
【STAFF】常勤医師１名／看護職員２名／その他２名

東洋医学を取り入れた痛みの専門医

平成13年に南区横手に新築移転した「清水クリニック」は香蘭女子短大の近く。都心では珍しくまだ緑豊かな風景にしっくりなじんだ二階建てのたたずまいである。心臓外科から麻酔科そして東洋医学と研鑽を積んだ院長は，その経験や実績を今，患者さんの「痛み」の緩和に注いでいる。ペインコントロール（痛み治療）に関しては著書もあり，その指導的立場がうかがえる。また，がん末期の在宅診療にも熱心で、地域の訪問看護ステーションと連携して「家で過ごしたい」患者さんや家族を支えている。

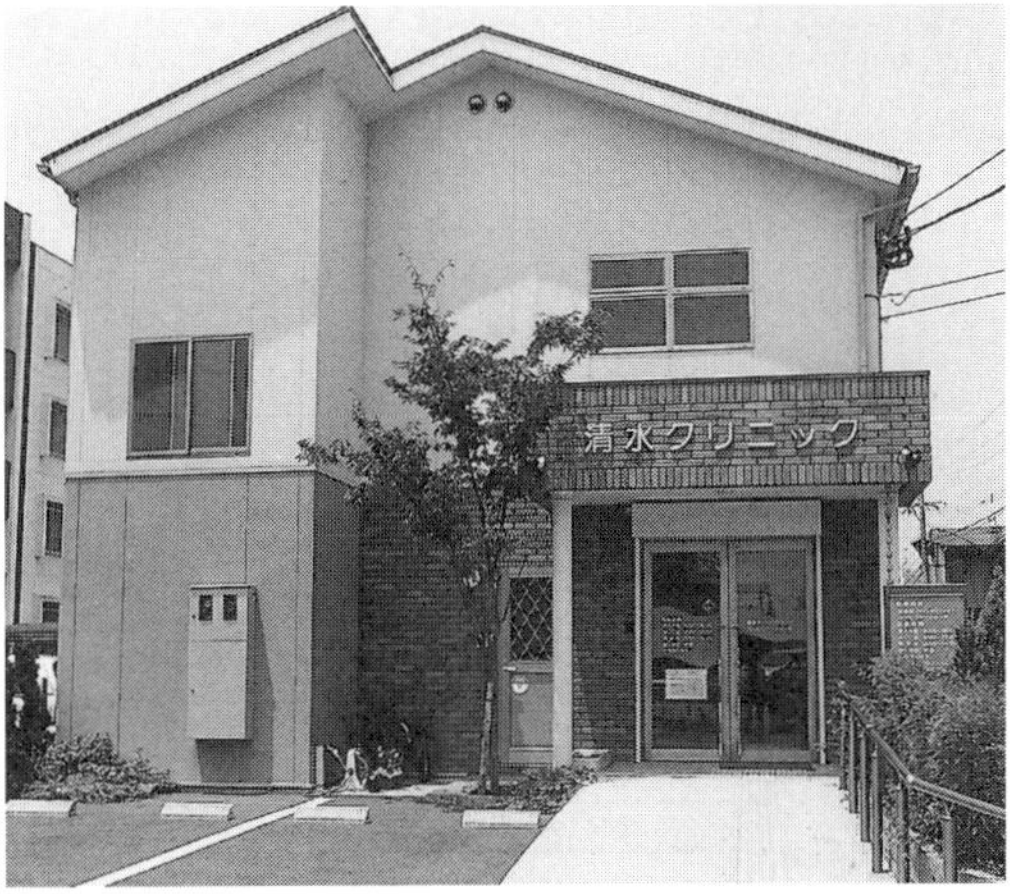

クリニック内はすべて白木で統一されており，畳地の待合椅子や太い床柱，萌黄色のロールカーテンなど，診察を受ける前から痛みを和らげる工夫が感じられる。二階は院長が世話人を務める「ファイナルステージを

考える会」の事務局も兼ねており，広いミーティングスペースは，定期的に開催されるがん患者さんの会やボランティアの研修の場としても利用されている。

「病」に対し、医療者のみならず，患者さん自身・家族そしてボランティアもケア組織の構成員と位置づけようとする院長の考え方が示されているクリニックである。

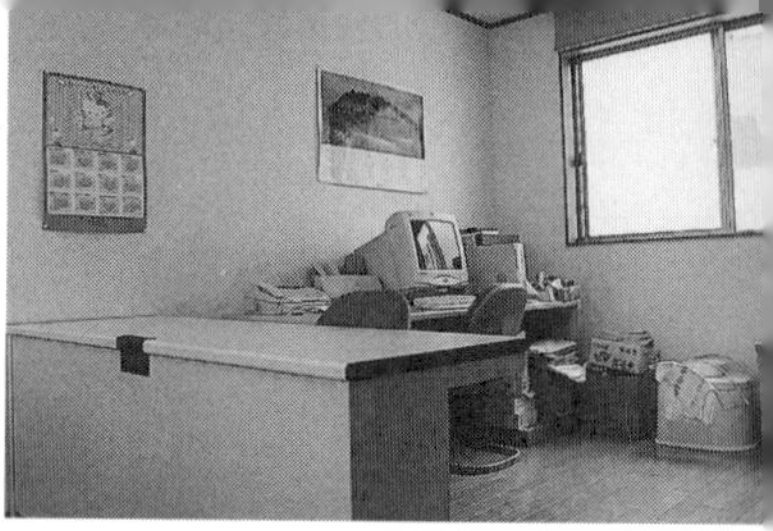

クリニック２階のファイナルステージを考える会事務局

【感想】

硬派で堅実タイプ，という第一印象をいい意味で裏切ってくれた院長は，素敵な笑顔の持ち主。ほっと緊張をほぐしてくれる。質問をすると熱心に答えてくれるので，患者側も質問しやすくドンドンいろんなことを尋ねてしまう。おつき合いするほどに楽しくユーモアを解する人柄なので，「かかりつけ医」に推薦したいほど，心強い存在である。

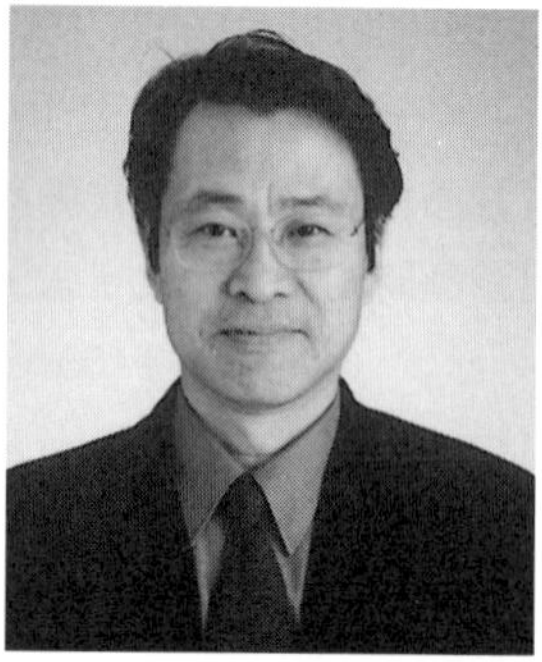

清水大一郎院長

私のがんは，鎮痛が難しい末期の骨転移がんだが「意識清明なれど痛み少なし」状態を保てるよう，抗うつ剤や筋弛緩剤，ステロイド剤などあらゆる手立ての相談にのってくれるので，安心して社会生活にも参加でき，感謝で一杯。

痛みのある人は，是非ご相談なさることをおすすめします。「ファイナルステージを考える会」の世話人でもある院長は，ふだんから我々患者の意見を身近なところで聞いているため，よく患者の気持ちを理解してくれる。（小山ムツコ）

【交通アクセス】

西鉄電車井尻駅より徒歩10分。西鉄電車大橋駅より車で５分。
西鉄バス横手１丁目バス停より徒歩３分。西鉄バス折立バス停より徒歩３分。

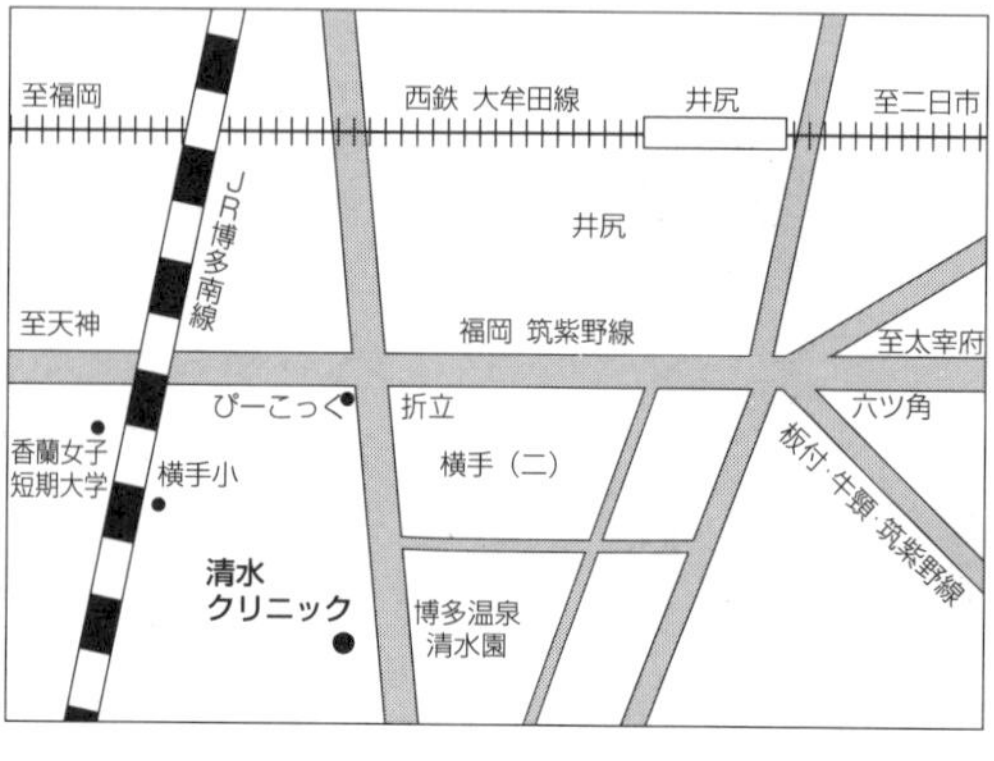

田中宏明クリニック

院長　田中　宏明（48歳）
住所　〠814-0121 福岡市城南区神松寺2-16-8
ライオンズマンション神松寺1F
TEL 092(864)0007　FAX 092(864)3838
E-メール　yorozu@fhk.gr.jp（医療相談受付）
【診療科目】内科・胃腸科
【診療時間】月・火・水・金　9:00～13:00, 14:30～18:00
木　9:00～13:00／土　9:00～13:00, 14:00～17:00
【休診日】日・祝日
【往診】有り
【STAFF】常勤医師1名／看護職員3名／その他2名

からだよろず相談

車，人の往来が多い福大通りに面したクリニックは，車を9台駐車できるスペースを玄関横に取っているのがまず目につく。お陰で外観は目立たないが，患者には有り難い。

「からだよろず相談」と出ている。院長の考え方はとても明快。病名をつける前に，まず患者の話をとっくり聞く。声の調子，話し方，目の動き，その人全体のようすを見る。

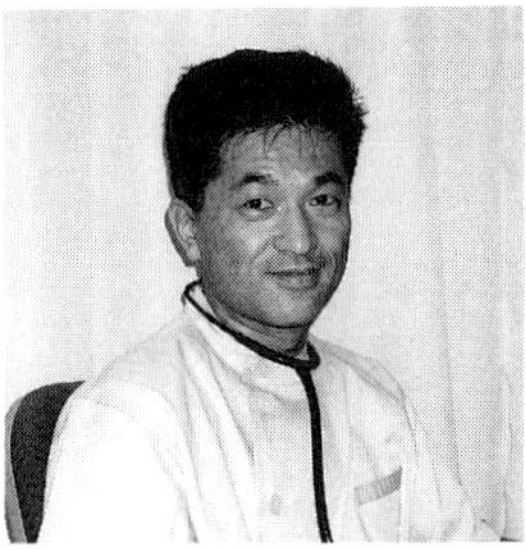
田中宏明院長

「検査結果がすべてではない。検査で分からない痛みがあれば，そこからが医者の出番」という先生。現代人の病は往々にして複合的なものだから，生活全体から考えていかないと，病気は見えてこない，と柔軟な姿勢で患者と向かい合う。

診察の後には，「からだの記録」と銘打った，その日の診察情報を渡してくれる。また，E-メールでの医療相談は，医療費がかからないこともあって好

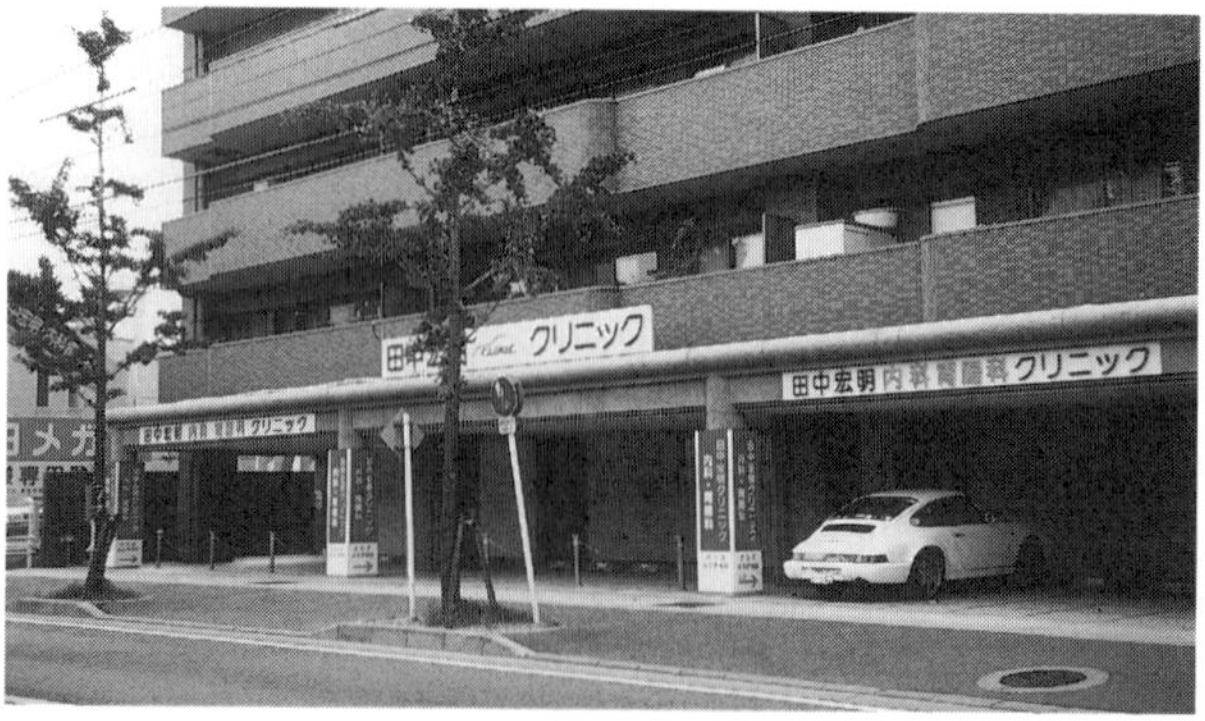

評を得ている。

【感想】

見るからにフットワークがよさそうな40代後半のドクター。診察室の壁には，福岡市城南区の地図が貼ってある。「これ市販の地図だけど，うまい具合にウチが中心」と笑う。0.5kmごとに同心円が描かれた地図には，クリニックを中心に無数の赤い点が打ってある。点々はすべて患者さんの家。先生の悩みは，目下のところ往診の時間のやりくり。増え続ける来院の患者さんに対応する一方で，一人でも多くの患者を往診したい。地図に打たれた赤い点は，そういう悩みを解決しようとする田中医師の合理的な一面を語っているようだ。

終末期の患者を多く抱える総合病院に，長く勤務していたため，終末期の患者さんのケアに篤く，経験も豊富。しかし在宅医療に関しては，各家庭の事情を考えるときれいごとばかりではやれないと厳しい意見もきかれた。

家が近ければ，是非ホームドクターをお願いしたいところ。　（古野多鶴子）

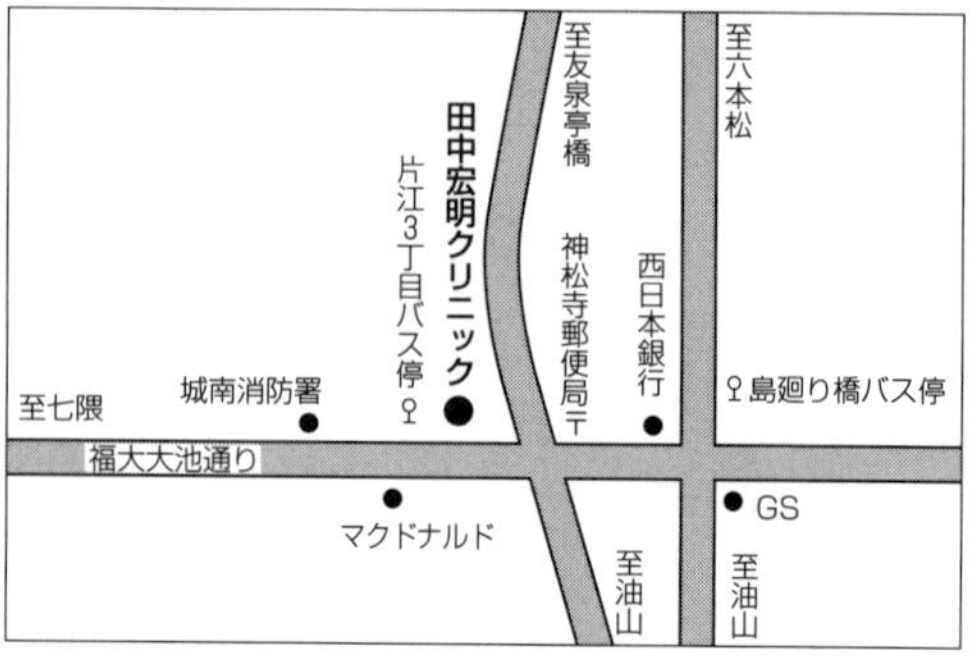

【交通アクセス】

西鉄バス片江３丁目バス停前。

医療法人

寺沢病院

院長　寺沢《てらさわ》　正壽《まさひさ》（54歳）

住所　〒815-0084 福岡市南区市崎１-14-11

TEL 092(521)1381　FAX 092(526)3635

【診療科目】内科・小児科・リハビリテーション科・循環器科・消化器科

【診療時間】月～金　９:00～12:00，14:00～17:00／土　９:00～12:00

【休診日】日・祝日

【往診】有り

【STAFF】常勤医師４名／非常勤医師６名／看護職員45名／介護職員17名／その他52名（ソーシャルワーカー１・理学療法士13・作業療法士13・言語療法士２等）

【病床数（個室料）】86床

内訳：個室14床（3,000～4,000円）／２人室４床／４人室68床

【自由度】

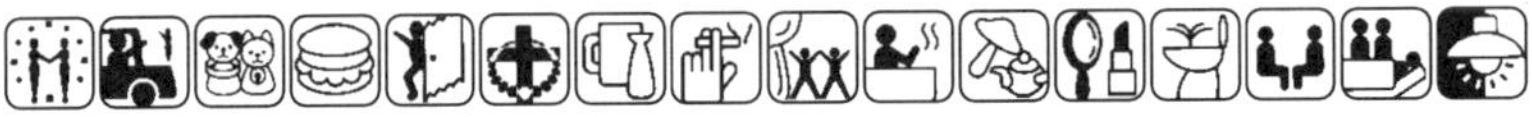

さりげなく自然なケア

西鉄平尾駅から歩いて10分程の，静かな住宅地の一角にある。開院して42年経つ病院で，今は寺沢正壽院長と健二郎副院長の兄弟医師が診療の中心。建物は年期が入っていて設備面では充分とは言えないが，緩和ケアの経験も深く，親切な医師と看護スタッフからの心のこもったケアが期待できる。在宅ケアにも力を入れていて，家で死にたいと願う高齢者など，頼めば往診もしてもらえる。

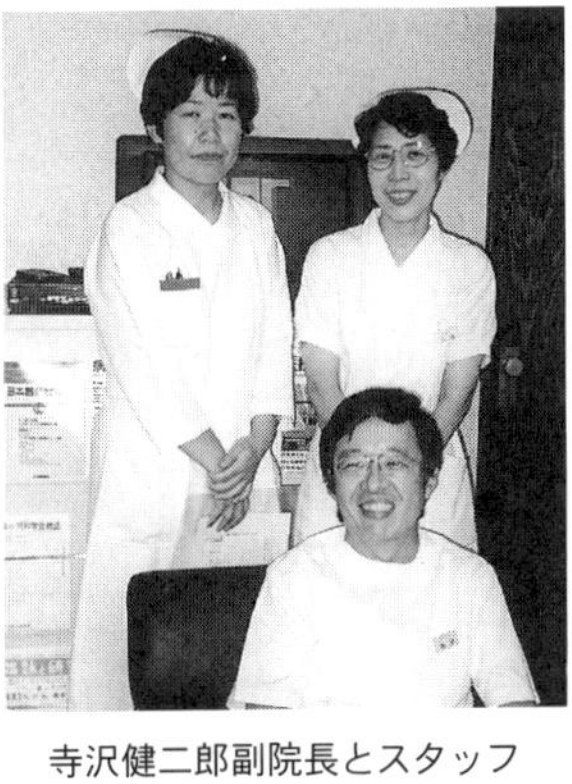

寺沢健二郎副院長とスタッフ

ただ，ここは一般病院なので密度の濃い緩和ケアを必要とするがん末期の患者を数多く引き受けられないのが残念。痛みのコントロールも細やかな配慮

でなされ，充分な除痛が得られる。

患者の意思を尊重した，押しつけがましさがない自然なケアが特徴。

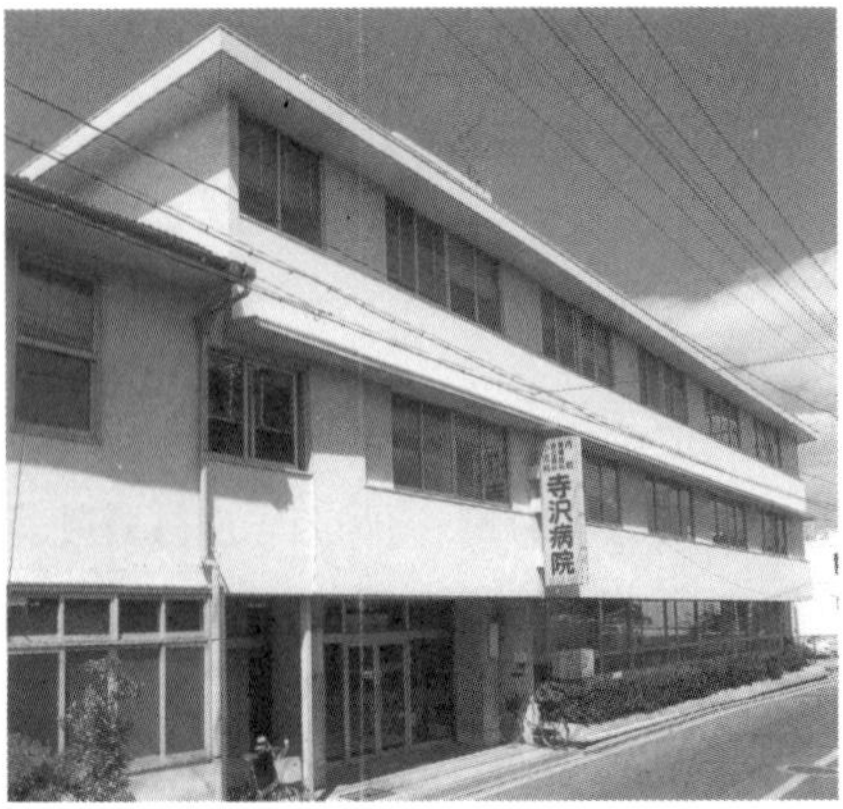

【感想】

副院長の寺沢健二郎医師は，温厚で謙虚でなんでも相談できる包容力のある人物。以前，何度か患者さんを紹介したことがあるが，いずれも満足すべき結果だった。患者の希望をできるだけ速やかにかなえようというスタッフの姿勢に，病院の誠実さを感じる。

入院していた膵臓がん末期のある女性が，病室の隣のリハビリ室のトイレを使っていたが，折悪しく正月休みに入り，リハビリ室が閉鎖されてしまった。彼女は室内のポータブルトイレを使うのがいやだという。そのことを副院長に伝えると，彼は直ちに合鍵を拵えてその患者のところに持って行かれた。彼女は「休みの間，私がリハビリ室の管理人よ」と喜んでいた。

設備の不自由さを補って余りある，心の自由が保障されている病院。「がんを特別視しない」という副院長の言葉どおり，自然体でファイナルステージが過ごせそうだ。

（波多江伸子）

【交通アクセス】

西鉄大牟田線平尾駅より徒歩10分。

西鉄バス山荘通りバス停より徒歩５分。

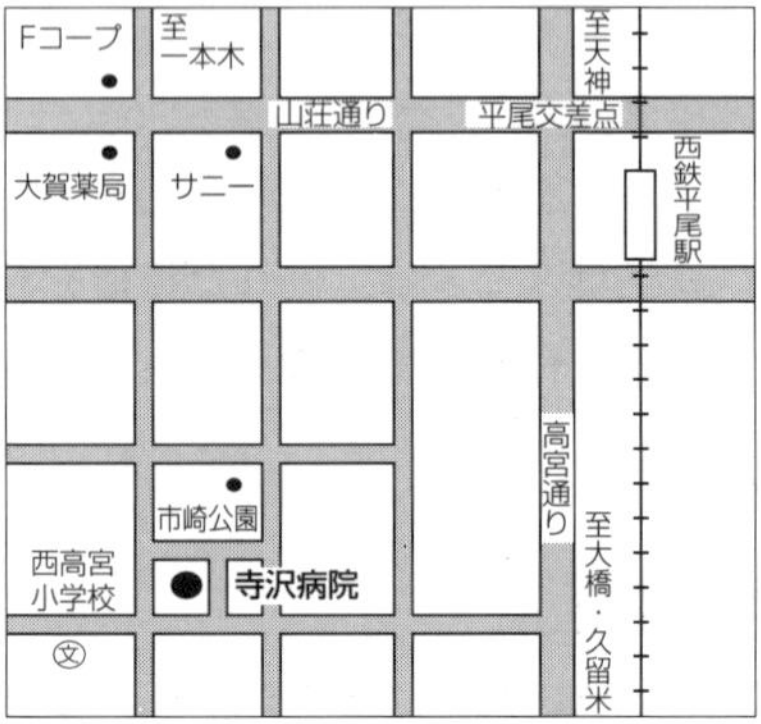

にのさかクリニック

院長　二ノ坂《にのさか》　保喜《やすよし》（52歳）

住所　〒814-0171 福岡市早良区野芥４-45-55　てんぐ屋ビル１Ｆ

TEL 092(872)1136　FAX 092(872)1137

ホームページ　http://www1.doc-net.or.jp/~ninosaka

E-メール　dr_nino@nifty.com

【診療科目】消化器科・外科

【診療時間】月～金　9：00～13：00，15：00～18：00（13：00～17：00在宅訪問など）
　　　　　　土　9：00～13：00

【休診日】日・祝日

【往診・訪問看護】有り

【STAFF】常勤医師１名／看護職員５名

在宅ホスピスの推進に取り組む

家庭的で優しく，小春日和のような暖かい雰囲気のクリニック。ここでは，看護師，受付も白衣を着用せず，エプロン姿で患者を迎えてくれる。院長もまた，白衣は着ていない。

二ノ坂医師は，在宅ホスピス推進に積極的に取り組んでいる医師の一人。インフォームド・コンセントや告知の問題，末期医療の理念について，医師だけでなく町の人々とともに考えていきたいと，自らが主催する“バイオエシックスと看護を考える会”や“レット・ミー・ディサイド（自分で決める自分の医療）”研究会などを通し，意識の向上をはかっている。

在宅ホスピスは，優れた技術をもつ訪問看護ステーションとの連携によってスムーズに行われている。早良区・西区・城南区の方々には頼りになるクリニックである。

【感想】

二ノ坂院長は，患者の意見を尊重し患者サイドに立った，垣根のない医療を提

供している。医療者と患者の信頼関係が希薄な現在の医療を見直そうと，草の根的活動をつづけている。その一つが“レット・ミー・ディサイド”，自分で決める自分の医療。1994（平成6）年に提唱された治療の事前指定である（I-P. 111）。患者が納得した上での医療を目指し，労力を惜しまない。

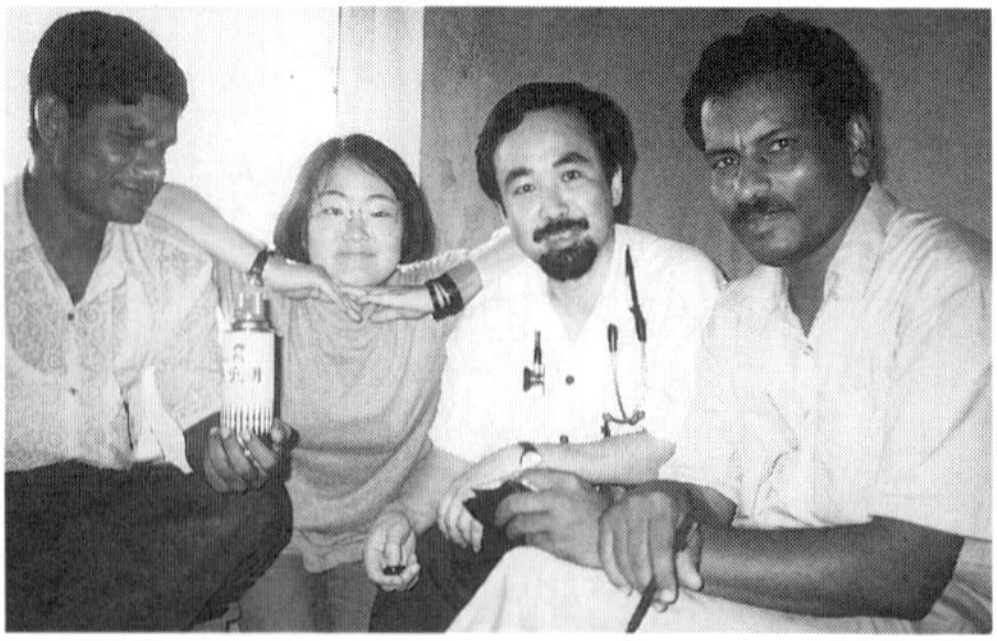
バングラデシュの母子保健センターの仲間と（右より2人目が二ノ坂保喜医師）

告知については「告知を死の宣告だとは思わない。患者本人がこれからの人生をどう送るか考える出発点です」と語り，患者と嘘のない関係を作るためにも，インフォームド・コンセントは必要だとも話していた。

「開業医の役割は地域の人々と密着して“かかりつけ医”として愛されることです」という二ノ坂院長。往診は「いつでも，だれでも，どこへでも」という。

二ノ坂院長はヒゲをたくわえているが，これは毎夏イスラム圏のバングラデシュに行くためである。「バングラデシュと手をつなぐ会」というＮＧＯの一員として，母子保健センターで10日間医師として働いている。

バングラデシュでは医療システムの劣悪なことと資源の不足から，1,000人生まれる子供のうち180人が死んでいく。院長は医師の協力がもっと必要であるという。その間病院の方は，代診を頼むのだそうだが，院長の体の方が心配になってしまう。とにかく，信頼できる医師である。（大黒　剛）

【交通アクセス】
西新脇山口より車で15分。
西鉄バス野芥４丁目バス停より徒歩１分。

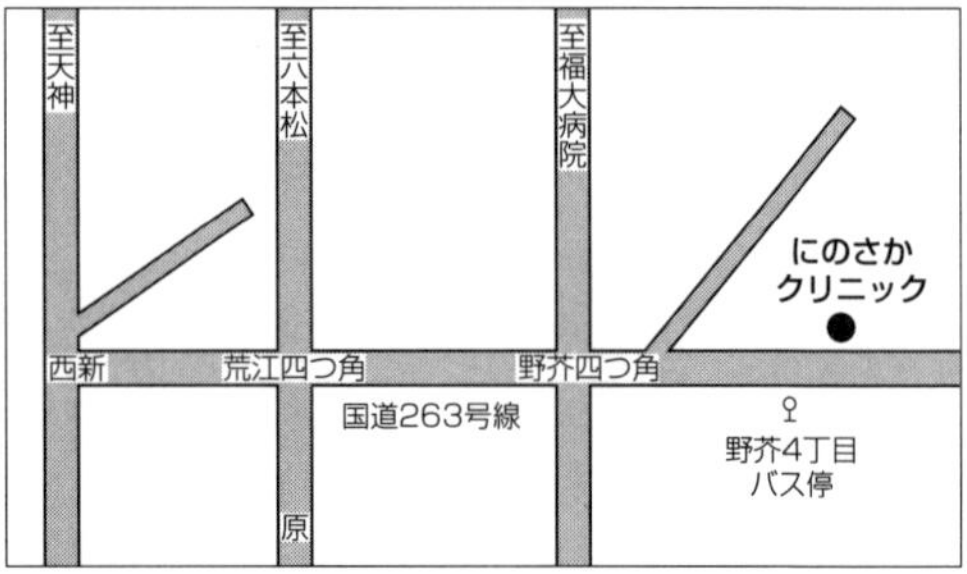

医療法人財団博愛会
博愛会病院

理事長・院長　那須　　繁（48歳）

住所　〒810-0034 福岡市中央区笹丘１-28-25

TEL 092(741)2626(代表)　FAX 092(741)2627

●訪問看護ステーションささおか　TEL092(722)6491

ホームページ　http://www.hakuaikai.or.jp

E-メール　info@hakuaikai.or.jp

【診療科目】内科・循環器科・呼吸器科・外科・胃腸科・肛門科・整形外科・リハビリテーション科・リウマチ科・泌尿器科

回復期リハビリ病棟平成14年10月開設

【診療時間】月～金　９:00～12:30，13:30～17:30／土　９:00～12:30

【休診日】日・祝日

【往診】有り

【STAFF】常勤医師17名／非常勤医師７名／看護職員99名／その他22名（ソーシャルワーカー２・理学療法士13・作業療法士４・カウンセラー２・言語聴覚士１）

【病床数（個室料金）】145床

内訳：個室40床（5,000～20,000円）／４人室105床

【自由度】

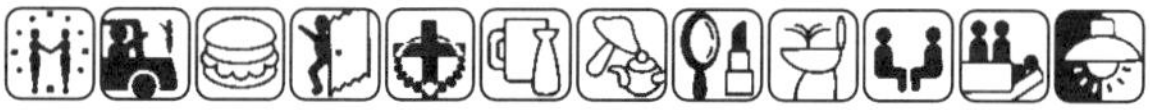

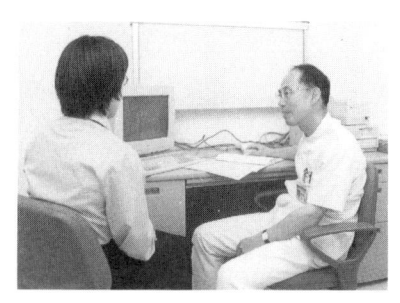

診察中の古賀淳副院長

ホテルのような快適さ

ダイエー笹丘店の隣にある真新しいシックな建物。老健施設「ささおか」と，訪問看護ステーションを併設した総合病院。木の感じを生かした待合室は，ゆったりしていて，全体的に落ち着いた雰囲気。医療相談室の機能がしっかりしているので，親身

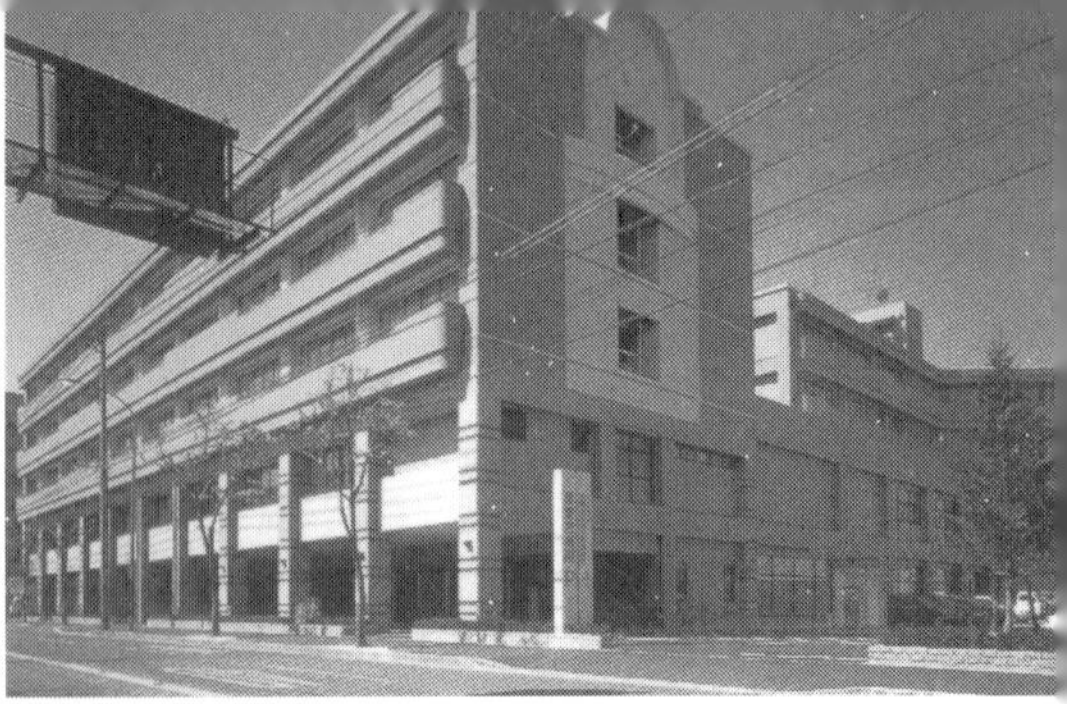

になって相談に応じてくれそう（医療相談室の中には乳がん患者のグループもある）。

ターミナルケアに関しては，最初の告知から痛みのコントロールまできめ細やかな緩和ケアの実践がなされている。

広くキレイな喫茶室があり，車椅子でやってきてティータイムも楽しめる。

【感想】

乳がんの患者さんたちが初めて自分たちだけで準備した，手作り講演会に招かれた。多目的に使える広いデイルームに患者さんと病院スタッフが集まり，一緒に私の話を聞いてくださった。

インフォームド・コンセントについて説明したあと「質問や意見はありませんか」と尋ねると，ある患者さんが「私の主治医は，薬を変えたのに説明がなかったんですよ」と。「それじゃ，主治医に尋ねてみたら」と答えると，後ろの方から「その主治医は私です。ちゃんと説明しなくてすみません」と発言があり，みんなどっと笑ってしまった。発言の主は古賀淳副院長。

率直で優しく，患者が対等に相談できそうな医師。病院全体が権威主義的ではなくて，充分な説明と患者自身の意思が尊重されている雰囲気が漂っている。

（波多江伸子）

【交通アクセス】

天神より車で13分。

西鉄バス⑬⑯友泉中学校前バス停下車。

西鉄バス⑫60友泉亭バス停下車。

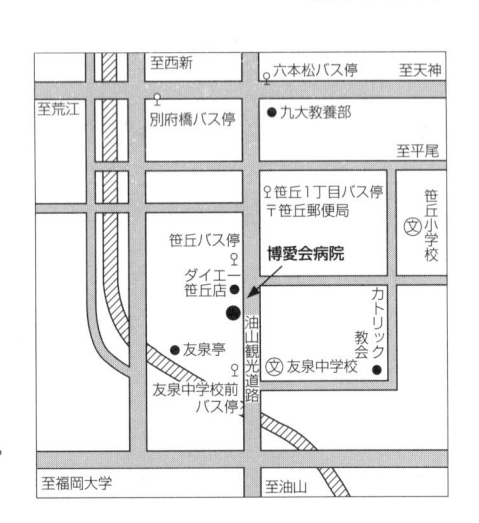

国家公務員共済組合連合会

浜の町病院

院長　安井　久喬（63歳）

住所　〒810-0073 福岡市中央区舞鶴 3 - 5 -27

TEL 092(721)0831(代)　FAX 092(714)3262

ホームページ　http://www.hamanomachi-hp.chuo.fukuoka.jp

E-メール　sohama@sage.ocn.ne.jp

【診療科目】

内・外科統合…消化器科・循環器科・泌尿器科・腎臓病科・リハビリテーション科・血液透析センター・胆石症センター・血液病センター・不妊症センター・健康医学センター

内科系…一般内科・血液病科・肝臓病科・内分泌科・精神科・呼吸器科・神経内科・リウマチ科・小児科・未熟児科・皮膚科・放射線科

外科系…一般外科・胸部外科・脳神経外科・整形外科・産科・婦人科・耳鼻咽喉科・気管食道科・眼科・歯科・口腔外科・麻酔科

【診療時間】各科により異なるのでお問い合わせください

【休診日】土・日・祝日

【STAFF】常勤医師85名／看護職員341名／その他203名

【病床数（個室料）】520床（70床4,000～13,000円）

【自由度】

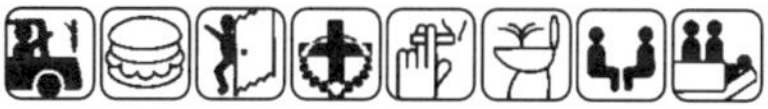

末期患者への配慮がゆきとどいた総合病院

名称からしてお固いイメージがあるが，外科部長中垣充医師（53歳）にインタビューしたところ思いがけなくも末期患者への配慮が感じられた。まず告知に関してはかなりの確率で行っているが，あくまでも本人の社会生活などの事情をくみ取り，ケースバイケースである。告知に関しては，何より家族の意識改革が，患者や医療者側にとって必要という実情が感じられる。緩和ケア病棟という明確な標榜は示していないが，基本的には初診から末期緩和に至る最期のケアまで責

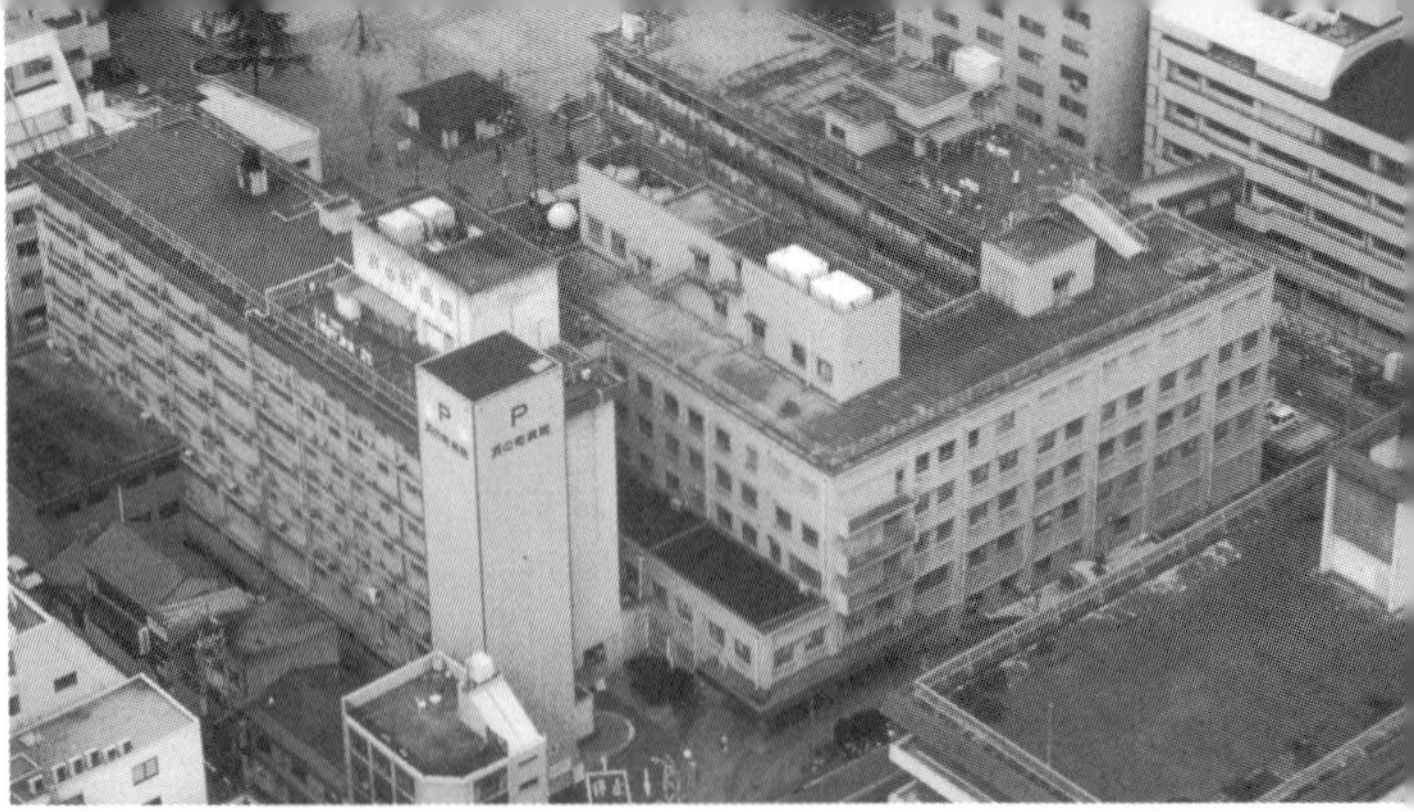

任をもちますとのこと。内科など他の科と連携し，院内協力体制はできている。

なるべく患者の意向を尊重しようと，末期医療も苦痛を取るあらゆる処置を講じるのか，手術するのかなど，丁寧な説明をするよう各医師が奮闘している。しかし時間不足は否めないようで，患者側も「先生におまかせ」ではなく自立してほしい……との言葉も。

【感想】

ともかく混雑している。この患者数をこなし，なおかつインフォームド・コンセントを大切にしようという姿勢には頭が下がる。私が長年通院，入院してきた感想を一言で言えば「各医師の裁量権がかなりある」ということ。言い換えれば「相性など当たりハズレ」もあるので，よく情報収集をして主治医を指名した方がお互いによい関係が保てる。このことは長いおつき合いになる病気であれば，特に重要であり，長引く入院には看護師さんの態度の良し悪しも関係してくる。私の経験から，外科病棟は共感と思いやりがいつもあふれているようで感心している。

また研修医が多いので，若い力が伸びるように，面倒でも患者がときには大人（人生の先輩）としてつき合うようにするのもかえって患者の生き甲斐（？）にも通じるかもしれない。終末まで責任をもって看取ってくださる姿勢がうれしい総合病院である。

（小山ムツコ）

【交通アクセス】

地下鉄赤坂駅より徒歩５分。

西鉄バス法務局前バス停より徒歩３分。

西鉄バス港一丁目バス停より徒歩３分。

西鉄バス赤坂門バス停より徒歩５分。

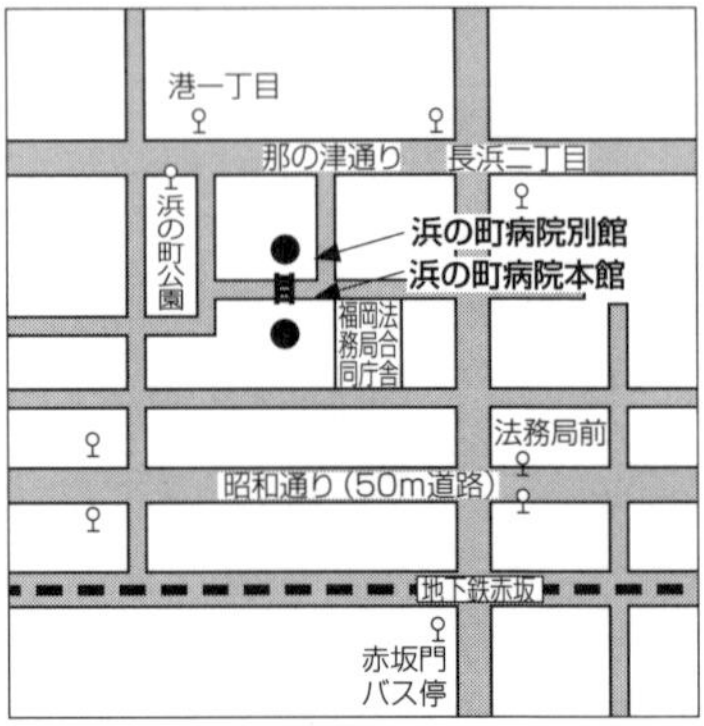

緑川内科循環器科医院

院長　緑川　啓一（55歳）

住所　〒810-0801 福岡市博多区中洲５-５-19　緑川ビル３Ｆ

TEL 092(291)0829　FAX 092(291)5080

E-メール　ichi-７-ke@mub.biglobe.ne.jp

【診療科目】内科・循環器科

【診療時間】月～金　９:00～13:00，14:30～18:00／土　９:00～13:00

【休診日】日・祝日

【往診】有り

【STAFF】常勤医師１名／看護職員３名／その他１名

・・・・・・・・・・・・・・・・・・・・・・・・・・・・・・・・・・・

都会のかかりつけ医

昭和通り沿い，赤レンガ文化会館から100m程東に緑川ビルというきれいなビルがある。繁華街の一角で長い間診療をつづけてきた緑川医院が，平成10年４月20日，このビルの３階に移転，開業した。院内は，明るく清潔感にあふれている。

「原則的に告知する」というのが院長の方針。実際には告知を断念せざるを得ないこともあるが，通常は本人に直接話す場合が多い。院長は「患者の性格を見極め，表情などから心をよんでいくことが大切。絶対に不用意な発言はしてはならない」と話していた。患者一人一人に，適切な対応をすることが重要であり，患者のための告知であるべきだとも付け加えた。

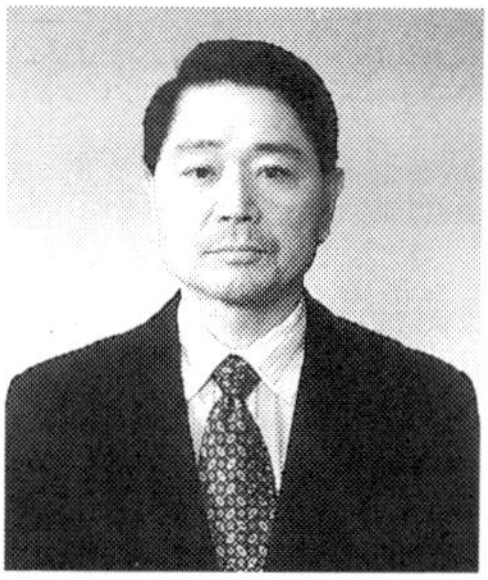

緑川啓一院長

要望があれば往診も引き受けている。今後は看護婦教育などに力を入れ，訪問診療を充実させていく予定。

【感想】

取材した日，パステル調の待合室にサラリーマン風の男性が数人座っていた。中洲という立地ならではの光景のようにも思えるが，博多の街に根づいた医院であり，長いつき合いの患者さんも多い。「原則的に告知する」

という明確な方針をあげているので，患者としても変に勘ぐる必要がなく，信頼してなんでも相談できそう。

もちろん患者が知りたくないという場合は告知はしない。患者本人の意思を尊重すること，なぜ告知をするのか明確にすることなどを留意している。往々にして家族の反対がつきまとう告知の問題に対し，院長は患者が事前に意思表示をしていれば家族の迷いも少ないだろうと語った（I - P. 23）。

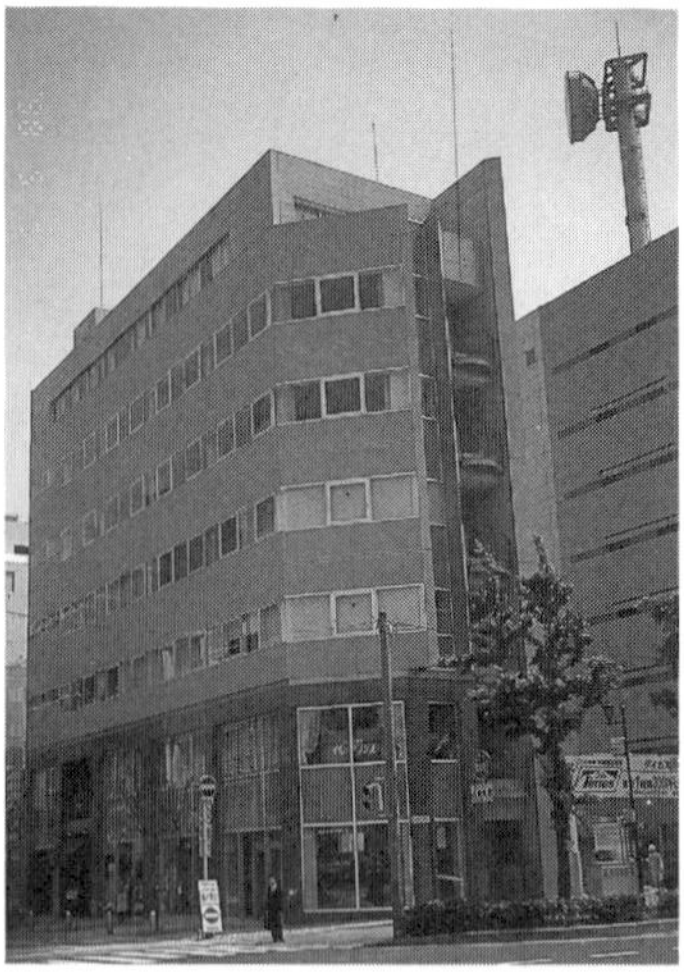

「ぼくは往診が好きなんですよ」，「先週の日曜は病院に入院した患者さんと会ってきたんですけど……」など話のはしばしに，かかりつけ医としての患者との細やかな交流がみえる。

末期がん患者の在宅ケアにも積極的に取り組んでいる。患者に対して，「がんばれ」ではなく「一緒にがんばろう」という気持ちで接したいという院長。そう“一緒にがんばろう”が大事なんだと改めて実感した。　（立花亜希子）

【交通アクセス】
地下鉄中洲川端駅より徒歩２分。
西鉄バス中洲バス停より徒歩１分。

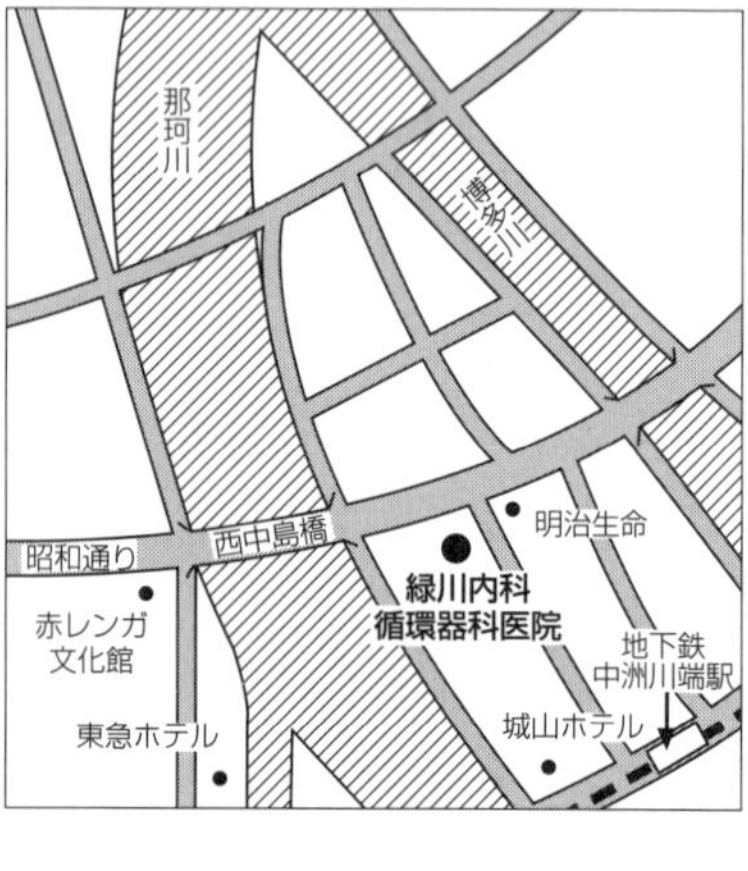

国立療養所

南福岡病院

院長　西間《にしま》　三馨《さんけい》（59歳）

住所　〒811-1351 福岡市南区屋形原４-39-１

TEL 092(565)5534(代表)　FAX 092(566)0702

【診療科目】内科・小児神経科・心療内科・呼吸器科・外科・小児科・耳鼻咽喉科・放射線科・アレルギー科・リウマチ科・皮膚科・歯科・リハビリテーション科

【診療受付時間】内科・呼吸器科・外科・アレルギー科・心療内科・皮膚科・リウマチ科　8：30～10：30

小児科　8：30～10：30，13：00～15：00／他の科は要予約

【休診日】土・日・祝日（ただし，急患はこの限りではない）

【往診・訪問看護】有り　※診療を受けている呼吸器疾患の患者が主な対象（詳しくは，在宅医療室まで）

【STAFF】常勤医師28名／レジデント７名／非常勤医師５名／看護職員247名／その他16名（理学療法士３・作業療法士１・心理療法士１・保育士７・指導員４）

【病床数（個室料）】418床

内訳：個室20床（うち９床は有料）／２人室42床／４人室76床／６人室180床／その他100床

【自由度】

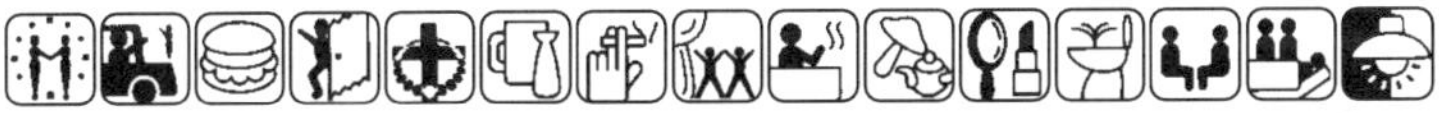

呼吸器疾患治療に実績を誇る

福岡市の中心街から南西約10kmの郊外に位置し，閑静な住宅街のなかにある。

呼吸器，アレルギー，免疫疾患に力が注がれており，特に小児科は長い伝統と実績を誇っている。小児アレルギー外来（気管支喘息・アトピー性皮膚炎など）には，連日遠方から訪れた親子連れが長蛇の列を作っている。また，重症心身障害児（者）病棟も併設されているこの病院は，福岡市立の養護学校が隣接し，入

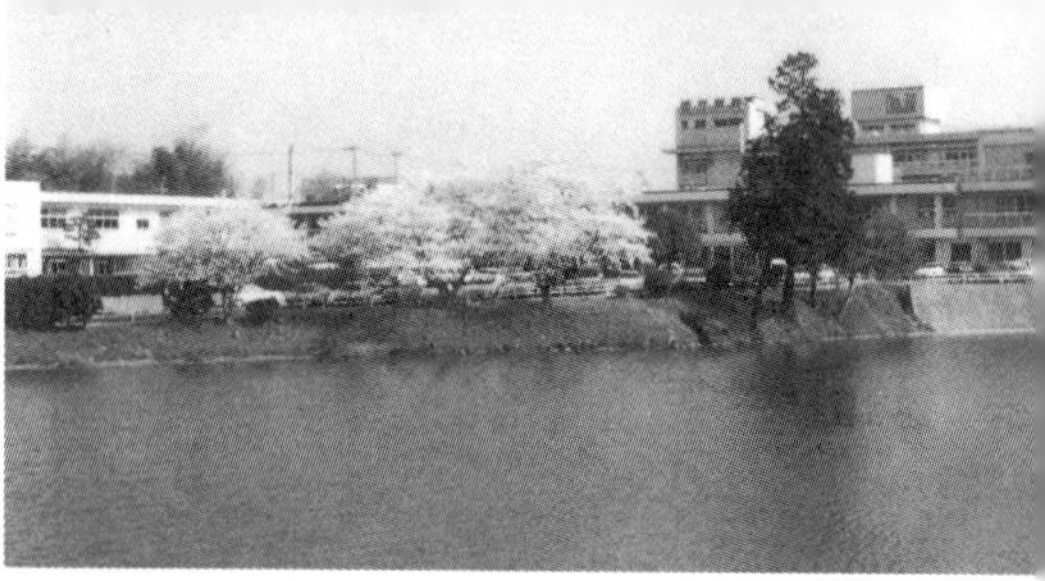

院治療しながらの通学が可能。喘息児の水泳による水治療や，アレルギー教室などさまざまな取り組みもなされている。呼吸不全患者も多く在宅酸素療法を受けている患者数は200～250名となっている。

がんに限って言えば，入院しているがん患者の多くが肺がん。その手術，治療，早期発見においては高水準。入院におけるターミナルケアはまだ確立されていないが，肺がん末期の在宅ケアは，往診の対象患者を呼吸器疾患に限っていることからも充実したケアが期待できる。

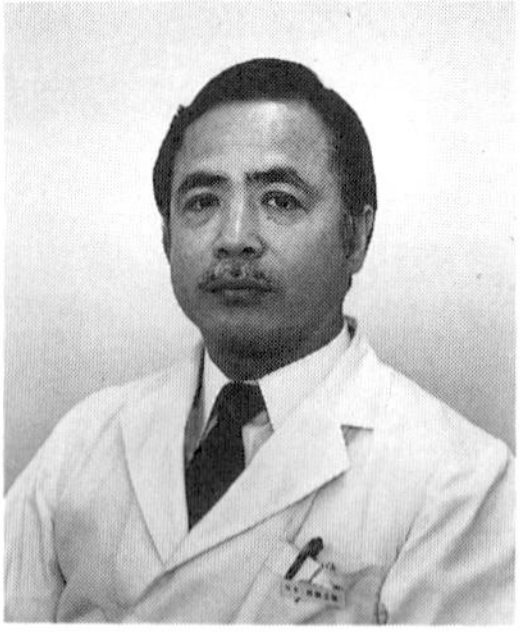
西間三馨院長

【感想】

超多忙なスケジュールをこなす西間院長に，15分だけ時間をいただいた。南国系の雰囲気を漂わせた魅力的な人物。

「今の国立病院の体制，方針では，充分な緩和ケアは物理的に無理です」と率直に答えてくれた。そして今後国立病院でハードとソフト共に充実した緩和ケアが提供できるようになるのは，10年後位だろうとも付け加えた。院長もまた，最後は在宅で過ごすのがベストと考えている一人。それには，社会的，経済的，人間的フォローアップが不可欠であるという。特に人間的援助，つまり家族の愛が最も重要な問題，「自宅で幸せに死にたいと思うならば，普段の生活から家族のあり方を考えておくべきだ」とも話していた。

末期がんという観点では，大きな収穫は得られなかったとしても，何かを期待させる，そんな病院であることは確か。15分という約束の取材が，40分になってしまったのは，ついつい話が弾み，私に時間を忘れさせた院長のせいである。（立花亜希子）

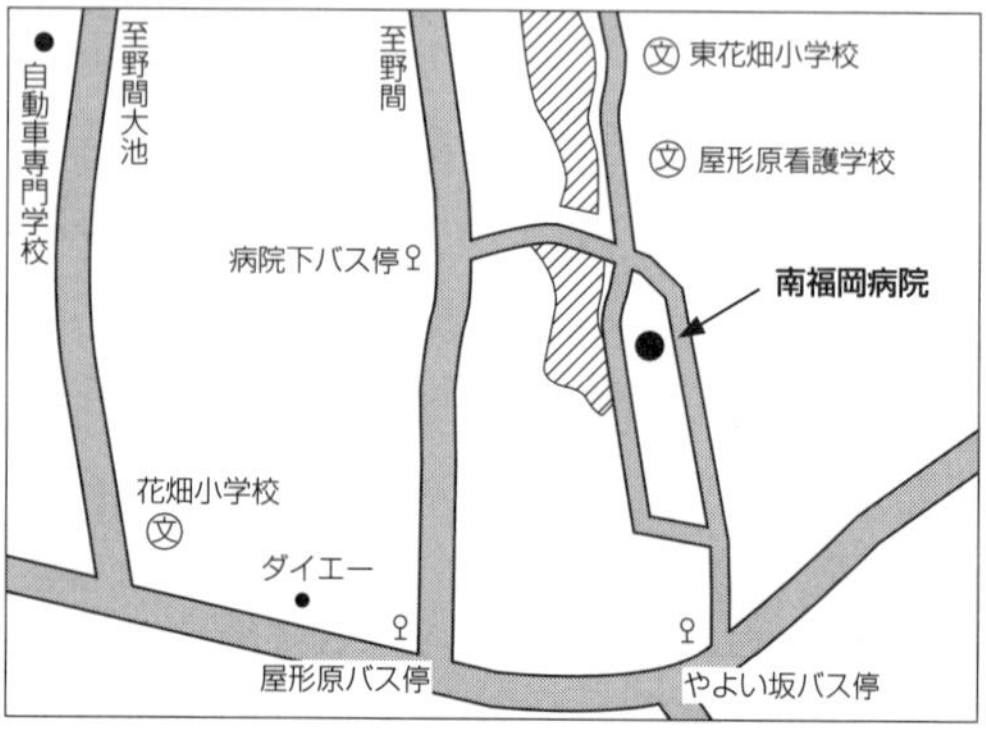

【交通アクセス】

西鉄大牟田線高宮駅より車で10分
西鉄バス屋形原バス停より徒歩５分。
病院下バス停より徒歩５分。

大岩外科医院

院長　大岩　俊夫（71歳）
住所　〒811-3112 福岡県古賀市花見東
TEL 092(942)6231　FAX 092(943)2530
【診療科目】外科・胃腸科
【診療時間】月～金　8：30～17：00／土　8：30～12：00
【休診日】日・祝日
【往診】有り
【STAFF】常勤医師２名／非常勤医師１名／看護職員10名
【病床数（個室料）】16床　内訳：個室10床（無料）／３人室６床
【自由度】

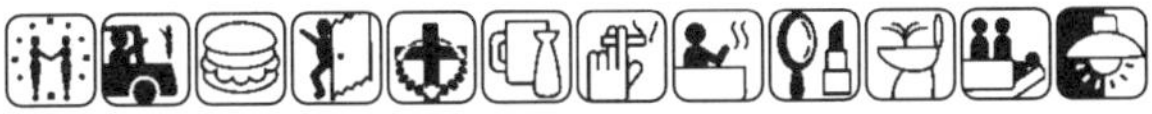

真剣な治療と思いやり

西鉄宮地嶽線花見駅から徒歩５分，住宅地のなかにある緑色のモダンな建物。開業して38年，主に胃がんと大腸がんの治療に取り組んできた。「自分の受け持った患者は，最後まで責任を持って診る」と，入院はもちろん往診も可能。がんについての豊富なデータと臨床経験により，痛みのコントロールも熱心に研究している。

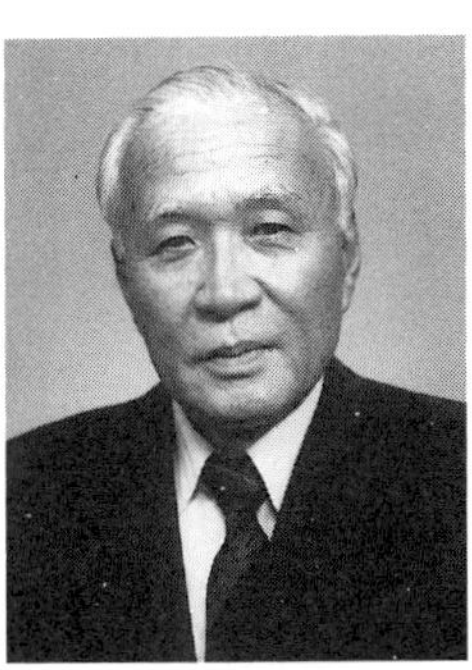

大岩俊夫院長

病室には付き添い用のベッドがあり，設備面にも細やかな配慮がなされている。がんのあらゆるノウハウが詰まっているといった感じの大岩外科医院。力強い頼れるお医者さまをお探しの方に，おすすめ。特にご年配の方は，安心して任せられそう。

【感想】

大岩院長は一見厳格そうに見えるが，話してみるととても優しく情熱的。がんについて熱心に取り組んでいる

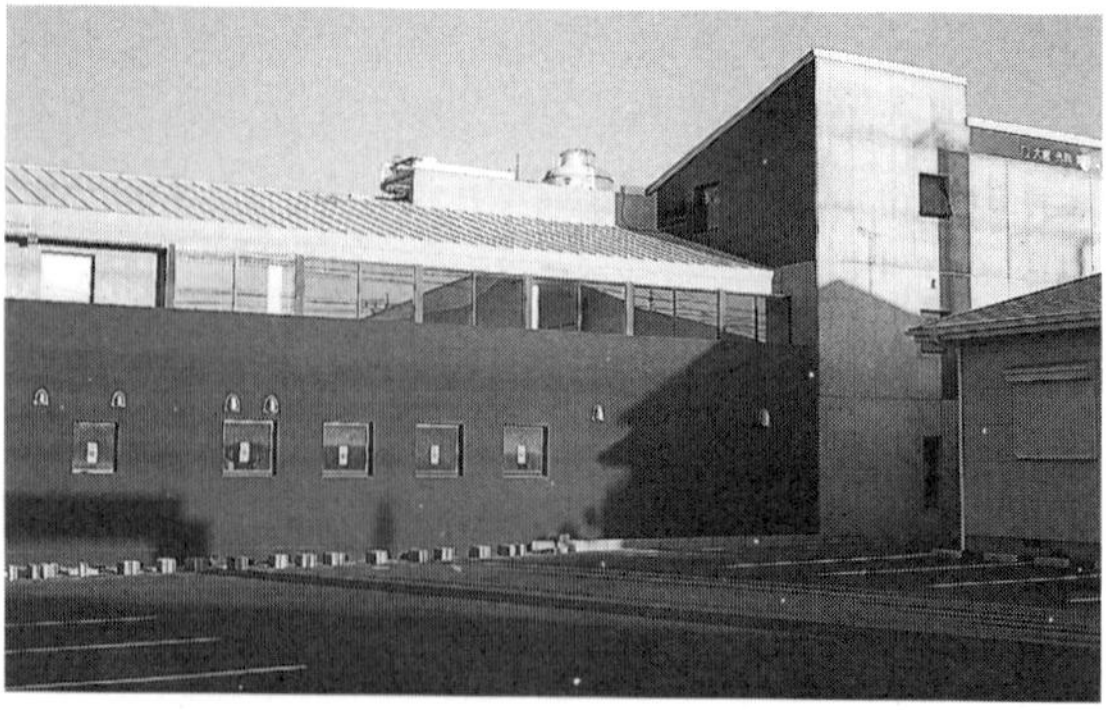

姿が印象的だった。精神的ケアに関して「死の問題は非常に難しい」と言いながらも，「若い頃は，死にゆく人の気持ちが理解できず，私の言葉も患者さんの心に届いていなかったように思う。自分も歳を重ねてきて，真剣に死と向かい合うことができるようになった気がする。ただひたすら患者の言葉に耳を傾ける……それが精神的ケアにつながるのでは」と話していた。

告知については，「真剣な治療の態度と患者さんへの思いやりがすべてです」と語った。院長はアンケートに「真剣」という言葉と「自然」という言葉を何度か利用している。ここからも院長の患者に対する接し方が推測できる。経験のなせる業というべきであろう。

（大黒　剛）

【交通アクセス】

西鉄宮地嶽線花見駅より徒歩５分

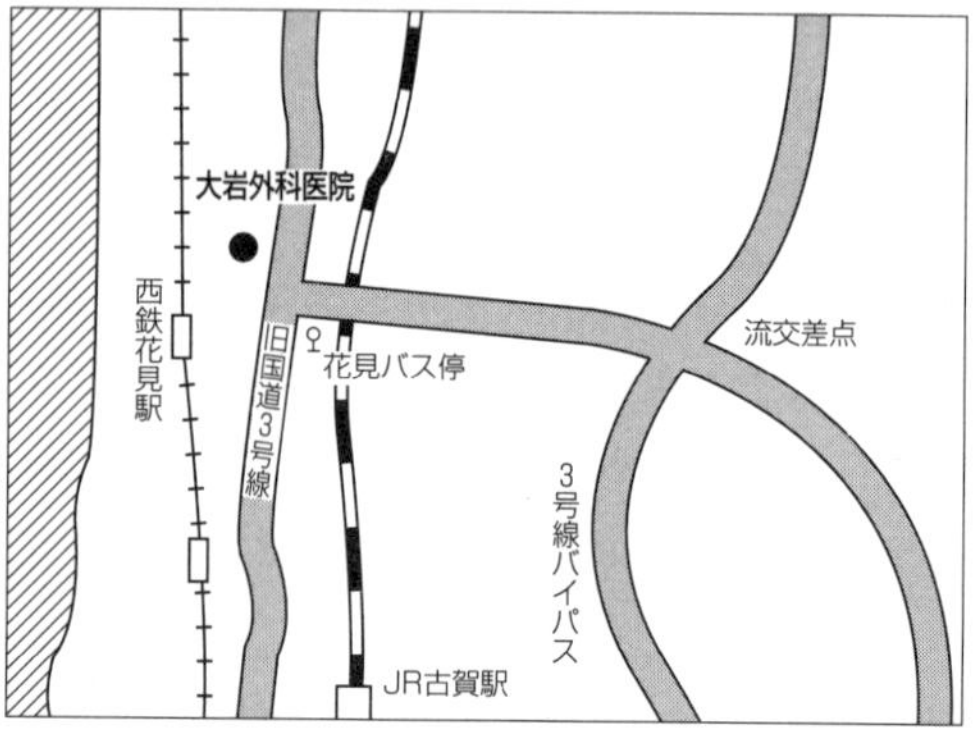

宗像水光会総合病院

院長　津留　水城（74歳）
住所　〠811-3298 福岡県宗像郡福間町上西郷341-1
TEL 0940(34)3111　FAX 0940(43)5981
●在宅看護支援センター　TEL 0940(43)0044
●訪問看護ステーション　TEL 0940(34)3133
ホームページ　http://www.suikokai.or.jp

【診療科目】外科・放射線科・形成外科・皮膚科・呼吸器科・整形外科・消化器科・小児科・泌尿器科・脳神経外科・リハビリテーション科・耳鼻咽喉科・心臓血管外科・麻酔科・循環器科・眼科・肛門科・内科・産婦人科・リウマチ科

【診療時間】月～土　9:00～12:30，13:30～17:30

【休診日】日・祝日（ただし，急患はこの限りではない）

【往診】有り

【STAFF】常勤医師31名／非常勤医師18名／看護職員217名／その他149名（ソーシャルワーカー6・理学療法士23・作業療法士13・言語聴覚士4等）

【病床数（個室料）】300床
内訳：個室66床（うち56床2,500～10,000円）／2人室12床（2,500円）／3人室6床（1,000円）／4人室216床（うち76床1,000円）

【自由度】

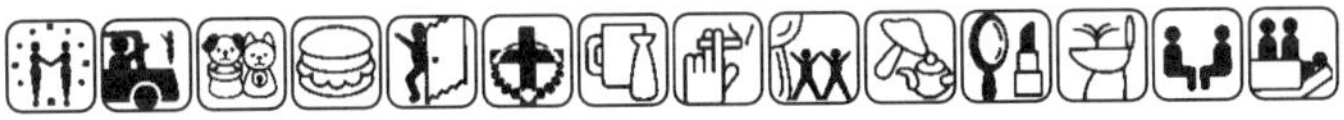

医療者がチームを組んで患者のQOLを高める

日本でアメリカ的在宅ホスピスを探すのは難しい……と思っていた矢先に訪れたのがこの病院。“緩和ケア”や“在宅ホスピス”という看板は見当たらないものの，中で行われている終末期医療とその体制は，アメリカ型在宅ホスピスのシステムに近いものがある。それは医療者側が一つのチームを組んで患者のＱＯＬ＝クオリティー・オブ・ライフ（生活の質・生命の質）を高めること。ここではソーシャルワーカー・看護師・医師が協力して，肉体的ケアから精神的ケアまで

みてくれる。

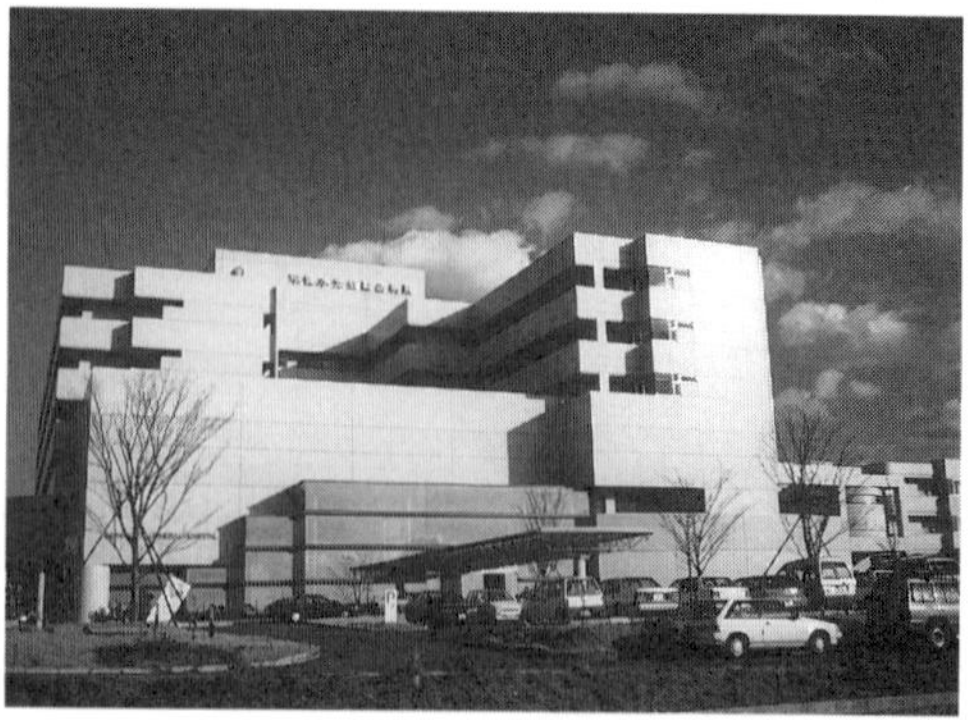

さらに，在宅介護支援センター及び訪問看護ステーションが併設されており，24時間体制での在宅看護が行われている。在宅介護に関する相談窓口も同様で，心配事や不安があればいつでも連絡が取れるようになっている。

【感想】

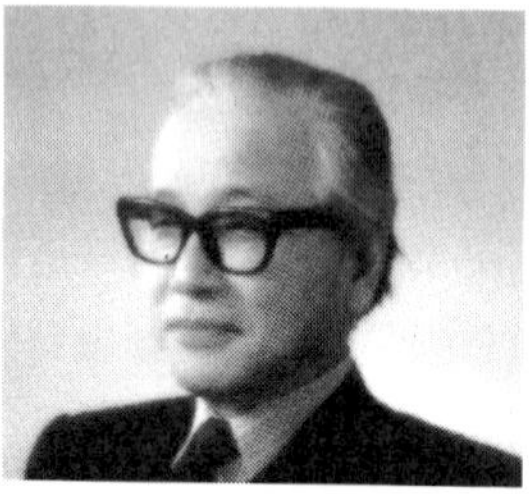

津留水城院長

「今からの医療の担い手は，横並びでないといけません」。津留院長の考え方は明確であり，実践されていた。水光会病院の医師と看護師の連携は良好。痛みのコントロールに関しては，医師だけでなく看護師も積極的に勉強しているという。入院については患者への対応も比較的自由であり，快適に過ごせそう。

「患者中心。生命の質を高めるために」という津留院長は，将来的に緩和ケア病棟のことも考えており，末期医療について今後も勉強を重ねていくという。在宅ケアでは，患者のニーズに応えることが大切だとも話していた。

在宅ホスピスを希望される宗像近辺の方，ぜひ一度相談してみてほしい。

（大黒　剛）

【交通アクセス】

ＪＲ鹿児島本線福間駅より車で10分

ＪＲバス宗像水光会総合病院前バス停下車。

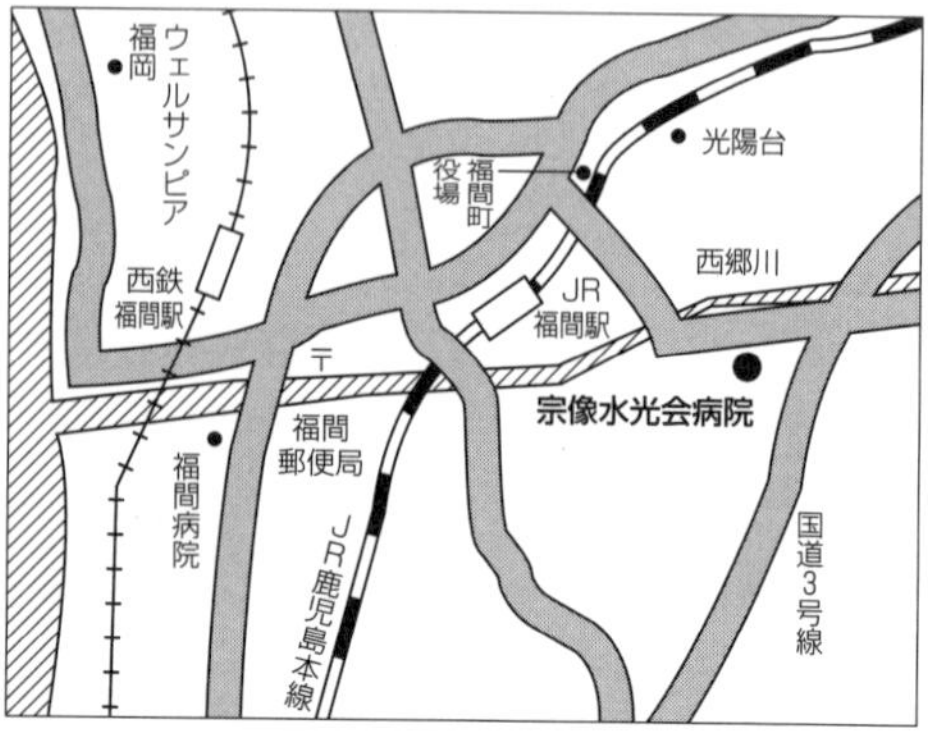

社会保険

小倉記念病院

院長　伴　　敏彦（67歳）

住所　〒802-8555 福岡県北九州市小倉北区貴船町１-１

TEL 093(921)2231　FAX 093(921)8497

ホームページ　http://www.kokurakinen.or.jp

【診療科目】内科・循環器科・消化器科・神経内科・精神科・小児科・皮膚科・外科・心臓血管外科・整形外科・脳神経外科・形成外科・泌尿器科・婦人科・眼科・耳鼻咽喉科・麻酔科・放射線科（心臓病センター・消化器病センター・脳神経センター・健康管理センター設置）

【外来診療時間】月～金　9：00～17：00

【外来受付時間】新患受付８：30～11：00／再来受付８：30～11：30

【休診日】土・日・祝日

【STAFF】常勤医師124名／看護職員505名／その他（ソーシャルワーカー・理学療法士）

【病床数（個室料）】658床

内訳：個室31床（3,000～15,000円）／２人室84床／４人室４床／６人室468床／その他71床

【自由度】

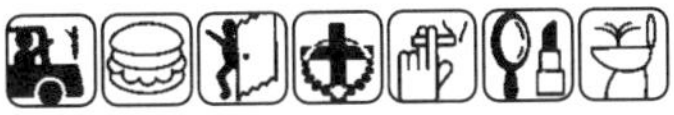

全患者さんに理想とするケアを行う

北九州市でも古い歴史をもつ病院の一つ。大正５（1916）年に設立された小倉記念病院の「記念」は，大正天皇の即位を記念して付けられたという。以前は私立病院であったが，現在は朝日新聞厚生文化事業団の経営する社会保険病院で，適正な保険診療を行うための病院と位置付けられている。

がん患者に対しては，あくまでも入院治療が必要な患者が対象であり，往診はしていない。ソーシャルワーカーが，不安や悩みを一緒に考えてくれる医療相談室はもちろん，通院患者を対象とする看護指導・相談室も設けられている。正面

玄関のすぐそばには“ご意見箱”が設置され，患者の声が届きやすいようにとの配慮もなされている。

駐車場は400m 離れた所にあるが，約10分おきにマイクロバスが病院間を往復している。

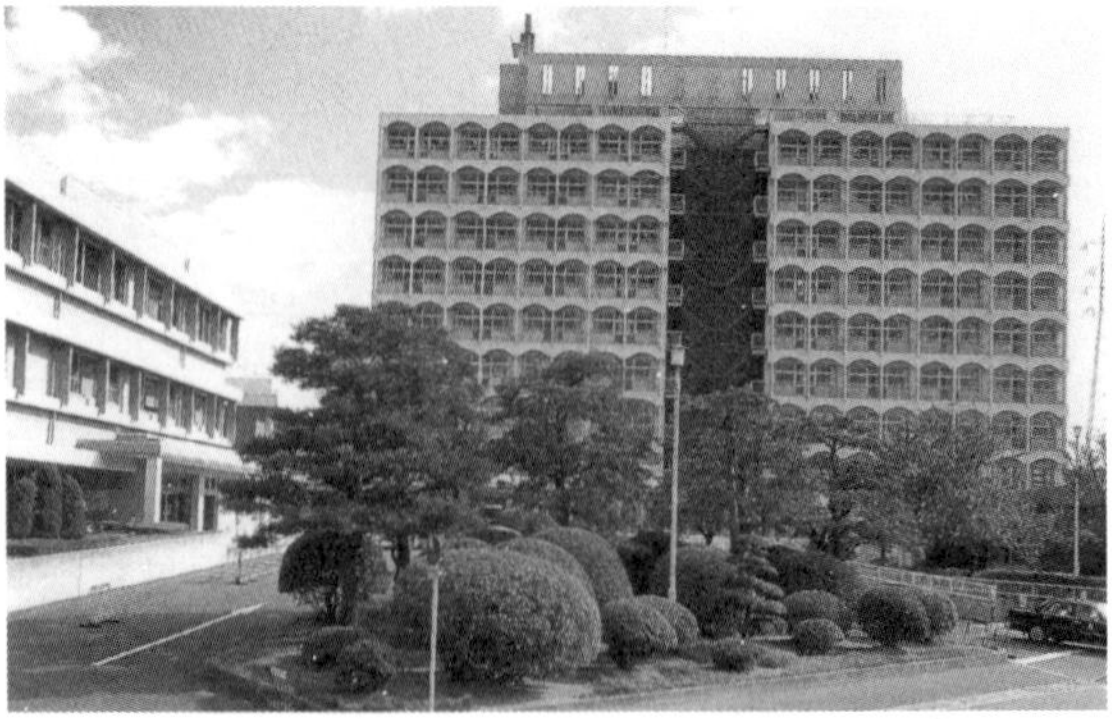

【感想】

この病院で亡くなっている患者は，年間450人。その半数ががん患者という。だからというわけではないが，「がんを特別扱いはしない」と内科部長の加藤医師は，淡々と答えた。決してがん医療をおろそかにしているのではない。あたりまえの医療は，すべての病気にあてはまるからなのだ。現にがん疼痛マニュアルを病院独自で作るなど，積極的なところも見える。

インフォームド・コンセントについても，がん患者のみならずすべての患者に行うことを医療の基本としてとらえている。

今後も往診は行わないという理由は，地域の病院と役割を分担し，地域医療のネットワークを確立させ発展させていくことにあるという。

どの病院でも同じケアを受けられるべきと主張していた加藤医師の「全患者さんに，理想とするケアができなければ意味がない」，「生きていく上で病院を上手く利用してほしい」という言葉が印象に残った。

さらに朗報がある。ターミナルの精神的ケアに驚く，本書Ｉ部の“心のなぐさめ”等を執筆いただいた三木浩司医師が，精神科主任部長として精力的に診療にあたっている。さらに充実したケアが期待できそうだ。(I - P. 150，P. 140)（立花亜希子）

【交通アクセス】

ＪＲ鹿児島本線南小倉駅より徒歩10分

西鉄バス貴船町バス停より徒歩５分。

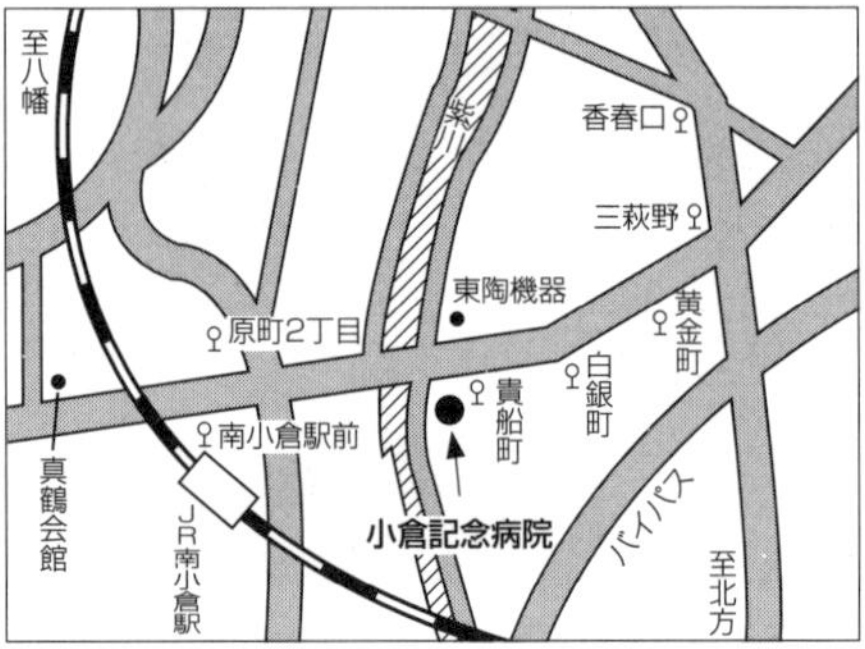

医療法人敬愛会

新《しん》田《でん》原《ばる》聖《せい》母《ほ》病《びょう》院《いん》

院長　大北　泰夫（56歳）

住所　〒824-0025 福岡県行橋市東徳永382

TEL 0930(23)1006　FAX 0930(22)5682

●新田原訪問看護ステーション　TEL 0930(23)1006

【診療科目】内科・循環器科・呼吸器科・消化器科・神経内科・リハビリテーション科

【診療時間】月～金　9：00～12：00，14：00～17：00／土　9：00～12：00

【休診日】日・祝日，8月15日，12月30日～1月3日

【往診・訪問看護】有り

【STAFF】常勤医師6名／非常勤医師8名／看護職員50名／その他56名（ソーシャルワーカー1・理学療法士2・パストラルケア1等）

【病床数（個室料）】106床

内訳：個室9床（3,150～5,250円）／2人室18床（1,050～1,575円）／3人室6床／4人室68床／5人室5床

【自由度】

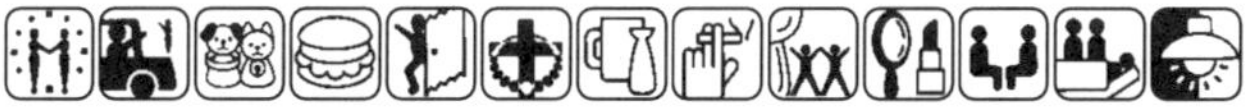

最も小さな者のために，最も弱い者のために

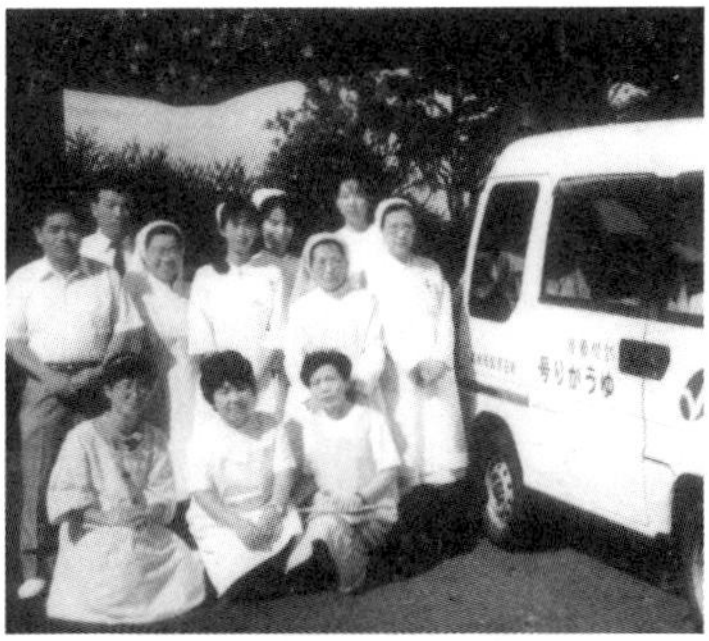

新田原訪問看護ステーションのスタッフ

昭和10（1935）年，開墾のために五島から移り住んだキリシタンの子孫やその子供たちのために，ブルトン司教によって創設されたカトリック系の病院で，結核治療と福祉医療を担ってきた。平成6年に経営母体が修道会から医療法人に代わったが，「最も小さな者のために，最も弱い者のために」というキリスト教の精神は変わらないという。

循環器・呼吸器系の患者が多く，在宅ケア

に力を入れている。訪問看護ステーションも併設され，在宅酸素療法ができる。

患者の中には近隣の信者も多いが，末期患者への宗教を問わない精神的な援助が行われている。

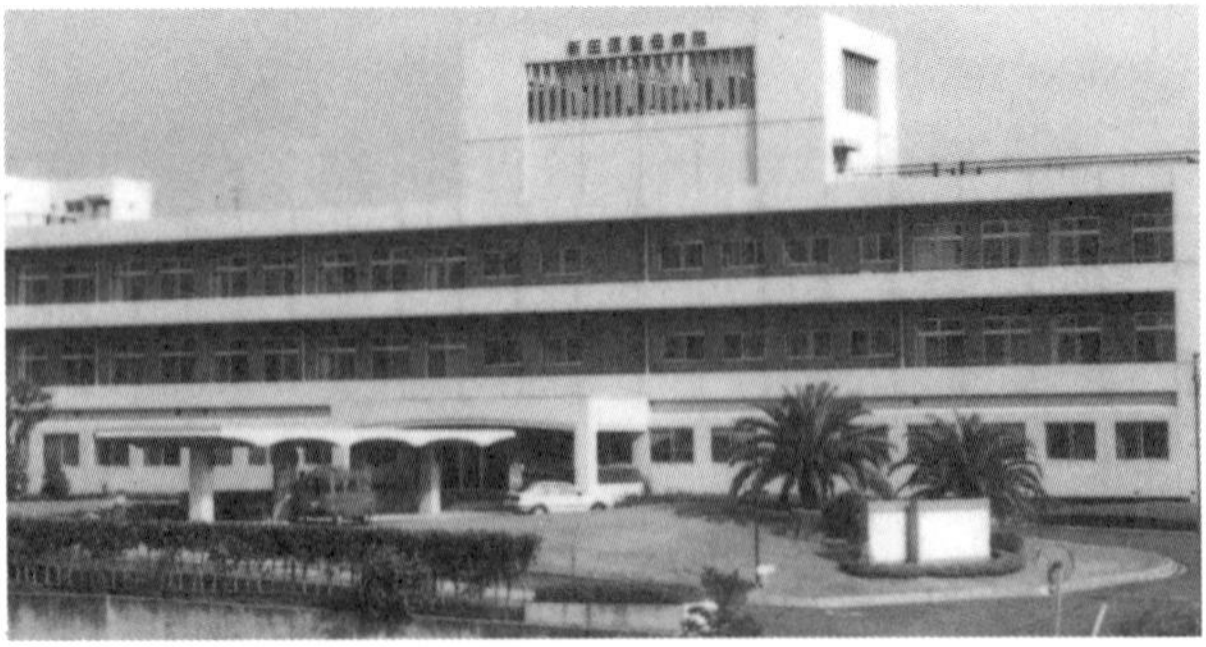

【感想】

医師の亀崎善江シスターに話をうかがった。「私たちはホスピスマインドはもっているつもりですが，なにしろ一般病棟でのケアでしょう。なかなか充分なお世話ができていないのが現状です。現状ではホスピスケアの体制が構造的に整っているとは言えません」と謙虚な答え。

しかし在宅ケアには力を入れていて，自宅での最後を望む患者には近くの矢津内科消化器科クリニック（II-P. 104）などと協力して，在宅ホスピスの手伝いをしている。がんや循環器疾患の患者だけでなく，難病の患者さんも受け入れているということだ。

亀崎シスターは，横須賀で長く勤務したのち東京の山谷地区でも活動したことがある。毎年，数人のボランティアたちと一緒にフィリピンや東ティモールへの医療奉仕を続けている。

（波多江伸子）

【交通アクセス】

ＪＲ日豊本線新田原駅よりタクシーで５分，徒歩15分。

西鉄バス新田原駐在所前バス停より徒歩10分。

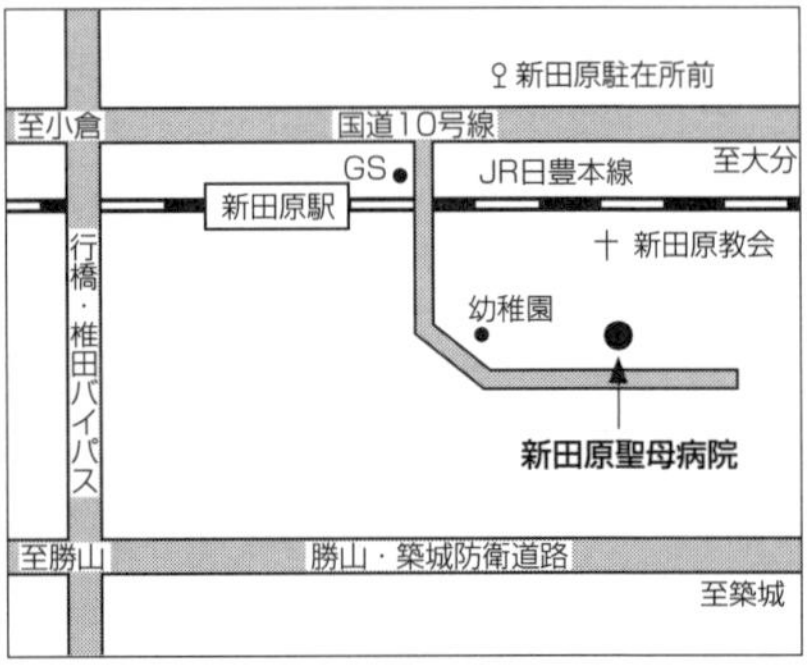

医療法人

矢津内科消化器科クリニック

院長　矢津　　剛（45歳）

住所　〶824-0001 福岡県行橋市行事７-19-６

TEL・FAX 0930(22)2524

●訪問看護ステーション，在宅介護支援サービス併設

ホームページ　http://home9.highway.ne.jp/hospice（北部九州ホスピスケアの会）

E-メール　yazz@orange.ocn.ne.jp

【診療科目】内科・消化器科

【診療時間】月・火・水・金・土　9:00～12:00，15:00～18:00
(13:00～15:00は検査・往診)

【休診日】木・日・祝日

【往診・訪問看護】有り（訪問診療は，月・水・土　13:00～16:00)

【STAFF】常勤医師２名／非常勤医師３名／看護職員５名／その他（作業療法士１）

【病床数（個室料）】５床

内訳：個室１床／２人室４床

・・・・・・・・・・・・・・・・・・・・・・・・・・・・・・・・・・・・

患者のQOL向上を目指す

納得のいく説明と丁寧な指導を行い，患者の同意のもとで治療を進めることを基本としている。大病院には難しい患者本位のきめ細かい医療を提供し，地域に愛される病院を目指す。

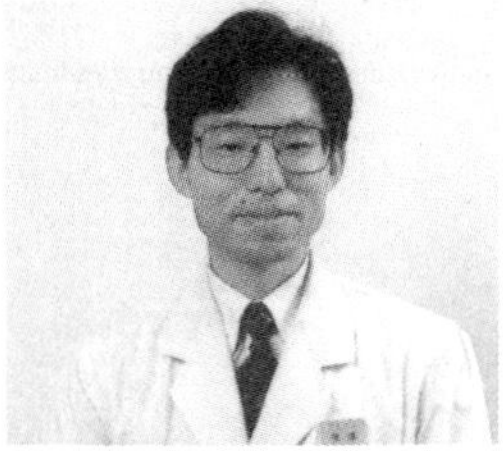

矢津剛院長

院長の掲げる８つの信条の内容をみていくと，まずインフォームド・コンセント，患者のライフスタイルの尊重，最低限の検査で診断し過剰な投薬をしない，くつろいだ雰囲気で診療し，ホームドクターとしての責任をもつ。さらにがんの早期発見と在宅医療の推進とある。

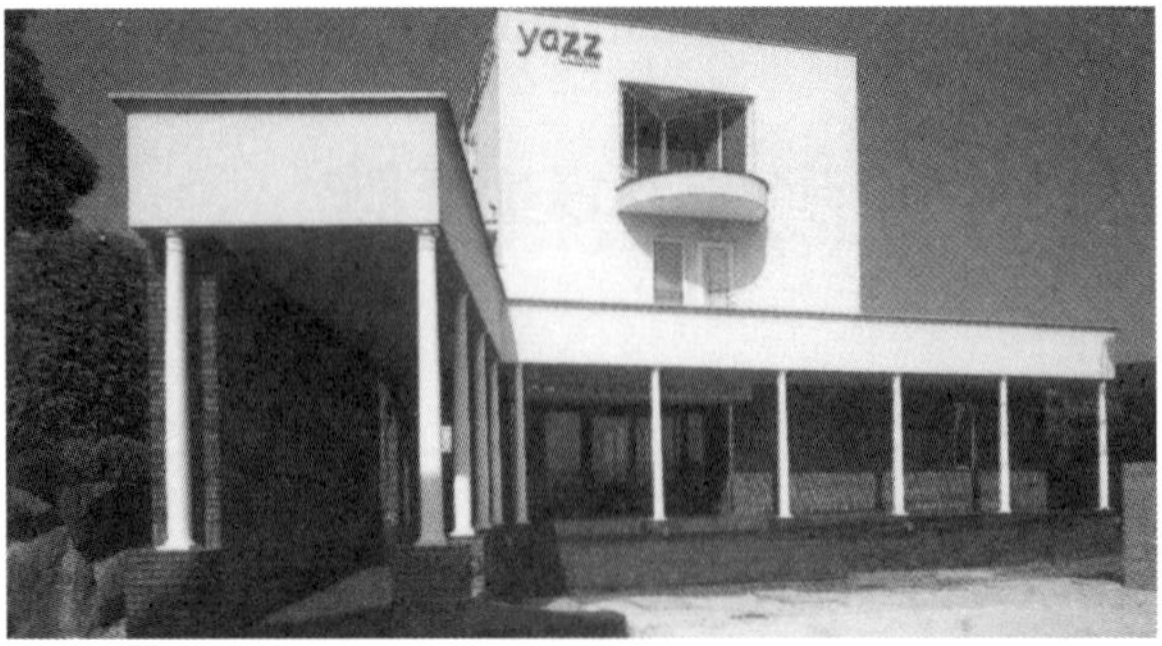

５床あるベッドは，1～３日程度の検査入院やポリープ手術等の短期入院が対象。「北部九州ホスピスケアの会」の世話人でもある院長は，がんの末期医療にも精力的に取り組み，特に往診には力を入れている。また，クリニックのホールでは患者や地域の人々を招き，定期的にコンサートや展覧会を催すなど地域のコミュニティセンターとしての役割も担っている。

【感想】

近所にこんな先生がいてくれたら……（院長が40代だからというわけではないが）。「あくまでも，医療の中心は患者自身」と矢津院長は淡々と，そしてあたりまえのように話してくれた。終末期のあり方を医師がどのように考えているかは，患者側にとって気になるところ。矢津院長からは，理想的ともいえる回答を聞くことができた。

しかし，告知や在宅ケアに関する現実の難しさも忘れてはいない。今後，ますます在宅ケアが充実していくのではないかと期待がふくらむ。

また，在宅あるいは施設でのホスピスケアに，専門職やボランティアの存在は不可欠とその必要性を強く認め，矢津院長が中心となって「ホスピスボランティア講座」を定期的に開いている（「北部九州ホスピスケアの会」主催）。講座のなかには音楽療法や園芸療法なども含まれており，“癒し”についても熱心に研究しているようす。患者のQOL向上を目指し努力を惜しまない医師である。 （立花亜希子）

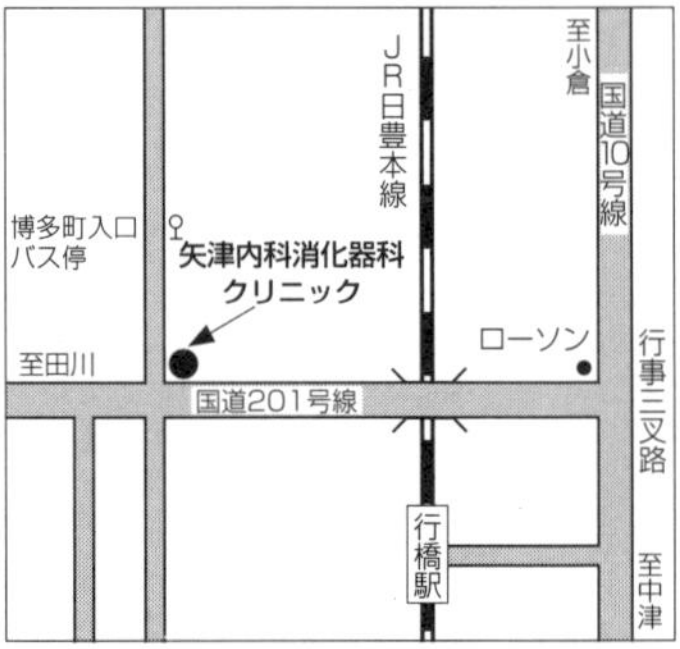

【交通アクセス】

ＪＲ行橋駅より車で５分，徒歩15分。

愛《あい》康《こう》内科医院

院長　石井　文理《ふみまさ》（51歳）

住所　〠830-0051 福岡県久留米市南１-27-28

TEL 0942(21)5556　FAX 0942(21)5690

ホームページ　http://www.kisc.co.jp/jh6ibm

E-メール　jh6ibm@kurume.ktarn.or.jp

【診療科目】内科・小児科・消化器科・循環器科・リハビリテーション科

【診療時間】月・火・木・金　9：00～12：30，14：00～18：00

　　　　　　水・土　9：00～12：30

【休診日】日・祝日（ただし，急患はこの限りではない）

【往診】有り

【STAFF】常勤医師１名／看護師８名

【病床数（個室料）】11床　内訳：個室３床（10,000円）／２人室８床（5,000円）

【自由度】

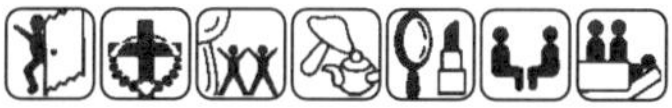

人体の自然治癒力を引き出す自然療法

12年前に開院したこの医院では，人のもっている自然治癒力を最大限に引き出すために，食餌療法と運動療法を中心とした独特の自然療法が行われている。体質を改善し，生活習慣病を予防したり根本的に治療したりするために，ここでは，建物にもヤシガラ活性炭を敷きつめ，水も深い地下水を使用するという徹底したこだわりようである。敷地内には，石井文理院長が耕す無農薬畑があり，青汁の材料が栽培されている。総ひのき作りの広い浴室での温冷浴は森林浴の効果もあるとか。過食・美食をやめ，腸内の古い便を取るために食事制限と浣腸を行い，規制正しい生活をしているうちに，身体の中からきれいになるという。

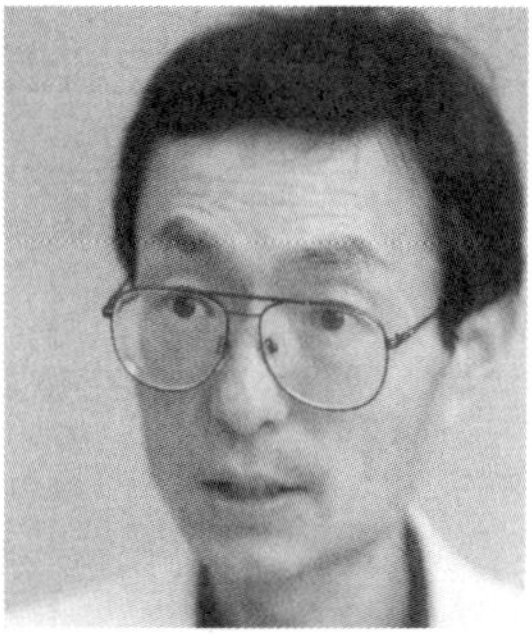

石井文理院長

がん体験者で再発や転移を予防するために体質改善を望んで入院する人は多い。西洋医学に東洋医学や西式医学，民間療法などを取り入れ，総合的に健康とは何かを追求している。

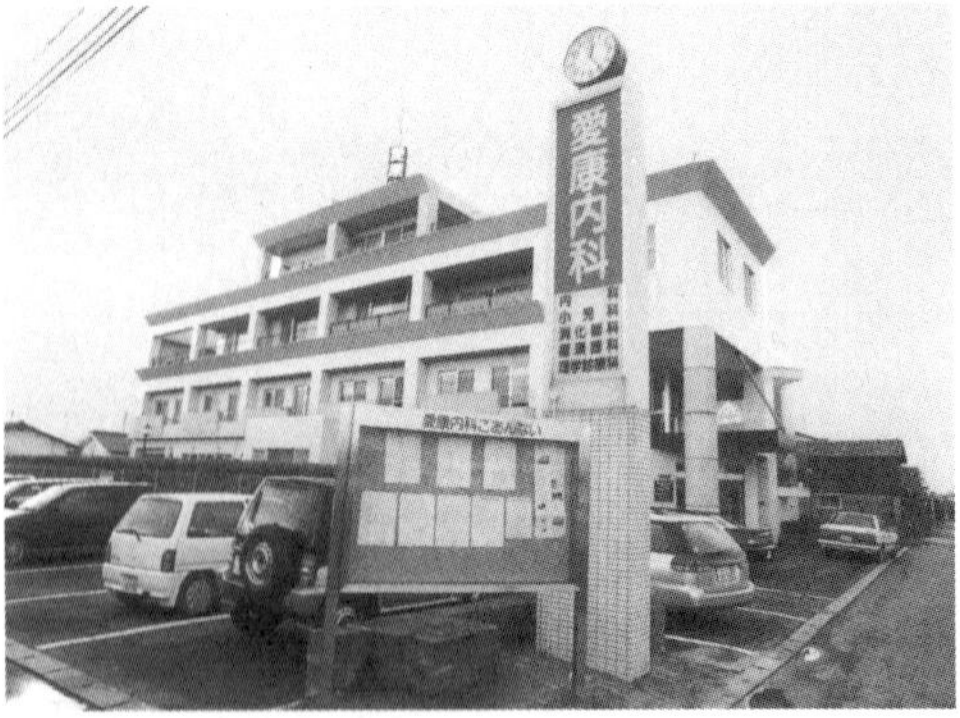

【感想】

石井文理院長に話をうかがい，医院内を案内していただいた。ヤシガラ活性炭を敷きつめた院内は，空気が不思議に柔らかく病院臭がない。厨房には，玄米を挽く石臼があったり，ベッドは板張りに薄い蒲団。静かな雰囲気。どこをとっても一般の病院とは違う。

院長自身が若い頃虚弱体質に悩み，自然療法で救われた経験をもつ。「うちの子どもたちは，助産婦さんと一緒に西式の分娩法で私がとりあげました。元気過ぎるほど元気に育っていますよ」。ひたむきに誠実に，信念に従った生き方である。

末期がん患者が，ホスピスや自宅でのようにここで自由に気儘に過ごすことは，生活療法という診療方針上難しい。しかし浣腸で痛みを軽減することはできそうだ，と院長は言う。東洋医学や自然療法に関心をもつがんの患者さんが，信頼して相談できそうな院長である。（波多江伸子）

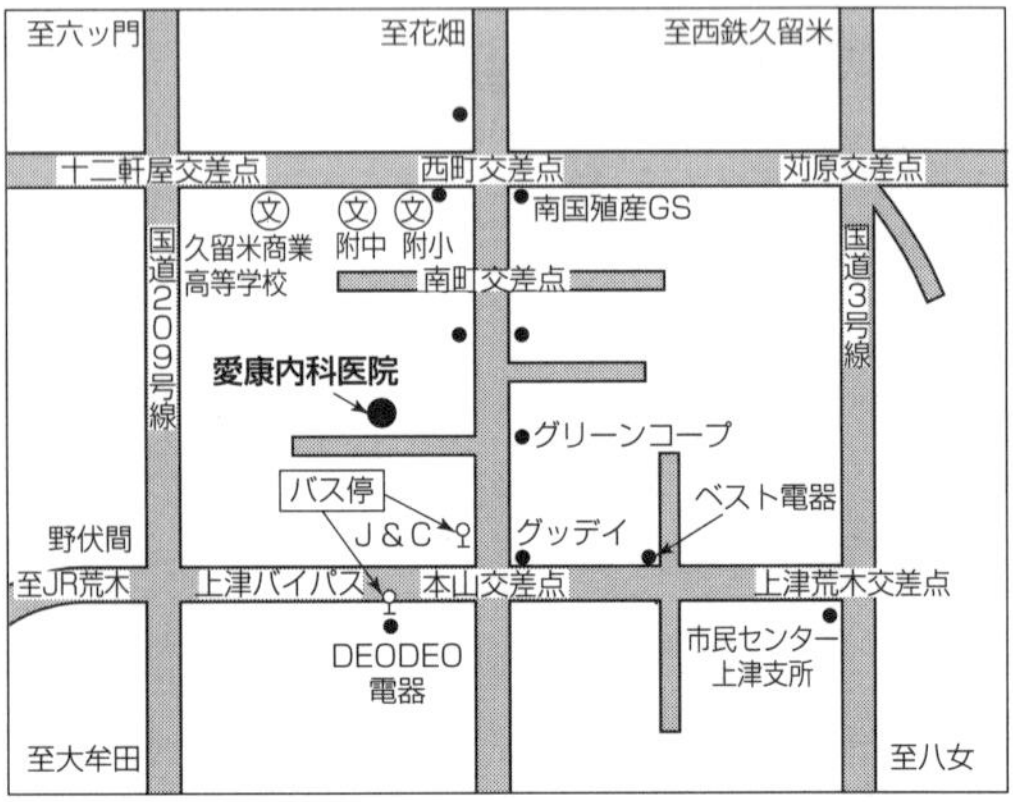

【交通アクセス】

西鉄大牟田線久留米駅より西鉄バス(51)(55)本山バス停より徒歩５分。

ＪＲ久留米駅より車で20分。

久留米インターより車で20分。

医療法人松風海

内藤病院

院長　内藤　壽則《ひさのり》（55歳）

住所　〒830-0038 福岡県久留米市西町1164-1

TEL 0942(32)1212　FAX 0942(37)0262

ホームページ　http://www.shoufukai.or.jp

E-メール　info@shoufukai.or.jp

【診療科目】胃腸科・肛門科・外科・循環器科・リハビリテーション科・放射線科・麻酔科・女性外来

【診療時間】月～金　9:00～12:30，14:30～17:30／土　9:30～12:30

【休診日】日・祝日（ただし，急患はこの限りではない）

【STAFF】常勤医師６名／非常勤医師８名／看護職員45名／その他95名（理学療法士等）

【病床数（個室料）】90床

内訳：個室11床（5,000～15,000円）／２人室８床／４人室20床／その他６床

【自由度】

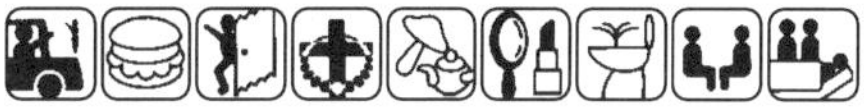

家族ぐるみでがんのケアを考える

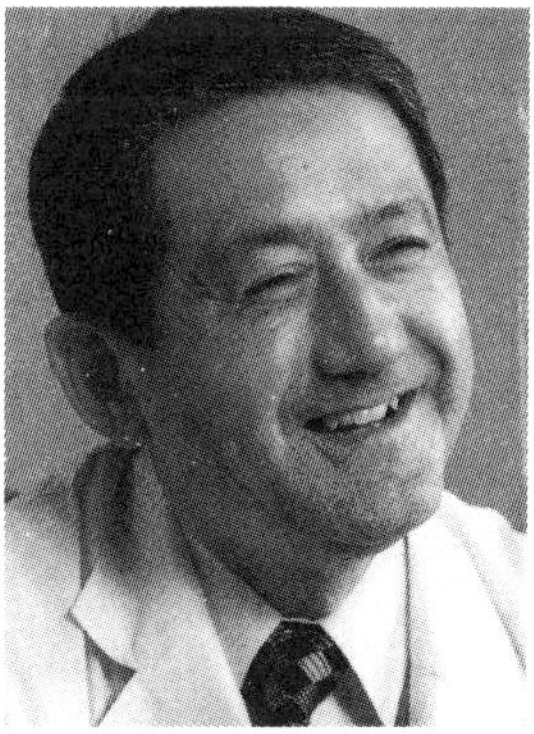

内藤壽則院長

西鉄大牟田線の久留米駅から，まっすぐ歩いて５分程。交通の便のよい場所だが意外に静かで，病院に隣接したプールでは運動療法が行われている。食事も家庭的で内容豊富。

林に囲まれた閑静な土地に患者と家族のためのユニークな施設がある。そこでは病気予防からホスピスケアまで，家族ぐるみの日常生活をしながら，教育とケアが行われている。

【感想】

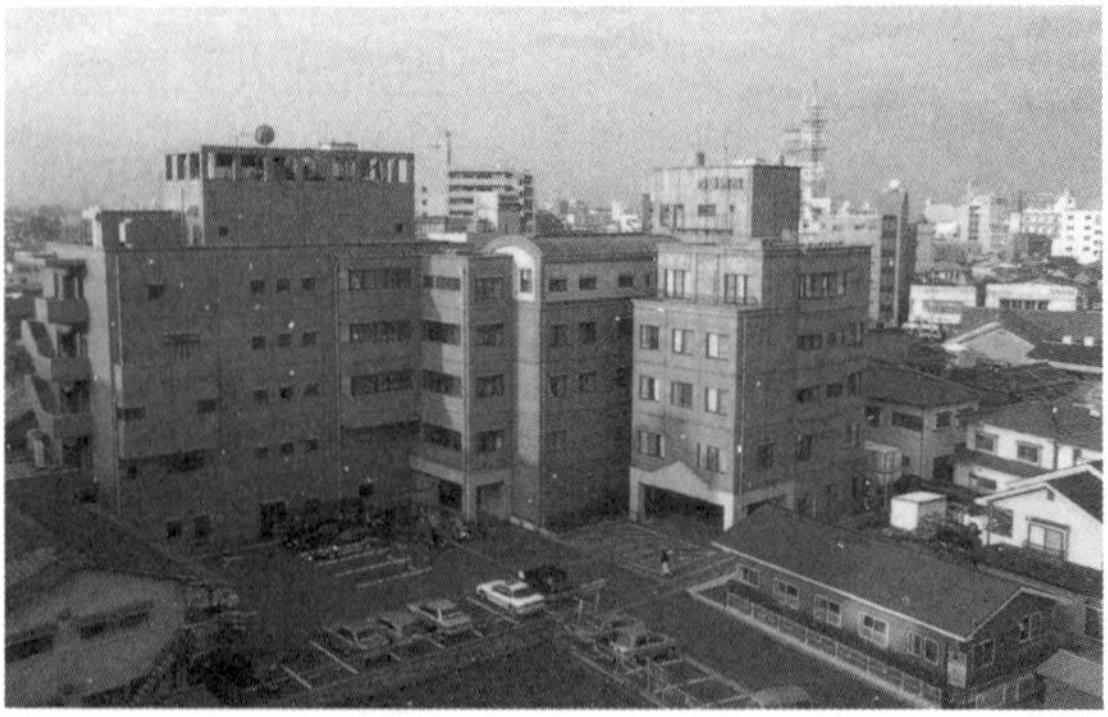

質問に答えてくれたのは，爽やかなスニーカー姿の林田繁副院長。医療の本質に関わる問題を穏やかに，しかし熱心に語ってくれた。林田医師は，がんの予防や再発防止の観点からも，患者だけでなく家族を一緒にケアする必要があるということで，独自の家族療法を行っている。

がん患者とその家族に「なぜがんにかかったのか」と考えてもらうことは，これまでの自分たちの生き方や生活習慣を変え，本人の再発予防と家族の第一次予防につながる。禁煙教育もそれに含まれる。

またがん患者に免疫温熱療法も行っている。ピシバニールやインターフェロンという薬を用いて発熱させ，高温に弱いがん細胞にダメージを与えるというもの。流感ほどの熱は出るが一時的で副作用もないので，口コミで伝わり希望する患者が増えているそうだ。腫瘍マーカーを診断に大いに活用している。（波多江伸子）

【交通アクセス】

西鉄大牟田線久留米駅より徒歩５分。

ＪＲ久留米駅より車で８分。

久留米インターより車で15分。

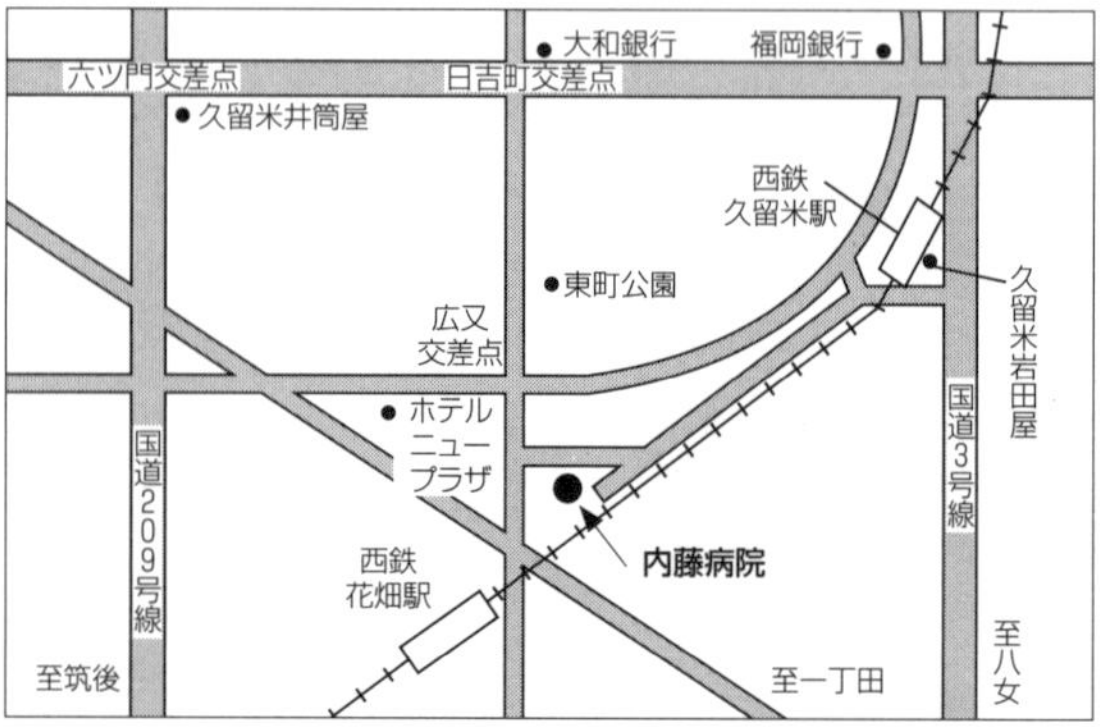

医療法人弘恵会

ヨコクラ病院

院長　横倉　義武（58歳）

住所　〠839-0295 福岡県三池郡高田町濃施394

TEL 0944(22)5811　FAX 0944(22)2045

●訪問看護ステーションすいせん　TEL 0944(22)5555

ホームページ　http://www.yokokura.or.jp

E-メール　joho@smile.ocn.ne.jp

【診療科目】内科・外科・脳神経外科・心臓血管外科・循環器科・整形外科・胃腸科・リハビリテーション科・心療内科・放射線科・肛門科・麻酔科

【診療時間】月～金　9：00～13：00，14：00～17：00／土曜 9：00～13：00

【休診日】日・祝日（ただし，急患はこの限りではない）

【往診・訪問看護】有り

【STAFF】常勤医師12名／非常勤医師40名／看護職員120名／その他20名（ソーシャルワーカー２・理学療法士７・作業療法士３・カウンセラー２等）

【病床数（個室料）】199床

内訳：個室18床（2,200～6,000円）／２人室42床／４人室36床／６人室36床／その他67床

【自由度】

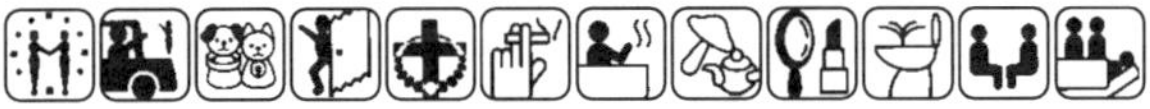

入院治療と在宅を組み合わせたトータルなケア

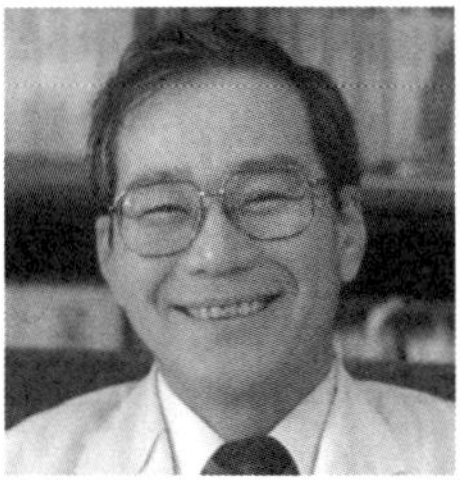

横倉義武院長

地元では救急病院として知られ，半世紀もの間，地域の医療リーダー的役割を担ってきた。病院の中に在宅の専門チームをもっているので，入院治療と在宅を組み合わせたトータルなケアが可能となる。「在宅介護教室」（現在，在宅介護を行っている家族や，在宅介護の経験者を集めて意見交換し，専門家の意見を取り入れながらよりよい在宅医療を考える）なども開かれ，家族への配

慮もうかがえる。

施設は改装されたばかりで，キレイ。今後，ますます在宅ケアを充実させ，施設との連携の中で「患者の立場にたった，患者のための病院づくり」を目指す。

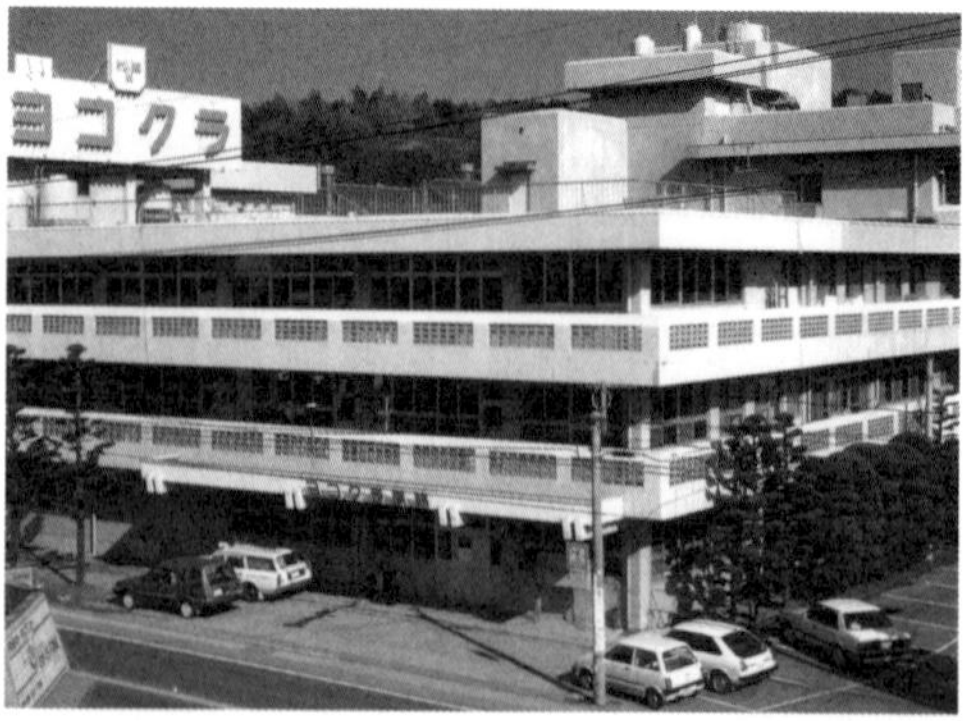

【感想】

往診を終えてきたばかりの院長は，にこやかにインタビューに答えてくれた。「患者の身になって」という言葉が，何度も会話のなかに出てきたのが印象的だった。人間ドックに使用している施設を末期がん患者のための緩和ケア施設にしたい……と，構想は尽きないようす。シャワー付きトイレも付いたばかり。「患者のための病院づくり」が，今後ますます楽しみだ。

どうやって良い病院を探したらいいのかという質問に，「医者の友達をもちなさい」という答えが返ってきた。地域で信頼のおけるホームドクターを見つけ，何でも相談できる友達のような医者をもつことだという。今までの威圧的な“お医者様”のイメージはどこかへいってしまった。素敵なホームドクターは，案外すぐ近くにいるのかもしれない。

（立花亜希子）

【交通アクセス】

ＪＲ鹿児島本線渡瀬駅より徒歩２分。
西鉄大牟田線 開《ひらき》 駅より徒歩10分。

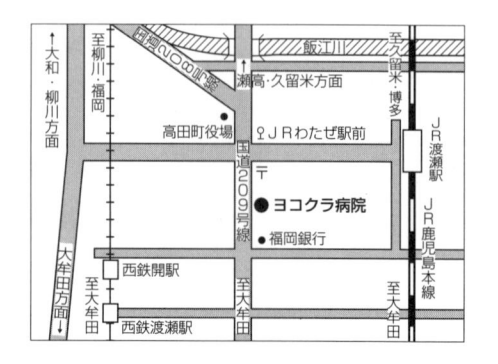

斎藤内科医院

院長　斎藤　博之（61歳）

住所　〶841-0035 佐賀県鳥栖市東町１-1058

TEL 0942(82)2016　FAX 0942(83)0833

●訪問看護ステーションふれあい（訪問入浴サービス等）　TEL 0942(85)1441

【診療科目】内科

【診療時間】月・火・水・金　8:30～12:30，15:30～18:00
　　　　　　木・土　8:30～12:30

【休診日】日・祝日

【往診・訪問看護】有り

【STAFF】常勤医師１名／非常勤医師４名／看護職員８名
　ふれあい看護職員10名／ＰＴ・ＯＴ５名

在宅で最期を迎えたいという人のために

「家に帰りたい」という患者の願いをかなえてあげたい……。末期がんの患者の在宅ケアの必要性を実感し，平成５（1993）年頃からがん患者の在宅医療に力をそそいでいる。以前から行ってきた往診が，時代の流れとともに自然にかたちを変えてきたのだという。

今まで在宅で看取ったがん患者は50名以上（その他ホスピス等転院患者は20名以上）。在宅医療において，患者はもちろん家族へのケアも重視している。告知や痛みに関しては，患者をとりまく周囲の人々への理解を求め，あくまでも患者がより快適に家庭生活を送れるようにとの配慮がなされている。在宅で最期を迎えるにあたって起こりうるさまざまな問題に対しても，豊富な臨床経験が活かされ，頼れるドクター。平成６年には訪問看護ステーションが併設され，10人の看護師が24時間体制で頑張っている。徐々に環境も整えられている。

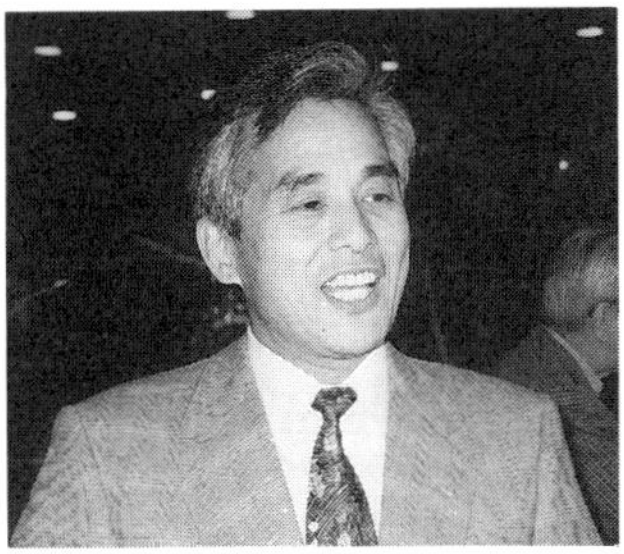

斎藤博之院長

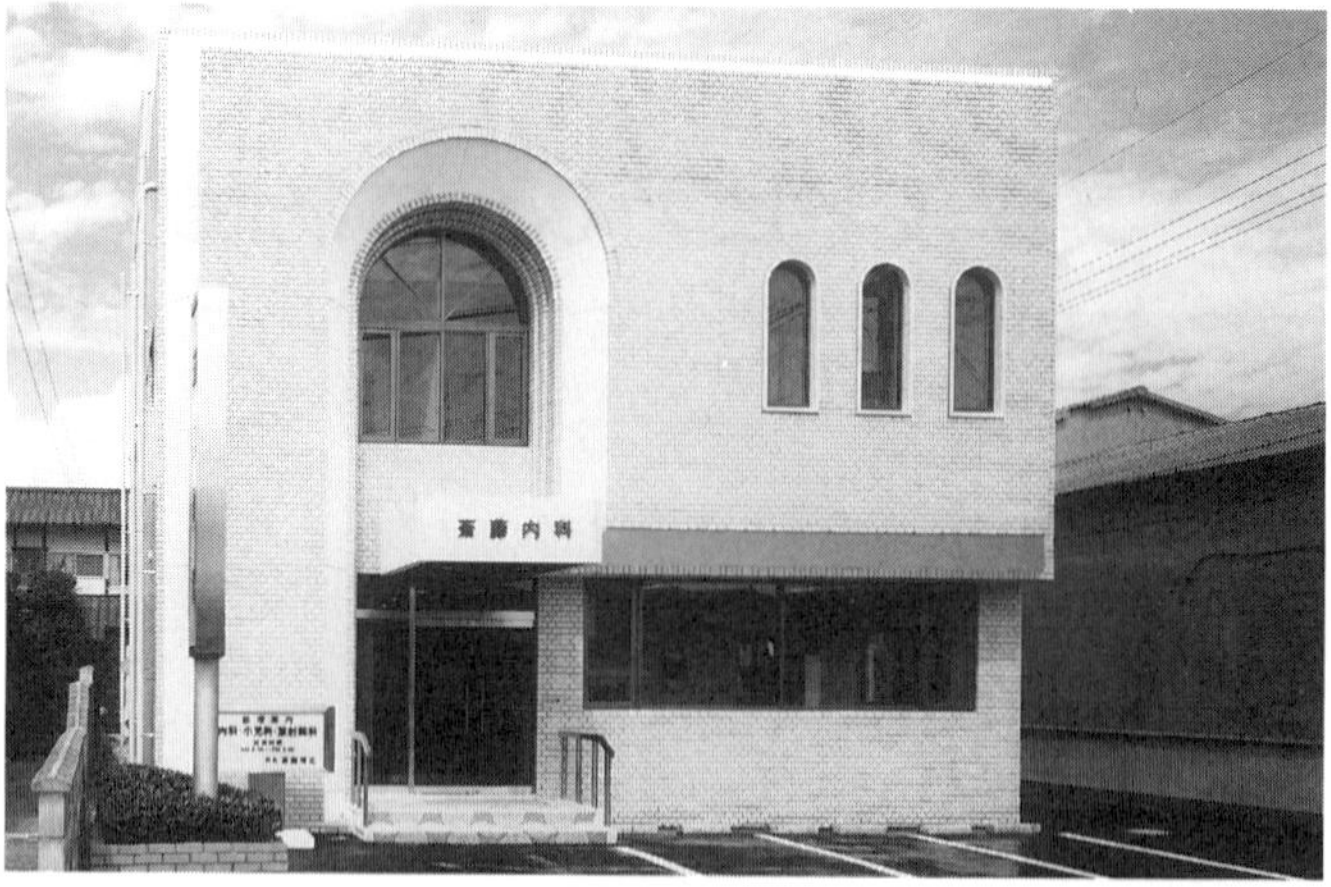

【感想】

斎藤院長は忙しいスケジュールをぬって，快く取材に応じてくれた。ものごしがやわらかく女性患者に人気がありそうなハンサムな先生。在宅医療について真剣に語る姿から，その熱心さが伝わってきた。「患者や家族の話を聞いてあげることも私の仕事です」という言葉に，院長の人柄がうかがえる。

在宅における問題点として，経済的な問題，他業種との連携の問題などをあげ，今後，在宅医療に積極的な若い医師たちとチームを組んで，在宅のレベルアップをはかっていきたいと話していた。

また，独自で少年野球大会“斎藤杯”を開催するなど，地域への貢献度も高い。鳥栖近郊に住む方，「家で最期を迎えたい」という人はもちろん，そんな状況はまだずっと先という人も，ふだんから家族ぐるみのおつき合いができていれば，いざという時，心強い存在になってくれるかもしれない。 （立花亜希子）

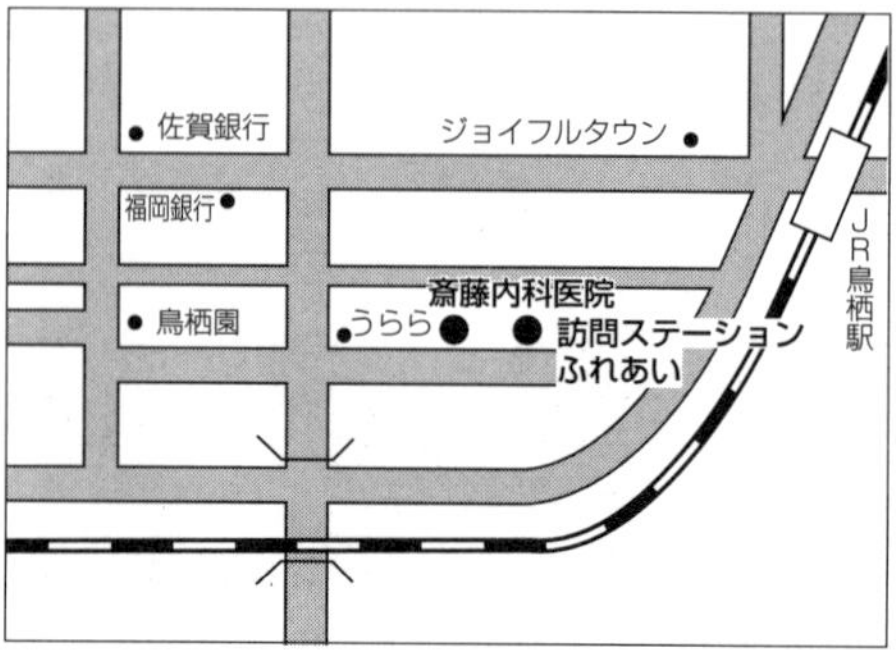

【交通アクセス】

ＪＲ鳥栖駅より徒歩５分。

医療法人ブレストピア

ブレストピアなんば病院

理事長　難波　　清（54歳）

住所　〠880-0052 宮崎県宮崎市丸山２-112-１

TEL 0985(32)7170　FAX 0985(32)7169

予約専用　乳腺科　TEL 0985(32)0011

画像診断センター　TEL 0985(32)7200

婦人科クリニック　TEL 0985(32)7558

※ブレストピア系列として「ブレストピアクリニック延岡」が延岡市にあり，また平成15年４月には港区南青山に「ブレストピア南青山ウィメンズクリニック」がオープンした

ホームページ　http://www.breastopia.or.jp

E-メール　webmaster@breastopia.or.jp

【診療科目】乳腺科・放射線科

【診療時間】月～金　9：00～17：00／土　9：00～12：30

【休診日】日・祝日

【STAFF】常勤医師８名／非常勤医師２名／看護職員36名／その他40名

【病床数（個室料）】個室36床（０～8,000円）

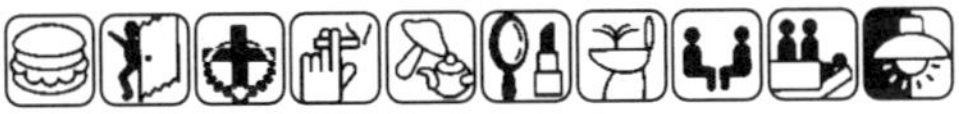

乳がん専門病院

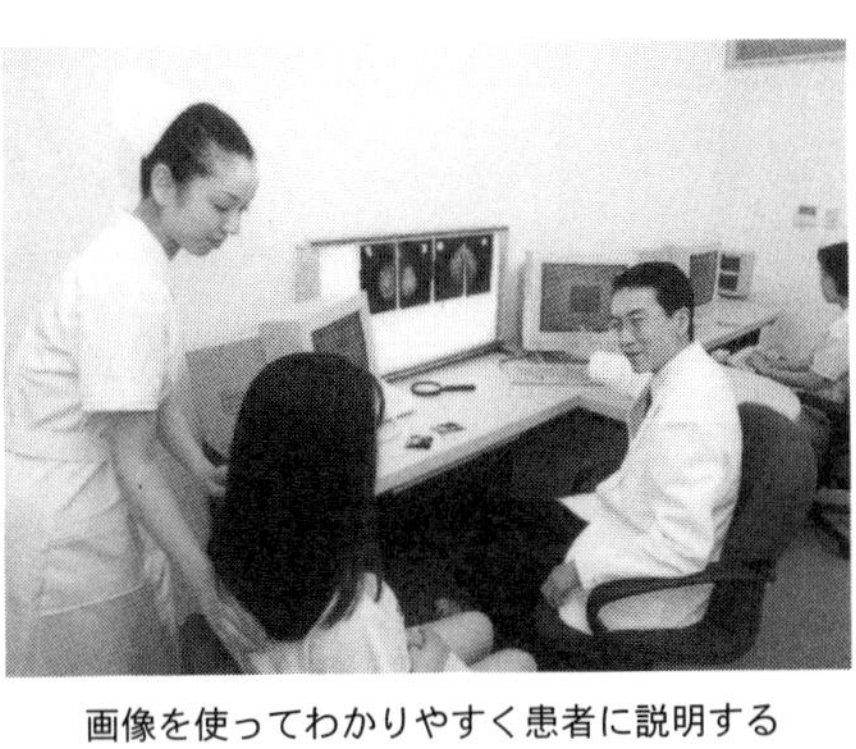

画像を使ってわかりやすく患者に説明する

乳がん患者の最初の検査から最後の看取りまで一貫して行う，日本でも珍しい専門病院。最新の機器を備えた画像診断センターがあり，外部の医師も利用できるオープンシステムを採っている。徹底した早期診断技術や乳房温存療法，乳房再建術など，乳がんに関するあらゆる機能が整っている。

病院は商店街の奥の瀟洒な建物。受

付と待合室はまるでリゾートホテルのフロントのよう。アメリカから直輸入したふかふかのソファーが並び，猫脚のテーブルや飾り棚には，患者さんが製作した玄人はだしの人形がたくさん飾られていた。病院特有の臭いも，名前を呼び立てるアナウンスもなく，スタッフもバタバタしていない。

病室はすべて個室。個室料は無料・5,000円・8,000円の３ランク。どれも「赤毛のアン」風のかわいらしい部屋。化学療法室には上等のリクライニングシートが並び，寝ても起きても好きな姿勢で点滴が受けられる。家族がゆっくりくつろげる談話室もある。

【感想】

とても贅沢な病院なのに個室料金がたいそう安く，患者の負担は少なくてすみそう。最初の治療から最後の看取りまで一貫しているので，たとえ末期の状態になっても長い信頼関係で結ばれた医師やスタッフに看取ってもらえて安心。

週に一度，理事長の難波氏と患者さんたちが話し合う会がもたれている。手術前の患者さんやすでに手術を終えた人，術後何年も経つ人などが，オシャレなダイニングルームに集って理事長の話を聞いたあと，それぞれが気がかりなことを質問する。理事長は丁寧に答える。30代から40代の若い患者さんが多い。思いがけない苦境に立たされて悩んでいる入院したばかりの患者さんが，病気の先輩たちからエールを贈られ，院長から励ましを受ける場面もあった。患者一人一人が大切にされているようすが伝わってくる。

乳がんを疑われたら，ぜひおすすめしたい病院である。　　　　　（波多江伸子）

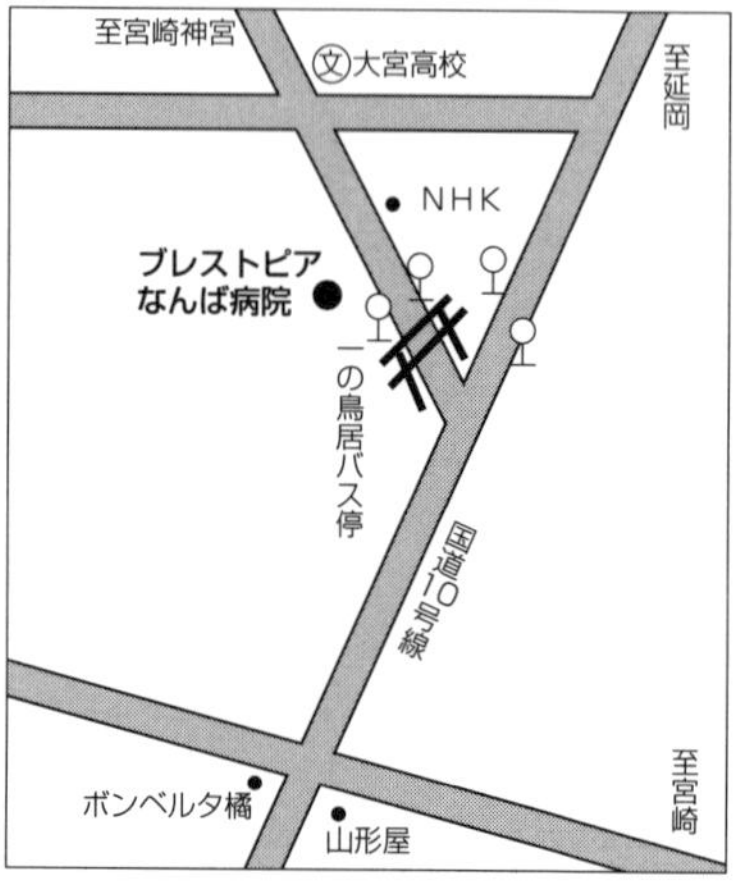

【交通アクセス】

ＪＲ宮崎駅より車で10分。

神宮一の鳥居バス停より徒歩３分。

調査を終えて

出席者　岩崎　瑞枝（終末期のあり方に関するアンケート・担当）
田浦りつ子（末期がん病医院リスト・担当）
立花亜希子（末期がん病医院ガイド・担当）
小山ムツコ（「ファイナルステージを考える会」代表世話人）

岩崎　まず，アンケートで末期医療への関心の高まりが実感できたことがあげられます。質問紙の余白がないくらいビッシリ意見を書いてくれた医療関係者が多かったですね。

田浦　回答を読んでその思いが伝わってきましたね。

立花　忙しい診療のあい間をぬって取材にも協力してくれたし，熱心に語ってくれた。もちろん「パターナリズムの塊」もなかには……（笑い）。

小山　でも末期医療に真剣に取り組んでいる医師や看護婦がいることは確か。医療者も必死に末期医療について模索しているようね。

告知が当たり前に

岩崎　末期がんの告知を経験している医師が6割を超え，全国的な調査より割合が高いように思います。たぶん，この調査を福岡県下の内科・外科・麻酔科に限定して行ったことが一因だとは思うけれど。

小山　もちろんそれも考えられるけど，福岡の医師は積極的なんじゃないかしら。真剣に患者を受け止めて「告知」しようとする姿勢が感じられるじゃない。

立花　医師たちの多くが，「告知したほうが治療しやすい」と言っていましたね。でも，まだまだ告知されないケースが多いのは，やっぱり家族の反対があるからでしょう。ほとんど医師が患者より先に家族に告げるわけだから，その時点で患者自身への告知を断念せざるをえない状況になってしまうようですね。

田浦　まず家族に言わないと後々厄介なことになりかねないものね。

立花　最近は初診の時に用紙が配られて，患者の意思をハッキリきいておくという病院も増えてきているようですよ。やっぱり本人の意思を尊重すべきだと思うの。この本を読んだ人に，是非家族で話し合ってもらいたい。いざと言う時のために。

小山　告知が当たり前にならなければ。まずは，私たちが「死」と向き合うことが大切だと思うのよ。「死」を身近に感じることが少ない現代社会の中で簡単なことではないけれど，「死」を受け入れて初めて本当の意味で末期を有意義に過ごせるのではないかしら。少しでも早くデス・エデュケーション（死の準備教育）が学校教育の中に組み込まれたらよいと思っているんだけどね。

田浦　告知の有無で人生最後の大切な過ごし方が違ってくる気がするけど。

小山　そう，末期でも病状が比較的安定する時期がよくあるの。その時期に旅行に行くとか，やり残した仕事をするとか。告知されていないとそれもできないのよ。

立花　でも医療のことに関してはまったくの素人である患者や家族は「何も知らなかった」ということになりかねないのよね。だからこそ，患者側，医療者側双方が互いにアプローチして上手にコミュニケーションをとっていくことが大切だと思う。

岩崎　告知後の精神的ケアのとらえ方に医師・看護婦のギャップを感じる。そもそも「精神的ケア」って何なの？

小山　それは，患者が独りではないんだと常に思えること。医療スタッフが「いつでも相談にのりますよ，二人三脚でやっていきましょう」という態度や言葉，雰囲気を患者に感じてもらうことだと思う。今はそれができていない。まず忙し過ぎるのよね。でも忙しかったら例えばメモでもいいと思うの。医療者と患者お互いの歩み寄りが欲しい。

岩崎　余命の告知をすべきと，医師よりも看護スタッフの方が強く感じていましたよね。

小山　医師よりも看護婦さんの方が患者により近いところにいるということでしょう。心のかよったケアをするには必要なことですもの。

本当の痛みは本人にしかわからない

岩崎　患者の痛みを最もよくわかっているのが患者自身ではなく，医師や看護婦だと思っている医療関係者がいたでしょう？

小山　何を基準に判断しているんだろう。患者の言葉？　動き？　ペインスケール？　状況？　それが知りたい。私に相談する人の多くはわかってもらえているとは思えなかった。「そんなはずはない」，「まだ時間（次のモルヒネ投与時刻）がきていない」って言われるとか……。

立花　ＷＨＯ方式を知らない医師も実際いたわけですから。痛みがあればＱＯＬどころではないでしょう。

小山　「痛み」は人格を破壊するのよ。人としての判断能力や精神抑止力，創造力やコミュニケーションの欠如などをね。これはね，すご～く切実なの。

田浦　モルヒネで痛みは取れても，副作用で全身状態が悪くなれば快適に過ごすことはできないですよね。

小山　そう，モルヒネを使って出てくるいろんな副作用をしっかり把握して対応してくれる医師は今回のデータを見てもバラツキがあるでしょう。もっと「痛み」やモルヒネに関してしっかり理解して対応してほしい。私は末期を６年もやっているから，今こうして言えるけれど，たいていの人は黙って死んでいったんだと思う。

往診してくれる医師はたくさんいる

岩崎　往診していると答えた医師が52%と半数を超えてましたね。

田浦　驚いた！　母が病気になったとき往診してくれる医師を探そうとしたけど，情報がなくてどうやって探したらよいかもわからなかったもの。

立花　案外身近なところにいたんですね，私たちが知らなかっただけで。インタビューをしていくうちに，福岡も捨てたもんじゃないと思った。患者がもっと上手に病院を利用すべきですよね。

小山　私たち患者も大病院信仰から脱却して「かかりつけ医」をもつことが大事よね。病気になったら，自分で病名をつけずに，まず近所の医師のところに行き，きちんと症状を伝える。良いかかりつけ医を見つける秘訣は，何を尋ねてもきちんと答えてくれる医師を選ぶこと。わからないことはわからないと言える，そして調べてくれる。そういう医師との出会いから末期をどう過ごせるかが始まるんじゃないかしら。

私たちこの調査に携わったものにとっては，よい出会いがたくさんありました。しかし回答していただいた医療関係者の方々には突然の訪問，単刀直入の質問であったと推察します。医療関係者の皆様のお気持ちを充分に表現できたか，少し気になります。ご協力いただきまして，本当にありがとうございました。

全国の緩和ケア病棟承認施設一覧表

2003年4月1日現在114施設，2,154病床

病　院　名	電話番号	住　　所	承　認 病床数
東札幌病院	011(812)2311	〒003-8585 北海道札幌市白石区東札幌3条3-7-35	28床
札幌ひばりが丘病院	011(894)7070	〒004-0053 北海道札幌市厚別区厚別中央3条2-12-1	18床
恵佑会札幌病院	011(863)2101	〒003-0027 北海道札幌市白石区本通14丁目北1-1	24床
森病院	0138(47)2222	〒041-0801 北海道函館市桔梗町557	37床
日鋼記念病院	0143(24)1331	〒051-8501 北海道室蘭市新富町1-5-13	22床
青森慈恵会病院	0177(82)1201	〒038-0021 青森県青森市大字安田字近野146-1	18床
光ケ丘スペルマン病院	022(257)0231	〒983-0833 宮城県仙台市宮城野区東仙台6-7-1	20床
東北大学医学部附属病院 緩和ケアセンター	022(717)7000	〒980-8574 宮城県仙台市青葉区星陵町1-1	22床
宮城県立がんセンター	022(384)3151	〒981-1293 宮城県名取市愛島塩手字野田47-1	25床
山形県立中央病院	023(685)2626	〒990-2292 山形県山形市青柳1800	15床
外旭川病院	0188(68)5511	〒010-0802 秋田県秋田市外旭川字三後田142	13床
医学研究所附属 坪井病院	0249(46)0808	〒963-0197 福島県郡山市安積町長久保1-10-13	18床
筑波メディカルセンター病院	0298(51)3511	〒305-8558 茨城県つくば市天久保1-3-1	20床
つくばセントラル病院	0298(72)1771	〒300-1211 茨城県牛久市柏田町1589-3	20床
水戸済生会総合病院	029(254)5151	〒311-4198 茨城県水戸市双葉台3-3-10	18床
済生会宇都宮病院	028(626)5500	〒321-0974 栃木県宇都宮市竹林町911-1	20床
栃木県立がんセンター	028(658)5151	〒320-0834 栃木県宇都宮市陽南4-9-13	24床
国立療養所 西群馬病院	0279(23)3030	〒377-8511 群馬県渋川市金井2854	23床
上尾甦生病院	048(781)1101	〒362-0051 埼玉県上尾市地頭方421-1	19床

病院名	電話番号	住所	承認病床数
埼玉県立がんセンター	048(722)1111	〒362-0806 埼玉県北足立郡伊奈町大字小室818	18床
国立がんセンター東病院	0471(33)1111	〒277-8577 千葉県柏市柏の葉6-5-1	25床
山王病院	043(421)2221	〒263-0002 千葉県千葉市稲毛区山王町166-2	23床
国保旭中央病院	0479(63)8111	〒289-2511 千葉県旭市イの1326	20床
聖路加国際病院	03(3541)5151	〒104-8560 東京都中央区明石町9-1	25床
賛育会病院	03(3622)7682	〒130-0012 東京都墨田区太平3-20-2	22床
東京衛生病院	03(3392)6151	〒167-8507 東京都杉並区天沼3-17-3	24床
東京都立豊島病院	03(5375)1234	〒173-0015 東京都板橋区栄町33-1	20床
日本赤十字社医療センター	03(3400)1311	〒150-8935 東京都渋谷区広尾4-1-22	17床
総合病院桜町病院	042(388)2888	〒184-8511 東京都小金井市桜町1-2-20	20床
救世軍清瀬病院	0424(91)1411	〒204-0023 東京都清瀬市竹丘1-17-9	25床
国立療養所東京病院	0424(91)2111	〒204-8585 東京都清瀬市竹丘3-1-1	20床
信愛病院	0424(91)3211	〒204-0024 東京都清瀬市梅園2-5-9	20床
聖ケ丘病院	0423(38)8111	〒206-0021 東京都多摩市連光寺2-69-6	11床
永寿総合病院	03(3833)8381	〒111-8656 東京都台東区元浅草2-11-7	16床
日の出ケ丘病院	042(597)0811	〒190-0181 東京都西多摩郡日の出町大久野310	20床
ＮＴＴ東日本関東病院	03(3448)6100	〒141-8625 東京都品川区東五反田5-9-22	28床
川崎社会保険病院	044(288)2601	〒210-0822 神奈川県川崎市川崎区田町2-9-1	24床
川崎市立井田病院かわさき総合ケアセンター	044(766)2188	〒211-0035 神奈川県川崎市中原区井田2-27-1	20床

病　院　名	電話番号	住　　所	承　認 病床数
総合病院衣笠病院	0468(52)1182	〒238-8588 神奈川県横須賀市小矢部2-23-1	20床
横浜甦生病院	045(302)5001	〒246-0031 神奈川県横浜市瀬谷区瀬谷4-30-15	12床
ピースハウス病院	0465(81)8900	〒259-0151 神奈川県足柄上郡中井町井ノ口1000-1	22床
昭和大学横浜市北部病院	045(949)7000	〒224-8503 神奈川県横浜市都筑区茅ケ崎中央35-1	25床
神奈川県立がんセンター	045(391)5761	〒241-0815 神奈川県横浜市旭区中尾1-1-2	17床
長岡西病院	0258(27)8500	〒940-2111 新潟県長岡市三ツ郷屋町371-1	27床
南部郷厚生病院	0250(58)6111	〒959-1704 新潟県中蒲原郡村松町甲2925-2	20床
富山県立中央病院	0764(24)1531	〒930-8550 富山県富山市西長江2-2-78	15床
福井県済生会病院	0776(23)1111	〒918-8503 福井県福井市和田中町舟橋7-1	20床
石川県済生会金沢病院	0762(66)1060	〒920-0353 石川県金沢市赤土町二13-6	28床
愛和病院	026(226)3863	〒380-0902 長野県長野市大字鶴賀1044-2	16床
新生病院	026(247)2033	〒381-0295 長野県上高井郡小布施町851	10床
諏訪中央病院	0266(72)1000	〒391-8503 長野県茅野市玉川4300	6床
健康保険岡谷塩嶺病院	0266(22)3595	〒394-8588 長野県岡谷市内山4769	10床
岐阜中央病院	058(239)8111	〒501-1198 岐阜県岐阜市川部3-25	28床
総合病院聖隷三方原病院	053(436)1251	〒433-8558 静岡県浜松市三方原町3453	27床
神山復生病院	0550(87)0004	〒412-0033 静岡県御殿場市神山109	20床
静岡県立総合病院	054(247)6111	〒420-0881 静岡県静岡市北安東4-27-1	20床
愛知国際病院	05617(3)3191	〒470-0111 愛知県日進市米野木町南山987-31	20床

病　院　名	電話番号	住　　所	承　認 病床数
山下病院	0586(45)4511	〒491-8531 愛知県一宮市中町1-3-5	13床
協立総合病院	052(654)2211	〒456-8611 愛知県名古屋市熱田区五番町4-33	16床
安城更生病院	0566(75)2111	〒446-8602 愛知県安城市安城町東広畔28	17床
総合病院 南生協病院	052(611)6111	〒457-8540 愛知県名古屋市南区三吉町6-8	15床
藤田保健衛生大学 七栗サナトリウム	059(252)1555	〒514-1295 三重県久居市大鳥町向廣424-1	18床
大津市民病院	077(522)4607	〒520-0804 滋賀県大津市本宮2-9-9	20床
彦根市立病院	0749(22)6050	〒522-8539 滋賀県彦根市入坂町1882	14床
薬師山病院	075(492)1230	〒603-8479 京都府京都市北区大宮薬師山西町15	30床
総合病院 日本バプテスト病院	075(781)5191	〒606-8273 京都府京都市左京区北白川山ノ元町47	20床
淀川キリスト教病院	06(6322)2250	〒533-0032 大阪府大阪市東淀川区淡路2-9-26	23床
喜多病院	0724(43)0081	〒596-0003 大阪府岸和田市中井町1-12-1	16床
高槻赤十字病院	072(696)0571	〒569-1096 大阪府高槻市阿武野1-1-1	20床
湯川胃腸病院	06(6771)4861	〒543-0033 大阪府大阪市天王寺区堂ケ芝2-10-2	24床
社会保険神戸中央病院	078(594)2211	〒651-1145 兵庫県神戸市北区惣山町2-1-1	22床
神戸アドベンチスト病院	078(981)0161	〒651-1321 兵庫県神戸市北区有野台8-4-1	10床
六甲病院	078(856)2065	〒657-0022 兵庫県神戸市灘区土山町5-1	23床
東神戸病院	078(841)5731	〒658-0051 兵庫県東灘区住吉本町1-24-13	21床
総合病院 聖姫路マリア病院	0792(65)5111	〒670-0801 兵庫県姫路市仁豊野650	12床
和歌山県立医科大学附属病院	073(447)2300	〒641-0012 和歌山県和歌山市紀三井寺811-1	9床

病　院　名	電話番号	住　　所	承　認 病床数
岡山済生会総合病院	086(252)2211	〒700-8511 岡山県岡山市伊福町1-17-18	25床
岡山中央奉還町病院	086(251)2222	〒700-0026 岡山県岡山市奉還町2-18-19	15床
総合病院三愛	0849(22)0800	〒720-0031 広島県福山市三吉町4-1-15	12床
国立病院呉医療センター	0823(22)3111	〒737-0023 広島県呉市青山町3-1	28床
広島パークヒル病院	082(274)1600	〒733-0851 広島県広島市西区田方2-16-45	18床
廿日市記念病院	0829(20)2300	〒738-0060 広島県廿日市市陽光台5-12	15床
公立みつぎ総合病院	08487(6)1111	〒722-0393 広島県御調郡御調町大字124	5床
国立療養所山陽病院	0836(58)2300	〒755-0241 山口県宇部市東岐波685	25床
安岡病院	0832(58)3711	〒759-6604 山口県下関市横野町3-16-35	25床
総合病院山口赤十字病院	0839(23)0111	〒753-8519 山口県山口市八幡馬場53-1	25床
三豊総合病院	0875(52)3366	〒769-1695 香川県三豊郡豊浜町姫浜708	12床
近藤内科病院	088(663)0323	〒770-8008 徳島県徳島市西新浜町1-6-25	20床
松山ベテル病院	089(925)5000	〒790-0833 愛媛県松山市祝谷6-1229	20床
高知厚生病院	0888(82)6205	〒780-8121 高知県高知市葛島1-9-50	9床
もみのき病院	0888(40)2222	〒780-0952 高知県高知市塚の原6-1	12床
図南病院	088(882)3126	〒780-0806 高知県高知市知寄町1-5-15	10床
いずみの病院	088(826)5511	〒781-0010 高知県高知市薊野1204	12床
栄光病院	092(935)0147	〒811-2205 福岡県糟屋郡志免町別府58	36床
さくら病院	092(864)1212	〒814-0142 福岡県福岡市城南区片江4-16-15	14床

病　院　名	電話番号	住　　所	承　認 病床数
久留米大学病院	0942(31)7759	〒830-0011 福岡県久留米市旭町67	12床
聖マリア病院	0942(35)3322	〒830-0047 福岡県久留米市津福本町422	16床
木村外科病院	092(641)1966	〒812-0044 福岡県福岡市博多区千代2-13-19	14床
原土井病院	092(691)3881	〒813-8588 福岡県福岡市東区青葉6-40-8	20床
北九州市立医療センター	093(541)1831	〒802-0077 北九州市小倉北区馬借2-1-1	20床
聖ヨハネ病院	093(562)7777	〒803-0846 福岡県北九州市小倉北区下到津3-5-8	20床
佐賀県立病院好生館	0952(24)2171	〒840-8571 佐賀県佐賀市水ケ江1-12-9	15床
河畔病院	0955(77)2611	〒847-0021 佐賀県唐津市松南町119-2	14床
朝永病院	0958(22)2323	〒850-0862 長崎県長崎市出島町12-23	12床
聖フランシスコ病院	0958(46)1888	〒852-8125 長崎県長崎市小峰町9-20	14床
イエズスの聖心《みこころ》病院	096(352)7181	〒860-0847 熊本県熊本市上林町3-56	16床
西合志病院	096(242)2745	〒861-1104 熊本県菊池郡西合志町御代志812-2	20床
熊本地域医療センター	096(363)3311	〒860-0811 熊本県熊本市本荘5-16-10	10床
大分ゆふみ病院	097(548)7272	〒870-0879 大分県大分市金谷迫313-1	24床
黒木記念病院	0977(67)1211	〒874-0031 大分県別府市照波園町14-28	8床
三州病院	0986(22)0230	〒885-0037 宮崎県都城市花繰町3街区14号	17床
宮崎市郡医師会病院	0985(24)9119	〒880-0834 宮崎県宮崎市新別府町船戸738-1	12床
相良病院	099(224)1800	〒892-0833 鹿児島県鹿児島市松原町3-31	21床
オリブ山病院	098(886)2311	〒903-0804 沖縄県那覇市首里石嶺町4-356	23床

（『ターミナルケア』2003. 3.　三輪書店）

九州・沖縄の尊厳死協会協力医師

医師名	病院名	電話番号	住所
●福岡県			
緑川　啓一	緑川内科循環器科医院	092(291)0829	〒810-0801　福岡市博多区中洲5-5-19緑川ビル3階
鮫島　健二	千鳥橋病院	092(641)2761	〒812-0044　福岡市博多区千代5-18-1
朔　元洋	さくら内科クリニック	092(411)8682	〒812-0011　福岡市博多区博多駅前4-3-18添田ビル3階
大城　武	大城外科胃腸科医院	092(441)1700	〒812-0017　福岡市博多区美野島3-22-51
遠藤　智議	遠藤内科クリニック	092(503)8501	〒816-0061　福岡市博多区浦田1-5-31
財津　吉和	財津医院	092(525)1284	〒810-0011　福岡市中央区高砂1-24-26C-ウェッジビル301
河野　魁夫 河野　清子	河野産婦人科医院	092(761)4009	〒810-0002　福岡市中央区西中洲5-19
鶴田　伸子	国家公務員共済組合 浜の町病院	092(721)0831	〒810-8539　福岡市中央区舞鶴3-5-27
江頭　啓介 江頭　義信	さくら病院	092(864)1212	〒814-0142　福岡市城南区片江4-16-15
木村　政資	木村内科クリニック	092(751)0010	〒815-0071　福岡市南区平和2-12-1富士ビル2階
高橋　伸明	福岡記念病院	092(821)4731	〒814-8525　福岡市早良区西新1-1-35
八田　喜弘	八田内科医院	092(843)4711	〒814-0032　福岡市早良区小田部4-7-13
家守千鶴子	かもりクリニック	092(661)3311	〒813-0042　福岡市東区舞松原1-11-11
杉　謙一 佐藤　好史 山下　和海	原土井病院	092(691)3881	〒813-0025　福岡市東区青葉6-40-8
千早病院		092(661)2211	〒813-0044　福岡市東区千早2-30-1
石井　文理	愛康内科医院	0942(21)5556	〒830-0051　久留米市南町130-5
小野　健仁	小野外科診療所	0942(34)7422	〒830-0032　久留米市東町27-8
柴田　元	久留米リハビリテーション病院	0942(43)8033	〒839-0827　久留米市山本町豊田1887
冨田　幸男	冨田整形外科医院	0942(72)8883	〒838-0144　小郡市祇園2-9-15
松隈　恒夫	松隈医院	093(621)6897	〒806-0021　北九州市八幡西区黒崎3-10-4

医師名	病院名	電話番号	住所
古賀　知行	西野病院	093(651)2281	〒805-0013　北九州市八幡東区昭和1-2-28
辻村　雅樹	北九州市立八幡病院	093(662)6565	〒805-0061　北九州市八幡東区西本町4-18-1
中嶋　穣	新日鐵八幡記念病院	093(671)9302	〒805-8508　北九州市八幡東区春の町1-1-1
平野　忠	三萩野病院	093(931)7931	〒802-0065　北九州市小倉北区三萩野1-12-18
本島　由之	聖ヨハネ病院	093(562)7777	〒803-0846　北九州市小倉北区下到津3-5-8
東　泰宏	東和病院	093(962)1008	〒803-0971　北九州市小倉南区守恒本町1-3-1
小林　利次	牧山中央病院	093(871)2860	〒804-0066　北九州市戸畑区初音町13-13
山本　英彦	飯塚病院	0948(22)3800	〒820-0018　飯塚市芳雄町3-83
矢津　剛	矢津内科・消化器科・外科クリニック	09302(2)2524	〒824-0001　行橋市行事7-19-6
打和　靖広	うちわ内科クリニック	093(201)0745	〒807-0021　遠賀郡水巻町頃末1234
古賀　勝	福岡聖恵病院	092(942)6181	〒811-3105　古賀市鹿部482
藤江　良郎	栄光会栄光病院	092(935)0147	〒811-2205　糟屋郡志免町別府大字58
井上　隆	東郷病院	0940(36)4146	〒811-3431　宗像市田熊1133-3
●佐賀県			
斎藤　博之	斎藤内科医院	0942(82)2016	〒841-0035　鳥栖市東町1丁目
山元　章生	山元外科病院	0955(23)2166	〒848-0031　伊万里市二里町八谷搦13-5
満岡　聰	満岡内科消化器科医院	0952(51)2922	〒840-0201　佐賀郡大和町大字尼寺848-11
平松規矩子	ひらまつ病院	0952(72)2111	〒845-0001　小城郡小城町815-1
●長崎県			
角尾　澄夫	つのお内科	0957(23)0414	〒854-0005　諫早市城見町13-6
●熊本県			
橋口　英夫	橋口医院	096(364)2821	〒862-0970　熊本市渡鹿5-17-26
小笠原嘉祐 上妻　四郎	ピネル記念病院	096(365)1133	〒862-0916　熊本市佐土原1-8-33

医師名	病院名	電話番号	住所
橋本　行則	橋本行則内科	096(387)1363	〒862-0950　熊本市水前寺2-25-16
川口　憲司 井田　栄一 宮地ますみ	イエズスの聖心病院	096(352)7181	〒860-0847　熊本市上林町3-56
清田　武俊	春日クリニック	096(351)7151	〒860-0047　熊本市春日3-9-3
伊藤　隆康	伊藤医院	0968(62)0405	〒864-0052　荒尾市四ツ山町3-5-2
小林　秀正	西合志病院	096(242)2745	〒861-1104　菊池郡西合志町御代志812-2
竹熊　宜孝	菊池養生園	096(838)2820	〒861-1201　菊池郡泗水町大字吉富2193
荒木　邦治	内藤医院	0964(22)1081	〒869-0416　宇土市松山町1901
●大分県			
井野辺義一	井野辺病院	0975(33)0255	〒870-0021　大分市府内町1-3-23
神宮　政男 延永　正	上人病院	0977(66)4111	〒874-0023　別府市北石垣町深町851
金馬　義平	別府中央病院	0977(24)0001	〒874-0928　別府市北的ケ浜町5-19
辻　秀男	大分健康管理協会	0977(66)4113	〒874-0023　別府市上人ケ浜町9組
田中　康一	大分県更生連鶴見病院	0977(23)7111	〒874-0838　別府市鶴見4333
川口　満宏	山香町立国保総合病院	0977(75)1234	〒879-1307　速水郡山香町大字野原1612-1
●宮崎県			
馬見塚勝郎	藤元早鈴病院	0986(25)1313	〒885-0055　都城市早鈴町17-1街区
横山　晶子	三州病院	0986(22)0230	〒885-0037　都城市花繰町3街区14号
高橋　弘憲	太陽クリニック	0982(56)0030	〒883-0012　日向市江良町3-53-1
辰元　忠	辰元病院	0985(82)3531	〒880-2224　東諸県郡高岡町飯田2089-1
●鹿児島県			
去川　正彦	坂之上生協クリニック	099(261)3491	〒891-0144　鹿児島市下福元町4966-1
市来　健史	医療法人清心会 市来医院	099(268)2155	〒891-0141　鹿児島市谷山中央1-4121
林　茂文	林茂文内科医院	099(251)1477	〒890-0053　鹿児島市中央町20-13
堂園　晴彦	堂園メディカルハウス	099(254)1864	〒890-0052　鹿児島市上之園町3-1
大勝　洋祐	大勝病院	099(253)1122	〒890-0067　鹿児島市真砂本町3-95

医師名	病院名	電話番号	住所
納　利一	オサメ内科クリニック	099(250)7767	〒890-0053　鹿児島市中央町9-1
川畑　隆駿	湯田内科病院	099(274)1252	〒899-2201　日置郡東市来町湯田2994
水間　良信	水間病院	09952(6)1211	〒895-2701　伊佐郡菱刈町前目2125
金子　定邦	高尾野病院	0996(82)3113	〒899-0405　出水郡高尾野町下水流862-1
赤崎　安満	赤崎病院	0993(32)2011	〒891-0604　揖宿郡開聞町仙田2307
福山　茂雄	福山医院	0997(92)0033	〒891-9112　大島郡和泊町和泊96-5
鎌田多喜子	鎌田医院	09972(7)0325	〒891-3604　熊毛郡中種子町野間5306-11
田上　容正	義順顕彰会 田上医院	09972(2)0960	〒891-3101　西之表市西之表7463
●沖縄県			
野村　義信	かりゆし病院	09808(3)5600	〒907-0024　石垣市新川2124
源河圭一郎	医療法人愛和会 あいわクリニック	098(946)5558	〒903-0115　中頭郡西原町池田766-2

（2003年４月現在　日本尊厳死協会九州支部より）

【編集後記】

「本はいつできるんですか」との問い合わせに,「もうすぐですよ」と胡麻化すのもそろそろ限度のこの夏,やっと完成してヤレヤレです。ご協力いただいた方々と海鳥社の古野多鶴子さんに感謝を！

（編集長・波多江伸子）

末期告知から６年,徐々に身体がキシミツツ壊れていく感じは地球環境と同じよう……。教育の場に「生と死」,「環境」,「文化」を取り入れ,子供の感性に期待したい私です。

（小山ムツコ）

平成９年５月２日,小山さん宅にて波多江さん,私の初会合,それから早かったような遅かったような。多くの人たちに,この本が読まれますように願っています。

（清水大一郎）

いくつかの作業と編集会議に加わって,産みの楽しみと苦しみの一端を味わい,汗をかくほどよいものができると実感。実働部隊と寄稿いただいた諸兄姉に大感謝です。

（田畑　耕一）

生ビールを片手に始まった本作り。冷酒のおいしい秋を質問紙を肴に越し,コンピュータの入力は一人熱燗で。春からはお酒を楽しむ余裕もない日々続出。ああやっと終わった,乾杯！

（岩崎　瑞枝）

一つでも多くの病院,少しでも詳しい情報を掲載したいと,アンケート作りから発送,取材……。たくさんの先輩方や仲間と一緒に作り上げてきました。いい経験をありがとうございました。

（田浦りつ子）

夢にうなされてはや十数カ月。大きく育ったペンダコも,知ろうとしなかった事実も,たくさんのすてきな出会いも夢が私に残してくれた。私は夢を見ていたい。いくつになっても,どんな時も。

（立花亜希子）

【改訂版編集後記】

この３年でホスピスは増えたけれど，ホスピスマインドは広まったか？

（波多江伸子）

小山ムツコさん追悼記念改訂版ができ，感慨深いものがあります。

（清水大一郎）

小山さんの播かれた患者が望むホスピスの種が芽吹き始めています。

（田畑　昌子）

小山先生が考えてあった空間の必要性を父の介護で実感している。

（末崎　好子）

一読者からの参加でした。自分の最後を考える出会いに感謝します。

（中村　彰子）

この出会いで私の生き方は変わった。小山さん，直也，ありがとう。

（立花亜希子）

この本で小山さんが願った余命の過ごし方が拡がりますように。

（岩崎　瑞枝）